Saúde em Debate 328

DIREÇÃO DE
Gastão Wagner de Sousa Campos
José Ruben de Alcântara Bonfim
Maria Cecília de Souza Minayo
Marco Akerman
Yara Maria de Carvalho

EX-DIRETORES
David Capistrano Filho
Emerson Elias Merhy
Marcos Drumond Júnior

É por certo a saúde coisa mui preciosa, a única merecedora de todas as nossas atenções e cuidados e de que a ela se sacrifiquem não somente todos os bens mas a própria vida, porquanto na sua ausência a existência se nos torna pesada e porque sem ela o prazer, a sabedoria, a ciência, e até a virtude se turvam e se esvaem.

— Michel Eyquem de Montaigne (1533-1592).
Ensaios. "Da semelhança dos pais com os filhos".
Trad. Sérgio Milliet

SAÚDE EM DEBATE

TÍTULOS PUBLICADOS APÓS DEZEMBRO DE 2018

A Ampliação do Processo de Privatização da Saúde Pública no Brasil, Julia Amorim Santos

Escola para todos e as pessoas com deficiência: contribuições da terapia ocupacional, Eucenir Fredini Rocha, Maria Inês Brito Brunello, Camila Cristina Bortolozzo Ximenes de Souza

Bases Teóricas dos Processos de Medicalização: um olhar sobre as forças motrizes, Paulo Frazão e Marcia Michie Minakawa

Corpo com deficiência em busca de reabilitação? A ótica das pessoas com deficiência física, Eucenir Fredini Rocha

Crianças e adolescentes com doenças raras: narrativas e trajetórias de cuidado, Martha Cristina Nunes Moreira, Marcos Antonio Ferreira do Nascimento, Daniel de Souza Campos & Lidiane Vianna Albernaz (orgs.)

Bases da toxicologia ambiental e clínica para atenção à saúde: exposição e intoxicação por agrotóxicos, Herling GregorioAguilar Alonzo & Aline de Oliveira Costa

Pesquisar com os pés: deslocamentos no cuidado e na saúde, Rosilda Mendes, Adriana Barin de Azevedo & Maria Fernanda Petroli Frutuoso (orgs.)

Percepções amorosas sobre o cuidado em saúde: estórias da rua Balsa das 10, Julio Alberto Wong Un, Maria Amélia Medeiros Mano, Eymard Mourão Vasconcelos, Ernande Valentin do Prado & Mayara Floss

Atividades humanas e Terapia Ocupacional: saber-fazer, cultura, política e outras resistências, Carla Regina Silva (org.)

A experiência do PET-UFF: composições de formação na cidade, Ana Lúcia Abrahão & Ândrea Cardoso Souza (orgs.)

Olhares para a saúde de mulheres e crianças: reflexões na perspectiva das boas práticas de cuidado e de gestão, Maria Auxiliadora Mendes Gomes, Cynthia Magluta & Andreza Rodrigues Nakano (orgs.)

Técnicas que fazem olhar e da empatia pesquisa qualitativa em ação, Maria Cecília de Souza Minayo & António Pedro Costa

Tempos cruzados: a saúde coletiva no estado de São Paulo 1920-1980, André Mota

Unidade Básica: a saúde pública brasileira na TV, Helena Lemos Petta

Decisões políticas e mudanças limitadas na saúde, Carmem E. Leitão Araújo

Ambulatório de especialidades: subsídios conceituais e organização de serviços a partir das experiências da enfermagem, Carla Aparecida Spagnol & Isabela Silva Câncio Velloso (orgs.)

Clínica comum: fragmentos de formação e cuidado, Angela Aparecida Capozzolo, Sidnei José Casetto, Viviane Maximino & Virgínia Junqueira (orgs.)

Contribuições do Mestrado Profissional para o ensino da enfermagem: experiências inovadoras no âmbito do SUS, Cláudia Mara de Melo Tavares, Lucia Cardoso Mourão, Ana Clementina Vieira de Almeida & Elaine Antunes Cortez (orgs.)

O método apoio como ferramenta de prevenção e enfrentamento da judicialização da saúde no SUS, Tarsila Costa do Amaral

Violências e suas configurações. Vulnerabilidades, injustiças e desigualdades sociais, Lina Faria (org.)

Quando a história encontra a saúde, Ricardo dos Santos Batista, Christiane Maria Cruz de Souza & Maria Elisa Lemos Nunes da Silva (orgs.)

Atenção Básica é o caminho! Desmontes, resistencias e compromissos: contribuições das universidades brasileiras para avaliação e pesquisa na APS. A resposta do Programa de Melhoria do Acesso e da Qualidade da Atenção Básica (PMAQ-AB) para a avaliação da Atenção Primária à Saúde, Marco Akerman, Patricia Rodrigues Sanine, Maria do Carmo Guimarães Caccia-Bava, Felipe Alvarenga Marim, Marilia Louvison, Lucila Brandão Hirooka, Cecília Kayano Morais & Maria Cristina da Costa Marques (orgs.)

Atenção Básica é o caminho! Desmontes, resistencias e compromissos: contribuições das universidades brasileiras para avaliação e pesquisa na APS. Perspectivas: Avaliação, Pesquisa e Cuidado em Atenção Primária à Saúde, Marco Akerman, Patricia Rodrigues Sanine, Maria do Carmo Guimarães Caccia-Bava, Felipe Alvarenga Marim, Marilia Louvison, Lucila Brandão Hirooka, Cecília Kayano Morais & Maria Cristina da Costa Marques (orgs.)

Entre o Público e o Privado: Hospital São Paulo e Escola Paulista de Medicina (1933 a 1988), Ana Nemi

Sobre a pandemia: experiências, tempos e reflexões, André Mota (org.)

Formação e Educação Permanente em Saúde: Processos e Produtos no Âmbito do Mestrado Profissional, volume 3, Benedito Carlos Cordeiro, Helen Campos Ferreira & Miriam Marinho Chrizoztimo (orgs.)

Atenção primária e atenção especializada no SUS: análise das redes de cuidado em grandes cidades brasileiras, Cristiane Pereira de Castro, Gastão Wagner de Sousa Campos & Juliana Azevedo Fernandes (orgs.)

Itinerários de Asclépios: para a compreensão da gestão da clínica, Giovanni Gurgel Aciole

Medicalização do parto: saberes e práticas, Luiz Antonio Teixeira, Andreza Pereira Rodrigues, Marina Fisher Nucci & Fernanda Loureiro Silva

Saúde, ecologias e emancipação: conhecimentos alternativos em tempos de crise(s), Marcelo Firpo, Diogo Ferreira da Rocha & Marina Tarnowski Fasanello

Atenção Primária À Saúde: uma história brasileira, Carlos Henrique Assunção Paiva & Fernando Pires-Alves

AS DEMAIS OBRAS DA COLEÇÃO "SAÚDE EM DEBATE" ACHAM-SE NO FINAL DO LIVRO.

ATENÇÃO PRIMÁRIA À SAÚDE
UMA HISTÓRIA BRASILEIRA

Carlos Henrique Assunção Paiva
Fernando Pires-Alves

ATENÇÃO PRIMÁRIA À SAÚDE
UMA HISTÓRIA BRASILEIRA

HUCITEC EDITORA
São Paulo, 2021

© Direitos autorais, 2021,
de Carlos Henrique Assunção Paiva & Fernando Pires-Alves
© Direitos de publicação reservados por
Hucitec Editora Ltda.
Rua Dona Inácia Uchoa, 209, 04110-020 São Paulo, SP.
Telefone (55 11 3892-7772)
www.lojahucitec.com.br

Depósito Legal efetuado.

Direção editorial: MARIANA NADA
Produção editorial: KÁTIA REIS
Assessoria editorial: MARIANA TERRA
Circulação: ELVIO TEZZA

Colaboração
Edital CNPQ/Fiocruz/COC n.º 04/2015 (processo 440808/2015-4)
Edital E-08/2015 Faperj (processo E-26/010.000154/2016)
Departamento de Pesquisa em História das Ciências e da Saúde (DEPES/COC/Fiocruz)

CIP-Brasil. Catalogação na Publicação
Sindicato Nacional dos Editores de Livros, RJ

P167a

Paiva, Carlos Henrique Assunção
 Atenção primária à saúde : uma história brasileira / Carlos Henrique Assunção Paiva, Fernando Pires-Alves. – 1. ed. - São Paulo : Hucitec, 2021.
 402 p. ; 21 cm.   (Saúde em debate ; 328)

 Inclui índice
 ISBN 978-85-8404-222-7

 1. Saúde pública – História – Brasil. 2. Cuidados primários de saúde. 3. Saúde – Aspectos sociais. I. Pires-Alves, Fernando. II. Título. III. Série.

21-73639   CDD: 362.10981
        CDU: 614(81)(09)

Camila Donis Hartmann – Bibliotecária – CRB-7/6472

Talvez, apesar de tudo, se produza agora uma mudança; talvez se consiga que prevaleça o princípio ético de procurar a saúde para todos; talvez o médico do futuro abandone a postura do curador sacerdotal e ocupe o lugar que lhe corresponde como trabalhador consagrado à saúde, que ensina aos seus pacientes a cuidar de si mesmos e a recorrer a ele somente quando necessitem de um profissional, que nunca perde de vista a saúde da comunidade e ajuda a criar as condições médicas, sociais e ambientais necessárias para que seus pacientes não caiam enfermos.

Halfdan Mahler, diretor da Organização Mundial de Saúde. *Desafios diante da Atenção Primária à Saúde*. Conferência no Ministério da Saúde do Brasil, setembro de 1977.

Sumário

Prefácio, *Marcos Cueto* 11

Introdução 23

1. Tempos de organização: os debates iniciais e as políticas inaugurais (1930-1945) 35
   Documento: "A Saúde Pública no Brasil", *João de Barros Barreto* 69

2. Novos tempos, novos temas: serviços básicos e desenvolvimento (1945-1963) 89
   Documento: "O Serviço Especial de Saúde Pública e suas realizações no Brasil", *Henrique Maia Penido* .. 117

3. A gênese da Atenção Primária (1962-1979) 139
   Documento: "Histórico dos encontros municipais de Saúde", *Autoria não identificada* 189

4. Tempos de Reforma: a Atenção Primária à Saúde na formulação do Sistema Único de Saúde (1979-1990) ... 195
　Documento: "Programa Nacional de Serviços Básicos de Saúde – PREVSAÚDE: 1981-1986", *Ministério da Saúde/Ministério da Previdência e Assistência Social* 231

5. A Atenção Primária à Saúde no SUS: a construção da primeira PNAB (1990-2006) 315
　Documento: "Manual para a organização da Atenção Básica", *Ministério da Saúde* 361

Palavras finais 367

Referências 373

Prefácio

Existen libros excelentes que ofrecen en su contenido mucho mas de lo que prometen en su título. Este es uno de ellos. No es solamente una reflexión clara, profunda y que presenta documentos relevantes de los orígenes, desarrollo y desafíos en el Brasil de uno de los conceptos centrales de la salud pública: la Atención Primaria de Salud (APS). Además, contribuye a la historia de la salud pública durante el siglo XX en este país y comienzos de la siguiente centuria, así como a la comprensión del proceso de construcción de la dimensión social del Estado brasilero y sugiere nuevas aproximaciones a la historia de la mismas que van a ser de interés para especialistas de diversas disciplinas que se dedican a distintos temas. Estas perspectivas innovadoras se pueden resumir en dos. En primer lugar, considerar la Atención Primaria como un proceso de larga duración y no como la derivación de la conocida conferencia internacional realizada en septiembre de 1978 en Alma Ata donde se aprobó una Declaración que lleva el nombre de esa ciudad (hoy Almaty, ubicada en la República Kazakh en lo que era parte de la Unión Soviética). Este evento, organizado por la Organización Mundial de la Salud y UNICEF, no solo consagró el término de APS, sino que revelo que existían esfuerzos anteriores por implementar experiencias parecidas a las que se propusieron en la Declaración. De esta manera el libro se inclina por enfatizar la continuidad — más que la ruptura — de los procesos históricos. Una segunda perspectiva que brilla en este trabajo es la valoración de la recepción, adaptación e iniciativas brasileñas (no solo federales sino estatales y municipales) para entender la dinámica de un proceso contradictorio y lleno de avances y retrocesos como fue el devenir de la APS brasileña. En relación a esta perspectiva es notable el enfoque perspicaz del libro por resaltar la coincidencia de intereses locales, nacionales e internacionales mas que enfocarse en las tensiones y en los conflictos.

Una motivación importante del libro es reducir la invisibilidad de experiencias, ideas y actores valiosos y fascinantes que precedieron la conferencia internacional de 1978. De esta manera, Alma Ata aparece menos como un punto inicial — como frecuentemente ha sido presentado en otros estudios — y más como resultado de un proceso y un momento de encuentro; una bisagra de iniciativas anteriores y posteriores o desarrolladas en diferentes espacios e instituciones. Mas aún, esta interpretación se extiende a una dimensión internacional. Según los autores, la conferencia en la Unión Soviética puede incluirse en un ciclo más amplio de eventos internacionales, muchos de ellos organizados por agencias multilaterales de Naciones Unidas o gobiernos social-demócratas europeos, que buscaban redefinir los términos del comercio internacional para favorecer a los países pobres y desindustrializados, tradicionalmente enfrascados en la exportación de materias primas, así como reconocer la importancia de los derechos sociales en los países en desarrollo. Es importante anotar que este ciclo se produjo cuando hubo una crisis de la hegemonía norteamericana en las postrimerías de la Guerra Fría; uno de cuyos símbolos mas conocidos es la derrota de los militares norteamericanos en Vietnam en 1975.

El libro expone con orden y consistencia como se articulan y suceden ideas, actores y programas institucionales que frecuentemente son heterogéneos pero que de distintas maneras buscaron que la salud pública fuese consonante con los valores de equidad, entendida como una verdadera igualdad de oportunidades y una ciudadanía social no reducida a los derechos políticos de votar e ser elegido. El libro también explora las diferentes prioridades y los cambiantes significados que ha tenido la APS en el Brasil entre los cuales se encuentran: la protección a poblaciones vulnerables, la provisión de servicios ambulatorios clínicos, la puerta de entrada del paciente a la atención a un sistema de salud más o menos estructurado, la formación de trabajadores no profesionales conocidos como agentes comunitarios y la formación de un sistema nacional de salud. De esta manera los salubristas trascendían uno de los pecados de origen de la salud pública estatal de buena parte de los organismos latinoamericanos de comienzos del siglo XX; su énfasis en los puertos y en las grandes ciudades y la poca atención prestada al acceso desigual a los servicios que perjudicaban a las poblaciones rurales que entonces eran las mayoritarias de los países.

Este estudio va a ser útil para reconocer las vicisitudes de la salud pública brasileña desde las décadas de 1920 hasta comienzos de la de 1940. Entonces, sobre todo médicos paulistas formados por la Fundación Rockefeller, identificaron la artificialidad de la división entre tratamiento médico y prevención en el contexto de los primeros programas estatales de salud y del Departamento Nacional de Salud Pública creado en 1920. Otros problemas observados entonces fueron la distancia entre los servicios clínicos oficiales y la población, la ausencia de una carrera estatal para los sanitaristas, la necesidad de reorganizar la formación médica, lo crucial que eran los programas que se apoyen en estadísticas cuidadosamente elaboradas y la relevancia de visitadores de salud que trabajasen desde una red de centros de salud. Nuevos términos cargados de contenido preventivista emergieron que se harían parte del vocabulario de los salubristas como "distrito sanitario", "visita domiciliaria," trabajo a "tiempo parcial o integral" (aspirando que este último predominase), "examen médico periódico", "medicina generalista" (en oposición a la especializada) y "descentralización", entre otros. Otro asunto de fondo que se encaró entonces, que iría a persistir por los años siguientes, fue la rivalidad entre la medicina curativa y los programas de prevención de enfermedades. La primera era considerada simplistamente como científica mientras que la segunda era tildada equivocadamente como política. Una indicación que estos asuntos e ideas estaban en sintonía con la salud internacional fue el hecho que el destacado higienista de São Paulo Geraldo de Paula Souza, forjador del Instituto de Higiene en la Universidad de São Paulo en 1918 y defensor de la formación especializada de sanitaristas, fuese uno de quienes propusieran en 1945 la creación de una agencia especializada en salud en la reunión de formación de las Naciones Unidas (que tres años después resultó en la creación de la Organización Mundial de la Salud con sede en Ginebra). Esta tendencia de brasileños que llegaron a tener una destacada actuación internacional y de extranjeros que tuvieron impacto en el Brasil (como el funcionario de la Rockefeller, Fred L. Soper que trabajó en Rio de Janeiro por casi diez años en los años treinta o el carioca Marcolino Candau, director general de la Organización Mundial de la Salud entre 1953 y 1973) se repetiría a lo largo de la centuria. Tan importante como el anterior fue una elite de sanitaristas que iban en la misma dirección del paulista, entre los que estaban Samuel Pessoa (parasitologista interesado en la medicina rural, sanitarista y comunista) y João de Barros Barreto (profesor de higiene en la universidad de Rio de Janeiro y representante brasileño en eventos sanitarios internacionales), entre otros, quienes liderarían nuevas propuestas de cómo organizar la salud pública y entrenar a futuros salubristas en parte inspirados en la experiencia norteamericana que habían aprendido gracias a sus becas de postgrado y formación que brindaba la Rockefeller.

Durante un segundo período analizado em el texto, denominado servicios básicos y desarrollo, se forman los primeros programas que ampliaron la cobertura de los servicios sanitarios esenciales, formaron de técnicos especializados, creación de hospitales públicos dedicados a algunas dolencias y control de las enfermedades infecciosas epidémicas entre los cuales van a destacar el de fiebre amarilla; campañas apoyadas por la Rockefeller quien instaló una oficina en Rio de Janeiro. Desde entonces hacer de la salud publica una actividad cotidiana en zonas peri-urbanas y rurales fue una preocupación, aunque los intentos por lógralo fuesen frecuentemente insuficientes en relación a las necesidades. Un evento fundamental — y nunca agotado por los investigadores que ya han producido trabajos importantes en este tema — fue la destacada labor sanitaria del ministro Gustavo Capanema en el gobierno de Getulio Vargas quien estuvo al mando del frente del Ministerio de Educación y Salud Pública en un período de ruptura institucional y política del país. A partir de 1937 Capanema implementó una reforma en la organización de salud del país que incluyó la división del territorio brasileño en ocho grandes regiones sanitarias, la convocatoria de la primera conferencia nacional de salud a comienzos de 1941 — un evento que en los próximos años seria crucial para socializar las políticas sanitarias — y la articulación con los programas sanitarios estatales y municipales. En el importante análisis de estas reformas los autores enfatizan la importancia de la articulación entre intereses de elites federales, estatales y locales, mas que el enfrentamiento entre las mismas. De esta manera contribuyen a una interpretación más sofisticada entre el autoritarismo de Vargas y la salud pública. Colocan a la salud pública como un área crucial para entender la ampliación de la autoridad estatal en la sociedad — que muchas veces puede ser entendida como una labor civilizatoria y paternalista, y hasta de asimilación de sectores de la población que tuvieron poco contacto con el Estado. Los autores muestran también que esta ampliación no fue un proceso unilateral sino el resultado de un juego político entre la autoridad federal, los intentos de descentralización y la resistencia y colaboración al mismo que han marcado la historia del país. Esto es parte de un debate que va más allá de un interés histórico porque sugiere que los cambios significativos se produjeron por iniciativas de la sociedad civil, municipales o estatales en consonancia con el poder federal. De esta manera nos obliga a dejar de pensar en el pasado y el presente de la salud pública como un proceso solo marcado por la iniciativa de las élites en el poder.

Después de la Segunda Guerra Mundial, Brasil participó de importantes iniciativas educativas internacionales como las varias reuniones sobre sanidad y educación médica realizadas en los años cincuenta auspiciadas por universidades y organizaciones profesionales norteamericanas y la Organización Panamericana de la Salud. Estos encuentros tuvieron como objetivo llevar a cabo un cambio en las interacciones entre la docencia y la práctica médica y entre la docencia y la investigación, así como la incorporación de la prevención en todos los años de estudios de la profesión. Al hacerlo se proyectaba una visión de largo plazo porque se trataba de no solo adaptar a los médicos a las necesidades sanitarias del país sino de formar a los futuros cuadros y funcionarios del sistema de salud. No se escapa a los autores del trabajo que la inclinación de muchos de los organizadores norteamericanos de estos eventos educativos era promover un modelo adonde el hospital fuese el centro de los servicios de salud lo que era algo diferente a la creación de sistemas nacionales de salud que varios países europeos influenciados por el ideal del Estado de Bienestar estaban formando. Un supuesto importante en este período era que la ampliación de los servicios sanitarios era un ingrediente fundamental al desarrollo del país y para la promoción de una incipiente idea de ciudadanía social en el cual los derechos individuales de los brasileños incluían el acceso a la salud y la educación lo que permitiría en el futuro una igualdad de oportunidades. Este supuesto fue entendido entonces como la consideración de la sanidad como un instrumento de las políticas de desarrollo; es decir entendidas como un parte del cambio estructural en la administración del Estado — e inclusive consideraban alguna participación de la comunidad —, pero con reformas sociales limitadas, sin movilizaciones sociales y que no significasen grandes cambios con el pasado. Parte de ello fueron que los servicios de control de enfermedades creados por la Rockefeller fueron absorbidos por el Servicio Especial de Salud Pública (SESP) que no dejó de ser un programa algo autoritario que le daba poca importancia a la participación plena de la comunidad y sobre enfatizaba la tecnología y el control vertical de enfermedades endémicas como la malaria. Al estudiar este Servicio este trabajo coloca más acento en la articulación entre los actores e intereses nacionales y norteamericanos reemplazando las perspectivas anteriores que resaltaban la confrontación entre estos. Fue entonces que algunos salubristas denominados "desarrollistas" comenzaron a prestar más atención a transformaciones de las condiciones económicas, materiales y humanas que alimentaban la salud y enfermedad y comenzaron a buscar un cambio integral en la sociedad. Progresivamente, durante los años sesenta y setenta, se fue abandonando la prioridad dada al control y erradicación de enfermedades para favorecer proyectos de desarrollo económico y social. Eso favoreció la popularidad del concepto de Servicios Básicos de Salud asociado a la expansión de la cobertura de los sistemas nacionales de salud; temas que se estaban haciendo prioritarios también en la Organización Mundial de la Salud (OMS) y el Fondo de Naciones Unidas para la Infancia (UNICEF). Como bien señalan los autores este concepto fue un claro precursor de la APS en Brasil y muchas partes del mundo.

El supuesto de este concepto permanecería por las siguientes décadas y que aun hoy sobrevive: el Estado es el principal responsable para brindar buenas condiciones de vida y acceso a los servicios curativos, preventivos y de rehabilitación. Además, se suponía que el cumplimiento de estos fines sería posible con una labor centralizadora y autoritaria del poder y que para cumplirlo no era necesaria la instalación de un sistema democrático o una participación activa de la población. Este fue incorporado en la dictadura militar, de poco más de veinte años, inaugurada en 1964. Inclusive los militares reconocieron el principio enunciado en la Constitución Brasileña de mediados de los años sesenta sobre la seguridad social según la cual el Estado tiene una responsabilidad intrínseca en la protección de la salud y el bienestar de sus ciudadanos. Eso llevó a los militares a hacer crecer la medicina previsional que en cierta medida favoreció la prestación privada de los servicios contratados por el Estado. A partir de mediados de los setenta — cuando, el régimen comenzó a dar señales de crisis y también se concebirá el II Plan Nacional de Desarrollo — se lanzó el primer Sistema Nacional de Salud, en 1975 que significó la atención a segmentos de la población que no eran parte del mercado laboral formal; es decir sin afiliación a la seguridad social del Estado.

Los programas impulsados por los militares revelan que los programas precursores de la APS, e inclusive alguno de los defensores iniciales de la Atención Primaria formulada en la conferencia de Alma Ata, creían que esta podía ser cumplida sin que existiese un contexto político democrático. Ello explica la presencia de Halfdan Mahler en Brasilia en 1977 (quien era el líder de la APS desde su posición de director general de la OMS) — una visita cuidadosamente descrita en el libro — tratando de convencer a las autoridades del régimen militar de las bondades de la APS. Cuando el gobierno militar estaba elaborando el Sistema Nacional de Salud e implementando el PIASS, las ideas de Mahler; de programas de amplia cobertura con baja complejidad tecnológica y la organización jerárquica de las unidades de salud en el territorio, fueron bien recibidas por las autoridades brasileñas. Pero como los autores también describen existió entonces la aversión en el gobierno de dar importancia a las ciencias sociales en el campo de la salud y, posteriormente, se produjeron las idas y venidas en la decisión de enviar delegados oficiales a la Conferencia de Alma Ata que fue percibida como un encuentro de países socialistas. A fin de cuentas, Brasil no tuvo una delegación en este evento (el único participante oficial brasileño fue Juljan Czapski, polaco naturalizado quien era secretario general de la Federación Brasileira de Hospitales).

Uno de los asuntos más difíciles de explicar para un historiador — y bien resuelto en este texto — es la superposición de los periodos históricos. Como saben los historiadores, las fechas, los eventos y algún discurso de un presidente son símbolos de procesos que tienen una mediana o larga duración en la que no hay fronteras claras entre el pasado y ese presente. Y es un desafío mantener claridad en la descripción de transiciones complejas donde hay contradicciones, coexistencias, rupturas y continuidades. Por ejemplo, esto es algo especialmente bien cumplido en el capítulo tres que trata de los acontecimientos entre los años sesenta y setenta en que se gestan propuestas anti oficiales que van a desembocar en futuro en programas consistentes de APS. El ambicioso y rígido Sistema Nacional de Saúde de 1975, creado por los militares como parte del II Plano de Desarrollo Nacional de Desarrollo, buscaba mejorar la base social del régimen en momentos que entraba en crisis las bondades del así llamado "milagro económico." Es importante enfatizar que fue precisamente esta crisis la que alentó la crítica y organización de un movimiento sanitario que llevarían al reconocimiento de la salud en la Constitución democrática de 1988 y a la creación del Sistema Único de Saúde en 1990 en un contexto de movilización política y democratización del país. El conocido movimiento de Reforma Sanitaria fue una fuerza definitiva en esta transición que llego a construir con claridad una elite dirigente, reconocida y respetada, expresada en, por ejemplo, el Centro Brasileño de Estudios en Salud, CEBES, la Asociación profesional sanitaria, ABRASCO y las revistas especializadas como *Cadernos de Saúde Pública* y *Ciência & Saúde Coletiva* que se convirtieron en referencias importantes para el sistema de salud pública como un todo y para los dirigentes políticos de todas las tendencias. Para ellos, uno de los elementos centrales del SUS fue el programa *Saúde da Família* (PSF) que desde 1994 estructuró la descentralización y el trabajo de los agentes comunitarios. Justamente estos surgen cuando se produce un desencanto con las políticas neoliberales en los noventa que eran hegemónicas en buena parte del mundo y que procuraban reducir el Estado y sus servicios sociales al mínimo. La construcción de una APS brasileña estuvo a contracorriente de las tendencias mundial demostrando que no era absoluta la hegemonía sanitaria reduccionista de la Atención Primaria Selectiva y precisamente en eso reside su notoriedad internacional.

Este no es solamente un notable libro de historia (y es inevitable que otros temas valiosos no mencionados se escapen al autor de este prefacio). Me gustaría resaltar que el coraje con que los autores se asoman al presente con un sentido militante y defensor de la APS entendida en su versión más integral; es decir participativa, política y comprometida a disminuir las disparidades sociales y enfrentar los determinantes sociales de la salud como el desempleo, el racismo y la discriminación. No dejan de advertirnos del interés reciente de las empresas privadas de salud y sus planos de salud, e inclusive de políticos de derecha, en la APS en una conspiración de cooptación y domesticación del término. En este caso se construye una retórica alrededor de la APS como si fuese solamente un recurso para mejorar el acceso y la racionalidad de la administración de los primeros niveles de atención hospitalaria o aun paquete reducido de servicios básicos provistos por el Estado o alianzas público privadas; ignorando su vinculación con la reducción de las desigualdades sociales y la necesidad de un liderazgo político y de compromiso con la justicia social.

Haciendo un balance de los valiosos datos y eventos estudiados en el texto presentados parece que el proceso de construcción de la APS demuestra una antigua preocupación y práctica de los líderes del sector público, ya sea federal, estatal o municipal, por la buena administración, financiamiento, programación y racionalización de los servicios de salud. Este hallazgo va en contra de uno de los elementos centrales del discurso neoliberal que empieza a imponerse desde fines del siglo XX con más intensidad fuera de Brasil que en el país, es decir que el Estado es un pésimo administrador de los programas sociales. Además, que uno de los grandes desafíos en la historia para la plena implementación de la APS ha sido que la sociedad civil considere a esta como parte de una ciudadanía social. Finalmente, este libro sugiere que la APS brilló en los momentos de movilización y compromiso político, muchas veces en resistencia al poder como el iniciado en los ochenta que incluyeron la democratización, el auge del movimiento de Reforma Sanitaria y la implementación de programas agresivos de reducción de la pobreza. Esta idea es útil para entender la regresión de las propuestas realizadas en los últimos años a nivel internacional — antes de la pandemia de Covid-19 — que reconocían retóricamente la importancia de la APS, pero que la querían subordinar a cambios administrativos como versiones reducidas de sistemas de salud — contenidas en muchas de las propuestas de Cobertura Universal de Salud. Todo ello en un contexto de negacionismo científico y de emergencia de gobiernos autoritarios y de un neoliberalismo salvaje que pretende reducir al mínimo los servicios del Estado.

En este contexto, la crisis experimentada por la APS en Brasil y en otros países puede ser analizada con el concepto de Necropolítica — originalmente acuñado por el filósofo de Camerún Achille Mbembe —, según el cual la soberanía o el poder supremo del Estado neoliberal se basa en la capacidad de decidir sobre la vida y la muerte de individuos y grupos de la población; es decir, la justificación del Estado ya no reside en la promesa de generar mejores condiciones de vida, como en anteriores versiones decimonónicas y de comienzos del siglo XX de los estados liberales. La Necropolítica no solo sirve para explicar el racismo sistémico, la eliminación de los pobres en operativos policiales en las favelas en la llamada guerra contra las drogas, el encarcelamiento masivo de afrodescendientes, el exterminio de indígenas en la Amazonia, sino para entender el desmantelamiento del sistema de salud brasileño que lucho por años el tener como su centro la APS. En primer lugar, la necropolitica explica la indiferencia con respecto a la desigualdad social y el abandono de los compromisos del Estado para reforzar el SUS, desplegar una vigilancia epidemiológica adecuadas, incrementar el personal de salud dedicados al servicio público y proporcionar tecnológicos necesarios para enfrentar emergencias como la de Covid-19. La necropolitica también está vinculada a la antipolítica contra los adversarios de otros partidos y el ataque a los médicos disidentes del poder y a las organizaciones no gubernamentales (ONG) de salud y derechos humanos; todo lo cual destruye la relación entre el gobierno y la sociedad que fue la base de conquistas anteriores. La resultante menor cantidad y visibilidad de las cifras sobre las endemias y condiciones de salud de los más pobres contribuye a su invisibilidad, lo que es un objetivo del poder necropolitico. Lo más nefasto es que la normalización de la necropolitica en salud no solamente significa la manipulación de la ciencia por parte del poder sino la difusión de la creencia acerca de que enfermar o estar sano, de vivir o morir son eventos fortuitos o están regidos por normas difíciles de cambiar administradas por los poderosos. Es decir, la erosión de la APS significa abrir las puertas al ingreso cada vez más peligroso del país a una banalización de la muerte lenta o repentina de los sectores más discriminados de la población y una tolerancia a la violencia. Por ello como sugiere este libro el desmonte de la salud pública y de la APS es un atentado a la vida y a la sociedad.

Felizmente, la necropolitización de la salud se enfrenta a la oposición de organizaciones de izquierda, académicos y líderes de las comunidades negras e indígenas de la Amazonia, así como de algunos gobiernos locales y del Poder Judicial. Ojalá que, inspirados en esa resistencia al poder, este libro hecho con talento, conocimiento y estilo notables — junto a otros valiosos trabajos de historiadores de la salud — ayuden a convencer al público de que la crisis política y de salud actual exige refundar la APS en una democracia sanitaria y política que permita enfrentar las emergencias y construir un sistema sanitario verdaderamente nacional e inclusivo.

— Marcos Cueto
Editor de *História, Ciências, Saúde-Manguinhos*,
Casa de Oswaldo Cruz, Fiocruz

Introdução

A Atenção Primária à Saúde (APS) conquistou em nossos dias um inegável espaço no vocabulário, agendas, iniciativas e políticas de vários países do mundo. Sem exagero, pode-se dizer que se construiu em torno da sigla APS, ao longo de determinado período, boa dose de consenso técnico e, muito raramente, político a respeito de seu papel na produção de melhores condições de saúde e de vida. Nos países que, hoje, são referência na modelagem de sistemas de saúde, como são alguns daqueles localizados na Europa Ocidental, a APS surge sempre como parte fundamental do arranjo institucional de oferta de serviços. Mais que isso: por intermédio de um centro de saúde, de um posto ou mesmo de um consultório, ela se apresenta, na região, como a principal face do acesso aos serviços de saúde estatais ou regulados pelo Estado.

Nem sempre foi assim e nem necessariamente será. Uma reflexão acerca da trajetória da APS nos revela ideias, atores e marcos institucionais acerca do seu processo de construção como uma proposta que, longe de ser homogênea e desprovida de disputas, constituiu uma das bases do debate sobre políticas contemporâneas, tanto internacionais quanto brasileiras, para a saúde. Como em toda trajetória complexa, há diversas formas de se enquadrar e compreender o processo de construção da APS tal como a conhecemos hoje. Em quase todas as narrativas assume um papel de relevo a realização, pela Organização Mundial da Saúde (OMS), em conjunto com o Fundo das Nações Unidas para a Infância (UNICEF), da *Conferência Internacional sobre Cuidados Primários de Saúde*, em setembro de 1978, na cidade de Alma-Ata, na República do Cazaquistão, então integrante da União Soviética.

A Declaração de Alma-Ata, firmada ao término da conferência, constitui um dos documentos internacionais mais citados no campo da saúde pública. Organizada em torno de dez pontos, ela define diretrizes gerais acerca de um conjunto de questões: o enfrentamento das desigualdades nos níveis de desenvolvimento social e econômico internacional e no interior dos países e seus impactos na saúde dos povos; o acesso das populações aos cuidados essenciais de saúde, a importância da existência de sistemas de saúde integrados, seu maior alcance no território e os melhores modos de funcionamento dos serviços; o uso de métodos e tecnologias adequadas; o preparo e gestão de recursos humanos; os meios materiais mobilizáveis de modo sustentado estão entre os assuntos sinalizados. O relativo consenso então alcançado teria conferido as bases para a incorporação daquelas ideias e agendas, ainda que sempre de diferentes formas e intensidades, nas diversas realidades nacionais.

Seja qual for o destaque a ser atribuído à conferência de Alma--Ata na construção de um trajeto narrativo sobre a Atenção Primária à Saúde, é preciso não silenciar acerca de um variado conjunto de propostas e experiências que antecederam em muito a sua realização. Neste trabalho pretendemos, sem retirar da Declaração de Alma-Ata o seu estatuto de marco relevante na história da saúde pública, destacar algumas dessas iniciativas predecessoras, revelando seus pontos de contato com o ideário da declaração. Em certo sentido, compreendemos Alma-Ata menos como um marco-zero, inicial, em um processo de construção da APS, e mais como um ponto de passagem, relevante para os desdobramentos posteriores, para o qual confluíram formulações e experimentos locais e nacionais razoavelmente exitosos, em um processo mais ou menos extenso, de pelo menos 40 anos, de crítica aos resultados efetivamente alcançados pelas políticas nacionais de saúde pública e assistência médica.

Para acionar e incluir, na nossa narrativa histórica da APS, as formulações e iniciativas que contribuíram para a sua construção como um domínio específico, mobilizamos a noção de *serviços básicos de saúde* — e os empreendimentos históricos visando a sua expansão — compreendidos como uma cesta variável de serviços basais, eventualmente mínimos, ofertados de modo a incluir populações marginais ou periféricas até então não atendidas pelos serviços de saúde. Assim, compartilhamos — e em certo sentido ampliamos em retrocesso o seu alcance no tempo — a formulação,[1] segundo a qual, nos debates da OMS, em algum ponto da primeira metade da década de 1970, a noção de serviços básicos de saúde foi substituída pela de Atenção Primária à Saúde, concebida esta como uma instância fundamental para a organização e para o funcionamento de serviços que, a princípio, seriam desejadamente orientados para a universalidade da cobertura e a integralidade do cuidado.

A expressão Atenção Primária à Saúde é, todavia, reconhecidamente polissêmica. Ela é, sobretudo no Brasil, correntemente utilizada para referir alternada ou combinadamente: (1) uma abordagem, de tipo mais instrumental, orientada para populações extremamente vulneráveis, mediante um conjunto restrito de serviços; (2) a oferta de serviços básicos ambulatoriais, sobretudo clínicos, de menor densidade tecnológica, normalmente incluindo a oferta dos programas de prevenção disponíveis; (3) a porta de entrada do paciente nos fluxos de atendimento de um sistema de saúde mais ou menos estruturado; (4) uma concepção orientadora da organização de um serviço e, de preferência, de um sistema de saúde, compromissada com a integralidade do cuidado, a equidade no acesso e,

---

1 Essa formulação, da transição conceitual da noção de "serviços básicos de saúde" para a de "Atenção Primária à Saúde", nos debates da OMS, está presente no Epílogo do volume *The third ten years of the World Health Organization (1967-1977)*, publicação oficial da organização, redigida por Socrates Litsios (2008). Ver essa discussão no capítulo 3.

eventualmente, a universalidade da cobertura de uma atenção de qualidade.[2]

Esta polissemia é, ela mesma, um indicativo de ser a APS uma arena de disputa entre diferentes concepções ou modelos de atenção à saúde e, ao mesmo tempo, uma confluência entre diferentes tradições de saúde pública. O uso diferenciado e algo generalizado da expressão —, pelo menos nas últimas décadas, também no âmbito da prestação privada de serviços de saúde empresariais — indica a conformação no tempo de um léxico e uma semântica compartilhados. Termos, ideias e noções referidas à hierarquização do cuidado; ao distrito de saúde e à segmentação do território de cobertura; à referência dos pacientes entre os níveis da atenção; de equipe de saúde ou, pelo menos, de integração entre as práticas profissionais na prestação do cuidado; de mobilização de populares para realização do trabalho e de engajamento comunitário, são de uso corrente e mobilizados em graus distintos e implicações variáveis pelas diversas correntes. Na experiência histórica, a mobilização desse acervo de concepções se dá em diálogo com outras, da ordem dos valores sociais, tais como aquelas referidas às responsabilidades públicas e ao direito à saúde, à participação social, ao desenvolvimento e à democracia. A APS envolve simultaneamente e irremediavelmente, tanto escolhas técnicas quanto ideologias, compreendidas como a proximidade, ou mesmo a adesão a uma constelação de valores civilizatórios e a projetos de sociedade.

É neste sentido que podemos nos referir a uma APS de *baixa intensidade*, quando orientada restritiva e seletivamente, para ações de baixo custo e impacto relevante nas populações específicas em condições de fragilidade social, sem maiores compromissos com a modificação dessas mesmas condições. Com aquele mesmo sentido — e por oposição — também podemos falar de uma APS de *alta*

---

2 A polissemia nos usos da expressão Atenção Primária à Saúde é descrita em obras de referência como Andrade et al. (2013) e Giovanella et al. (2018). A larga adoção, no Brasil, da expressão alternativa *Atenção Básica de Saúde* não modifica as implicações desse argumento. Ver capítulo 5.

intensidade,[3] quando engajada em promover tanto uma profunda transformação do modelo de atenção, com a finalidade de ofertar uma assistência à saúde integral, universal, que enfrente os aspectos estruturais da relação entre saúde e doença, quanto uma experiência democrática radical em matéria de saúde. Certamente, foram vários os matizes ou as combinações históricas entre os diferentes componentes presentes nessas duas polaridades.

O esforço de arguir o passado sobre a existência de um processo ainda não nominado e delimitado exigiu da nossa parte o desafiante exercício de aproximações entre ideias e práticas pretéritas e contemporâneas. Procuramos inquirir diferentes experiências na história da saúde pública brasileira e internacional, sem pretender o objetivo, contudo, de traçar uma relação direta, linear e causal entre as formulações e experiências do passado e aquelas do presente. Perseguimos, o que não é pouco, os fios de tecitura de um processo histórico complexo a fim de identificar "conexões". Assim, assume-se que esta obra trata da história dos serviços básicos de saúde — como um conjunto variado de experiências de expansão da cobertura dos serviços — e da Atenção Primária à Saúde, sem buscar estabelecer ligações genéticas absolutas entre distintas e diversas práticas. Entende-se que, no entanto, elas integram uma história comum, ressaltando que apenas parcial e incompletamente se sucedem no tempo, como se verá no percurso do texto. De fato, se estamos falando de duas concepções conceitualmente distintas, muito poucas experiências concretas, oficialmente denominadas de atenção primária, realizaram completamente uma transição entre a primeira e a segunda, o que reforça esse enquadramento do nosso objeto. Sem avançar demais, por hora podemos sinalizar, por exemplo, que se os serviços básicos de saúde estiveram orientados pela ideia de expansão com racionalidade dos serviços de saúde — de expandir os sistemas para incluir os desassistidos —, a Atenção Primária à Saúde, em seus termos mais completos, é presidida pela ideia de organizar, estruturar, para incluir a todos sob uma mesma racionalidade, o que é

---

3 As ideias mobilizadas aqui de baixa e alta intensidade são inspiradas em Boaventura de Souza Santos. Ver: Boaventura de Sousa Santos. *A difícil democracia: reinventar as esquerdas*. São Paulo: Boitempo Editorial, 2016.

profunda e significativamente diferente. Todavia, são vários os seus elementos comuns, ainda que se manifestem de distintas formas. Por exemplo, quanto às concepções de sistema de saúde, de hierarquização do cuidado e sobre o trabalho em saúde, de organização do serviço no território, entre outros aspectos, que nos permitem indicar que estamos tratando de uma mesma região das manifestações, no tempo histórico, das respostas coletivas às necessidades de saúde.

A ideia de encontro de diferentes tradições se fez claramente pertinente na trajetória brasileira entre os serviços básicos de saúde e a APS. Em um exemplo que pode ser mencionado nesta introdução, no final dos anos 1970, os sanitaristas já contavam com uma ampla experiência e protagonismo no debate e na formulação de iniciativas e mesmo políticas em pelo menos duas áreas muito caras ao que se convencionou chamar de APS. Um primeiro eixo de questões se definiu com linhas mais claras a partir do final dos anos 1930, avançando também com forte centralidade nas décadas seguintes. Trata-se de um debate de fundo organizacional que compreendia que a oferta de serviços de saúde deveria ser objeto de um tipo de racionalidade específica. Por hora, é possível avançar que em âmbito internacional e nacional, eram crescentes as preocupações com a organização administrativa e política dos serviços de saúde desde o final dos anos 1930. Noções a respeito de um papel organizador do centro de saúde em uma dada região, ou do que se convencionou chamar "organização distrital", ainda que não fossem de todo novas, começaram a ser objeto de discussões mais aprofundadas e com implicações políticas mais significativas, sobretudo se considerarmos uma eventual adesão mais generalizada à ideia e sua aplicação com alcance nacional.

Este será um debate que se desenvolverá em seus conceitos e, por assim dizer, ambições nas décadas seguintes, envolvendo eventualmente conexões com organismos internacionais, a exemplo da Fundação Rockefeller e da Organização Pan-Americana da Saúde. A partir dele, diversas questões organizativas e operacionais de saúde se tornarão crescentemente presentes, ao mesmo tempo em que se conformavam tradições de saúde pública no seu enfrentamento, oscilando em geral entre polos, não de todo excludentes entre si, onde figuram, de um lado, uma ênfase no incremento das soluções técnicas e das tecnologias de intervenção social na saúde; e, de outro, a atribuição de prioridade à produção de melhores condições de vida com base em um desenvolvimento econômico e social melhor distribuído e eficaz. Torna-se importante reconhecer, de todo modo, que a base que sustentou o pêndulo que alternava entre os extremos do debate jamais deixou de envolver um apreço ao emprego da racionalidade organizacional, técnica, como uma forma de maximizar a relação recursos empregados/resultados esperados.

Estas eram as bases dos debates organizacionais e, em alguma medida, do próprio cuidar em saúde nas décadas seguintes, e para um percurso conceitual que jamais transcorreu de forma linear. Em questão figuravam, entre outros, temas como a melhor racionalidade no emprego dos recursos disponíveis; as condições de acesso aos serviços de saúde, inclusive nas áreas mais remotas de cada espaço nacional; a organização da assistência à saúde, com o emprego de recursos tecnológicos e humanos adequados. Eram então e são hoje questões que continuam de pé e cujo processo de formulação envolveu a mobilização de uma longeva tradição sanitária, em que a militância contemporânea da APS pode encontrar, de alguma forma, uma das suas referências de origem.

Um segundo eixo a ser mencionado nesta introdução diz respeito às preocupações no campo da formação e do exercício do trabalho profissional. No contexto do final dos anos 1930, e certamente a partir dos anos 1940, tem início um crescente debate acerca do que se convencionou chamar "educação médica". Em larga medida, o seu pano de fundo era a necessidade de ampliar a oferta de serviços de saúde para as populações expostas aos problemas mais prevalentes. Para tal, seria necessário ampliar o contingente de médicos disponível, promover a sua melhor distribuição no espaço nacional e, ao mesmo tempo, desenvolver uma capacidade de trabalho que permitisse integrar ações curativas e preventivas.[4] Nas décadas seguintes, especialmente em âmbito internacional, esse não será um

---

4 Como correntemente se faz, adotamos aqui o termo "preventivas" para designar as ações de saúde de âmbito coletivo, na prevenção do adoecimento, de modo distinto, portanto, da definição mais abrangente do conceito de prevenção,

debate qualquer. Em torno dele se organizaram *talleres* em diversos países latino-americanos, se produziram especialistas e publicações, e se acumularam estatísticas. Apresentava-se então como urgente a necessidade de se formar médicos de novo tipo.

A ideia de um cuidado mais integral emergirá como uma espécie de candidata à linha condutora. À medida que o debate ganhava musculatura, ele também se abriria para as demais profissões de saúde, de modo que formar médicos de novo tipo passaria a ser apenas parte do problema. Era necessário também formar enfermeiros, dentistas e outros profissionais adaptados às necessidades de saúde. Era preciso igualmente preparar profissionais de nível técnico e auxiliar e, logo adiante, capacitar agentes mobilizados nas populações-alvo para o enfrentamento, sobretudo nas zonas mais carentes — e sempre difíceis de fixar profissionais de nível superior — dos problemas de saúde mais urgentes e prevalentes. Essa arena, com o tempo convertida em área de Desenvolvimento de Recursos Humanos, se constituirá, por assim dizer, em uma linha de trajetória com a qual os sanitaristas dos anos 1970 terão de lidar, e com eles os militantes por uma Atenção Primária à Saúde. Eles serão tanto herdeiros quanto transformadores dessas orientações.

Para empreender nossa tarefa, organizamos a publicação em cinco capítulos, definidos a partir daquelas que delimitamos como conjunturas relevantes no percurso que examinamos. Na primeira, procuramos estabelecer as bases de um debate fundante sobre expansão de serviços sanitários básicos e implementação de soluções que transcorrem a partir de meados da década de 1910, mas, sobretudo nos marcos da Reforma Capanema, durante o Estado Novo. No segundo capítulo, nosso percurso transcorreu desse ponto até as vésperas do Golpe Civil-Militar de 1964 e pautou-se principalmente pela discussão da relação entre desenvolvimento, saúde e os termos de uma proposta de reforma setorial na saúde. A terceira conjuntura ficou delimitada entre a realização da III Conferência Nacional de Saúde e as primeiras recepções, no Brasil, do debate

---

com suas fases primária, secundária e terciária, tal como adotado pela Medicina Preventiva. Ver, por exemplo, Rouquayrol & Goldbaum, 2003, pp. 17-36.

internacional sobre atenção primária, quando enfrentamos, entre outras questões, a não participação brasileira na reunião de 1978 na União Soviética. No quarto capítulo discutimos o lugar da APS nos projetos de reformulação do sistema de saúde vigente na transição entre os últimos anos do regime militar e o renascimento democrático, anos especialmente férteis para o debate programático na saúde

O quinto e último capítulo contempla o processo de formulação e implementação das primeiras políticas de alcance nacional de atenção primária no país. Destacamos tanto as principais experiências locais mais significativas, como a ocorrida no estado do Ceará, quanto às iniciativas propriamente nacionais, materializadas no Programa de Agentes Comunitários de Saúde (PACS) e no Programa Saúde da Família (PSF), até a formulação, em 2006, daquela que se constituiu como a primeira política nacional de atenção primária, a PNAB. Seguem-se as nossas considerações finais.

Ao final de cada capítulo, o leitor se deparará com a cópia em *fac-símile* de um documento, em versão integral, que consideramos de pouca circulação e especialmente ilustrativo das discussões do capítulo, ou de um aspecto em particular ali abordado. Mediante a disponibilização de um registro material, tornamos nossa narrativa mais inscrita no tempo vivido, de algum modo mais ancorada na experiência concreta dos agentes. Acreditamos, também, que a adição desse material possa tornar ainda mais estimulante a utilização da publicação nas atividades docentes.

Cabe-nos, para concluir esta introdução, agradecer às diversas instituições e pessoas que nos apoiaram ao longo dos trabalhos de elaboração desta obra. Agradecemos à Casa de Oswaldo Cruz e ao Conselho Nacional de Desenvolvimento Científico e Tecnológico, o CNPq, que mediante o Programa de Excelência em Pesquisa – PROEP propiciaram parte substancial dos recursos mobilizados. A Fundação de Amparo à Pesquisa do Estado do Rio de Janeiro, a FAPERJ, também respondeu por parte dos recursos.

A adesão à proposta de trabalho original e o suporte da Direção da Casa de Oswaldo Cruz e da chefia do Departamento de Pesquisa em História das Ciências e da Saúde da Casa de Oswaldo Cruz/Fiocruz foram decisivos.

Manifestamos nosso agradecimento à equipe de pesquisadores que nos ajudou a construir os caminhos que foram percorridos em nossa investigação. Muito obrigado ao Marcos Cueto, à Gabriele Carvalho Freitas, à Thais Vidaurre Franco, à Fabiana Pinto e Vanessa Ferreira. Thaís, vale destacar, compartilhou conosco a elaboração do segundo capítulo. Temos igual gratidão à equipe da Biblioteca de História das Ciências e da Saúde, da Casa de Oswaldo Cruz: Eliane Dias, Aline Gonçalves e Carlos Henrique Brito. Reconhecemos também o importante apoio da bibliotecária Deise Grigório (*in memoriam*), do Instituto de Comunicação e Informação Científica e Tecnológica em Saúde (ICICT/Fiocruz).

Igualmente importante foi o apoio da equipe do Departamento de Arquivo e Documentação da COC/Fiocruz, chefiada em períodos sucessivos por Aline Lopes de Lacerda e Regina Marques.

Registramos a excelente acolhida da equipe do *Rockefeller Archive Center*, da Fundação Rockefeller, em Tarrytown, Nova York, bem como da *National Library of Medicine*, no *campus* do *National Institute of Health*, em Bethesda, Maryland, Estados Unidos.

Gostaríamos de agradecer igualmente à Afra Suassuna Fernandes, ao Armando Raggio, ao Antônio Carlile Lavor e ao José Carvalho de Noronha pelos elucidativos e generosos depoimentos que nos foram oferecidos ao longo do projeto. Kátia Edmundo, Ricardo de Mattos Russo Rafael e Maria Tereza Fonseca da Costa também nos ofereceram comentários preciosos, ainda que ligeiros.

Um agradecimento especial deve ser dirigido à equipe de professores do Programa de Pós-Graduação em Saúde da Família (PPGSF) da Universidade Estácio de Sá. Por muitos anos liderada pelo professor Hésio Cordeiro, ajudou a despertar e a disseminar o interesse pelo tema da Atenção Primária à Saúde. Ali, em uma iniciativa que transcorreu simultaneamente à elaboração desta obra realizamos em parceria com o PPGSF, em março de 2019, o Seminário Testemunho História da Atenção Primária à Saúde no Estado do Rio de Janeiro. Os debates travados com e entre os convidados enriqueceram a nossa reflexão e nos forneceram nuances preciosas que procuramos explorar na nossa narrativa.

Este livro vem a público em um período marcado por irreparáveis perdas e dores relacionadas à pandemia de Covid-19. A extensão e profundidade dessa tragédia nacional nos indigna e comove imensamente e o fará para sempre. Dedicamos essa obra, com enorme pesar, aos numerosos trabalhadores do SUS que perderam a vida no campo de batalha sanitário, aos seus familiares e amigos. E nos solidarizamos aos milhares de profissionais que, dia após dia, continuam a nos trazer esperança por dias melhores.

1
Tempos de organização: os debates iniciais e as políticas inaugurais (1930-1945)

DESUMANIDADE

Quem passasse hontem pela rua Goyaz, no Encantado, e olhasse o edifício em que funciona o 8.º Posto de Saúde, ficaria com o coração consternado em observar um verdadeiro acto de desumanidade [...]. Centenas de enfermos, ao sol, sentados pelo chão ou encostados às grades do jardim do prédio, esperavam pacientemente, horas a fio, alguém que, ao menos, lhes viesse dizer que os facultativos do posto haviam resolvido não comparecer ao trabalho.

Na época em que estamos, de franco dynamismo e methodos claros é, com efeito, doloroso e profundamente lastimável o facto que ora registramos.

A Batalha (RJ), 26 de fevereiro de 1939, p. 2.

> *[...]*
> *Busco-te na ventura e na desgraça!*
> *Quero-te com tal ânsia, de tal jeito,*
> *Que, mesmo assim, a outro amor sujeito,*
> *Meu carinho te envolve, e prende, e enlaça...*
> *Enfermeira, teu vulto bem querido*
> *Resplandece num halo de candura!*
> *E eu me ponho de joelhos, comovido...*
> *[...]*
> Fon-Fon: Semanário Alegre, Político e Crítico
> (RJ), ano 33, n.º 22, abr. 1939, p. 18.

É relativamente recente o interesse dos historiadores pela saúde pública no período Vargas (1930-1945). Em parte, porque o protagonismo do recém-criado Ministério da Educação e Saúde Pública (1930), bem como a atuação, entre 1934 e 1945, de seu mais importante e longevo ministro, o mineiro Gustavo Capanema, ficariam, em boa medida, consagrados pelas suas realizações no campo educacional (Cunha, 1986; Schwartzman, Bomeny & Costa, 2000). Capanema, como o "ministro da Educação de Vargas", popularizou-se de tal modo na literatura que, até certo momento, eram escassas as referências a seu trabalho à frente dos assuntos da saúde. Tal silêncio, de todo modo, acabou por contribuir para criação de uma falsa imagem: a de que o período Vargas constituiria uma espécie de hiato no campo das realizações e debates acerca da saúde pública brasileira. O presente capítulo, graças à contribuição de alguns pesquisadores que já se debruçaram sobre o tema (Campos, 2006a; Faria, 2007; Fonseca, 2007; Hochman, 2005; Mello, 2012) e ao apoio de fontes documentais, seguirá orientação contrária.

Há que se pensar o período Vargas como um período no qual se consolidam as orientações e tendências manifestas nas décadas anteriores, sobretudo após a instituição do Departamento Nacional de Saúde Pública, em 1920, mas também como uma fase em que novas ideias e propostas ganharam maior expressão institucional. No terreno que nos interessa mais de perto, das experiências que contribuíram, mais adiante, para conformar o domínio dos cuidados básicos de saúde e, depois, da Atenção Primária à Saúde, as décadas que se seguem à segunda metade dos anos 1930 nos parecem decisivas.

Em um primeiro plano, convém ter em mente que o período registra mudanças institucionais de fôlego no setor da saúde. Dialogando com as realizações político-administrativas de reorganização do Estado,[5] que tanto caracterizava a agenda varguista, a saúde passaria por um conjunto de transformações conhecidas como a Reforma Capanema (1937-1941). Ainda que se dê relevo ao fenômeno da centralização normativa em torno do executivo federal, cuja expressão na arena setorial se processou, ainda em 1920, com a criação do Departamento Nacional de Saúde Pública; e, posteriormente, com a criação de uma pasta ministerial e de serviços verticais centrados em doenças específicas (Fonseca, 2007; Hochman, 2005), não podemos perder de vista, também, que o mesmo conjunto de reformas administrativas permitiu a criação de uma estrutura organizacional do tipo distrital como a forma de melhor oferecer a prestação da saúde pública no país (Costa & Maeda, 2001; Mello, 2010; 2012).[6]

Segundo João de Barros Barreto (1938; 1939), a principal liderança na área da saúde e diretor do Departamento Nacional de Saúde, uma vez consideradas as funções operacionais e administrativas, tais distritos sanitários, definidos segundo critérios territoriais e populacionais, permitiriam um primeiro arranjo nacional de organização da oferta dos serviços de saúde. Por intermédio das delegacias federais de saúde nos estados e da Conferência Nacional de Saúde, como instância de pactuação, foi proposta uma articulação entre instituições públicas de saúde federais, estaduais e municipais

---

5 A respeito das reformas administrativas e da reorganização do Estado no período Vargas, ver: Avellar (1970); Cunha (1963); Graham (1968); Lopes (1971); Wahrlich (1983).

6 Autores como Silva Jr. (1993) seguem caminho diverso, uma vez que compreendem que tanto a elaboração do conceito quanto às práticas calcadas na organização distrital de saúde seriam originadas somente a partir da década de 1970.

e entidades privadas sem precedentes na trajetória da organização da saúde brasileira.

Em um desenho institucional que, do ponto de vista estritamente organizacional, mantém algumas semelhanças com os arranjos que hoje organizam os serviços, inclusive aqueles com base na Atenção Primária à Saúde (APS), se imaginou que os centros de saúde poderiam operar como instituições organizadoras do fluxo do cuidado no conjunto do aparato sanitário de um dado território. Para tal, como veremos a seguir, o Departamento Nacional de Saúde chegou a conceber a existência de um sistema de "cartas" entre clínicos que pudesse impor alguma racionalidade ao fluxo de usuários entre unidades prestadoras no interior de cada um dos distritos de saúde (Barros Barreto, 1937). Adicionalmente, em outro traço importante da proposta, compreendia-se que os centros de saúde executariam funções tanto de prevenção quanto de cura ou tratamento de doenças. Tal orientação contrariava a perspectiva que então se institucionalizava e que previa uma separação entre as responsabilidades preventivas e as curativas, entre saúde pública e assistência médica (Oliveira & Teixeira, 1989).

Deste modo, a experiência de organização distrital dos anos 1930-1940, umbilicalmente ligada à Reforma Capanema, pode nos ajudar a pensar o processo de construção de propostas no terreno dos serviços básicos de saúde como arena técnico-política e para onde convergiram diversos enunciados relativos às práticas profissionais e organizacionais de saúde. Tal matriz de ideias, conforme se verá ao longo do livro, se constituirá, gradualmente, em enunciados de relativo consenso técnico-organizacional e, raramente, político entre diversos atores do campo sanitário.

Tendo em vista tal horizonte de questões, o presente capítulo procurará reconstruir parte importante do longo processo de edificação dos serviços básicos de saúde no país. Nosso foco recairá, sobretudo na formulação do chamado modelo distrital, tal como concebido pelas autoridades de saúde de então, centrando nossa atenção em sua lógica, bases conceituais e teóricas e, em parte, nos recursos a serem empregados.

Para tal, revisitamos a literatura especializada, com especial atenção à produção proveniente de historiadores que se debruçaram sobre a trajetória da saúde pública nacional bem como no exame das contribuições de diferentes pesquisadores situados mais estritamente no campo da saúde pública/coletiva. Mobilizamos igualmente material de arquivo e, principalmente, artigos do periódico *Arquivos de Higiene*, publicados no período pelo Departamento Nacional de Saúde.

O capítulo discorre sobre o que consideramos como um marco contextual mais amplo, discutindo as principais mudanças que redefinem o Estado brasileiro no período Vargas, com foco especial para o processo político-administrativo. Na sequência, nos aprofundaremos no debate e nas iniciativas organizacionais relativas ao setor da saúde. Como parte dessa empreitada, nesse segmento, discutiremos o papel da Fundação Rockefeller na disseminação de ideias e na formação de pessoal qualificado, particularmente sensível aos temas organizacionais e nos permitiremos um bordejo em direção aos primeiros debates europeus, sobretudo na Inglaterra, em torno das políticas de proteção social e a criação de serviços unificados de saúde. Ao convocar essa discussão buscamos estabelecer as conexões entre as questões nacionais e o debate internacional. A partir daí, construímos um painel de ideias, iniciativas e políticas levadas a cabo por algumas lideranças instaladas no Estado varguista. Nosso foco central será certamente a Reforma Capanema, pensada como uma espécie de experiência síntese, modeladora de um arranjo organizacional duradouro na trajetória da saúde pública brasileira.

O contexto dos anos 1930-1940: mudanças no Estado, orientações organizacionais e políticas

A chegada e a longa jornada no poder das forças políticas lideradas pelo gaúcho Getúlio Dornelles Vargas são fartamente visitadas por especialistas do campo da história, das ciências sociais, da economia e por todos aqueles que se interessam pela construção das bases do Estado brasileiro. Esses mesmos estudiosos, em geral, compreendem que a Revolução de 1930, evento que marca a chegada de Vargas ao poder, se constitui como uma das mais importantes rupturas político-institucionais com relação à forma como se estabelecia o comportamento e o papel dos agentes políticos entre si e com os distintos agentes econômicos e sociais durante a Primeira República. Com Vargas, o Poder Executivo federal se converteu em um ator decisivo, seja no contexto estritamente político, seja econômico, mas também diante das demandas sociais que implicaram na construção de um aparato estatal específico. Para tal, o novo Poder Executivo dá início a modificações na organização do Estado que correspondem ao seu fortalecimento institucional e empreendeu políticas econômicas e sociais vigorosas que, ao fim e ao cabo, representaram uma maior presença desse mesmo Estado no território nacional. Durante o chamado Estado Novo (1937-1945), tais empreendimentos não apenas se intensificaram como também assumiram feições autoritárias (Carone, 1977; Dutra, 1997; Fausto, 2000, p. 378; Garcia, 1981).

Uma vez no poder, de fato, Vargas pôs em andamento uma série de reformas administrativas que, ao menos em parte, é preciso reconhecer, respondiam a demandas já presentes no final do período anterior, sendo a necessidade de uma reforma administrativa, sinalizada por distintos atores sociais apoiadores do novo regime (Graham, 1968; Wahrlich, 1983). Embora nos primeiros anos do chamado Governo Provisório (1930-1934), tenham sido grandes os empecilhos orçamentários ao ímpeto reformista (Cunha, 1963, pp. 46-50), observamos que, via manobras em boa parte "sem aumento de despesas", Vargas deu imediatamente encaminhamento rumo à burocratização da máquina pública federal (Paiva, 2009). A nomeação de interventores nos governos estaduais, por si só, é exemplar de uma disposição da União em introduzir alterações políticas e administrativas no âmbito dos estados. Figuras oriundas do tenentismo, como João Alberto, Juracy Magalhães e Juarez Távora, como interventores, passam, em nome da Presidência da República, a controlar as máquinas político-administrativas locais. A única exceção foi o governador Olegário Maciel, aliado de Vargas desde a primeira hora, primo de Gustavo Capanema, que permaneceu no poder em Minas Gerais em composição com o líder revolucionário. Os legislativos federal, estaduais e municipais foram igualmente objeto de intervenção. Ao dissolvê-los a golpe de caneta, Vargas dava um inequívoco sinal de que a "Política", tal como praticada localmente pelas oligarquias da Primeira República, não seria mais de todo tolerada em seu governo. Nesse contexto, por óbvio, a máquina federal, sob a direção direta de Vargas, não seguiria caminho distinto (Graham, 1968; Wahrlich, 1983).

Neste âmbito, as mudanças se impuseram com a criação de Ministérios e, no interior de cada um deles, com a criação de novas estruturas administrativas. Seguindo tendências internacionais, o chamado "problema da organização" emergia com força no cenário brasileiro (Graham, 1968, p. 61). Segundo esse receituário, o atraso do país, com relação às demais nações, só seria superado com a implementação de uma reforma capaz de enfrentar os problemas relativos aos "processos decisórios" na administração pública. Os atos administrativos, por assim dizer, passariam a ser, ao menos no plano do discurso, objetos da aplicação da "técnica", e a administração uma manifestação da racionalidade humana (Castro Gomes, 1994, p. 3).

Decerto que a saúde, como um setor administrativo, não ficaria imune às orientações e tendências daquele período. Hochman (2005), por exemplo, chega a referir a Reforma Capanema, como o mais importante conjunto de reformas na organização da saúde naquele contexto, uma espécie de "atualização" da organização da saúde pública aos preceitos político-organizacionais mais gerais do Estado. Tal "atualização", contudo, não fez da administração da saúde pública um epifenômeno do processo mais geral. A esse respeito há que se considerar as tendências já estabelecidas no debate e nas realizações do setor, bem como as orientações específicas em suas conexões internacionais; as controvérsias e as emergências de noções e conceitos que, no terreno da saúde pública, teriam vigência longa. Há que se atentar, em resumo, para as especificidades do debate organizacional em saúde.

O DEBATE INTERNACIONAL

As primeiras décadas do século XX testemunharam a criação de alguns organismos governamentais e privados voltados para ações de cooperação no campo das atividades científicas e humanitárias. Uma forma clássica pela qual tais organismos operaram envolveu, sempre por meio de mecanismos formais de cooperação com entes estatais, a doação de recursos e a prescrição de modelos de atuação para institutos de pesquisa e universidades sediados em diferentes partes do globo. Tal modo de apoio, por assim dizer, direto e concentrado em atores governamentais caracterizou, por exemplo, as atividades da Fundação Rockefeller (FR), uma das entidades mais atuantes e representativas do papel de instituições internacionais voltadas para esse tipo de assistência durante a primeira metade do século passado (Castro-Santos & Faria, 2010; Schwartzman, 2001; Palmer, 2015).

No plano propriamente estatal e normativo, somavam-se às iniciativas de matriz filantrópica — e em articulação com elas —, os esforços de remodelação dos códigos sanitários no início do século XX. Especificamente com o objetivo de enfrentar o desafio da instituição de medidas sanitárias uniformes, foram criados e se consolidaram organismos internacionais especializados em saúde, como o *Pan-American Sanitary Bureau*, — que décadas depois se converteria na Organização Pan-Americana da Saúde (OPAS/OMS) — e o *Office International d'Hygiene Publique* (Cueto, 2006; 2015).

A Fundação Rockefeller, uma associação filantrópica não governamental criada nos Estados Unidos da América em maio de 1913 pelo patriarca da família Rockefeller, John D. Rockefeller, tinha por missão autodeclarada a promoção de atividades dentro e fora daquele país em diversos campos, entre eles, e com especial ênfase, o da saúde pública. Graças à vigorosa atuação da sua Junta Internacional de Saúde, sobretudo por intermédio de convênios de cooperação com governos nacionais e instâncias locais em diversos países, a fundação se fez presente em países da Ásia, da Europa e, com destaque, em grande parte da América Latina (Castro-Santos & Faria, 2010, p. 215; Palmer, 2015). Castro-Santos & Faria (2010, p. 216) compreendem a trajetória deste organismo considerando dois momentos distintos. No primeiro, a partir de 1913, com ações sistemáticas de apoio ao desenvolvimento da medicina e da saúde pública, a FR daria suporte às pesquisas e políticas tendo em vista o controle de doenças infecciosas, como a ancilostomíase, a febre amarela e a malária. Nos anos 1940, por sua vez, seremos testemunhas de uma mudança importante na sua agenda de trabalho. Temáticas associadas ao ensino médico e ao desenvolvimento das ciências biológicas e também da agricultura ganhariam cada vez mais espaço (Castro-Santos, 2010, p. 216; Marinho, 2001).

A ação da Rockefeller, como era de se esperar, se contextualiza no ambiente nacional norte-americano e remonta a iniciativas diversas que vão desde ações mais pontuais no campo da caridade pública até a formulação e implementação dos primeiros centros de saúde nos Estados Unidos. O cenário mais geral dessas experiências, do início do século XX até o final da Primeira Grande Guerra, envolveu, de um lado, um importante fluxo migratório de estrangeiros para diversas cidades, que acelerou um intenso processo de urbanização e fez emergir bolsões de miséria e focos de doenças em várias cidades. De outro lado, diz respeito especialmente à pobreza extrema e ao quadro sanitário precário nos antigos estados escravistas do Sul do país.

O enfrentamento mais sistemático, ainda que embrionário, destes diferentes quadros sociais de miséria e insalubridade envolveu a organização, em algumas cidades, dos primeiros centros comunitários de saúde. Eles se constituíram como iniciativas do setor privado, incluindo doações de empresários e apoio de instituições filantrópicas, contando sempre com a condução de lideranças progressistas que, em cada contexto urbano, compreenderam a construção de uma unidade de saúde permanente como uma estratégia capaz de produzir respostas mais efetivas a um quadro social desolador (Rosen, 1979).

A partir de 1911, Milwaukee, no estado de Wisconsin, seria palco da iniciativa pioneira de construção de centros de saúde de base comunitária. Com foco na assistência materno-infantil e na distribuição de leite para pessoas consideradas pobres, esses centros desenvolveram ações de natureza preventiva, essencialmente entre populações de imigrantes que viviam na cidade (Castro-Santos & Faria, 2002, p. 3).

Conforme nos aponta Rosen (1979, p. 373), tal modelo se expandiu e se institucionalizou nos anos seguintes, mas já nos anos 1940 teria iniciado sua trajetória de decadência. Porém, antes dessa perda de prestígio na trajetória da saúde pública norte-americana, cidades como Nova York, Boston e Chicago seguiram o caminho trilhado por Milwaukee e realizaram expressivos investimentos em políticas e estruturas de combate a doenças que atingiam os mais pobres, sempre com foco nos imigrantes e no segmento materno-infantil.

Tais políticas combinaram ações preventivas de saúde pública e ações de serviço social e envolveram a figura da enfermeira visitadora ou distrital. Nas palavras de Castro-Santos & Faria, "ela era a pedra de toque dos centros de saúde" (2002, p. 4), responsável pelo tratamento de problemas como difteria, escarlatina e febre tifoide, mas também enfrentando questões que envolviam a higiene de moradias insalubres, o alcoolismo e a prostituição. Conforme apontam os mesmos autores, no início de 1920, o país contava com cerca de 70 centros de saúde, sendo 33 deles administrados pelo poder municipal, 16 sob a condução compartilhada público/privada e os demais por agências não estatais, como a Cruz Vermelha.

No final dos anos 1920, conforme nos aponta Rosen (1979, p. 393), o centro de saúde era compreendido como "uma organização que fornece, promove e coordena o serviço médico de que se tem necessidade e o serviço social relacionado a um distrito específico". Em pelo menos parte dessas iniciativas em solo norte-americano, como foram os casos de Massachussets e Nova York, o *staff* da Rockefeller esteve envolvido, oferecendo recursos e suporte técnico para a formulação de *Health Centers Programs* (Vincent, 1917, p. 37).

A trajetória específica da Fundação Rockefeller no campo das ações sociais remonta ao início do século XX. A criação e a operação, a partir de 1902, do *General Education Board* no enfrentamento dos graves déficits educacionais nas regiões mais pobres do Sul do país logo chamou a atenção da cúpula da instituição para os graves problemas sanitários que afetavam os mais pobres e, em particular, a população negra. Alguns anos depois, ela se voltaria para o enfrentamento das endemias no Sul do país, ao criar o *Sanitary Commission for the Erradication of Hookworm* (Faria, 2007, p. 78). Estavam, assim, lançadas as bases para uma ação mais ostensiva no campo da saúde, seja no ambiente doméstico, seja em países estrangeiros.

Na Europa, os anos iniciais do século XX também viram nascer as primeiras preocupações com a modelagem do que poderíamos chamar de serviços de saúde extensivos à população, nesse caso, de natureza pública, e esta experiência europeia merece aqui alguns registros mesmo que reconhecidamente ligeiros. Na Inglaterra, por exemplo, a questão dos serviços de saúde desde a primeira hora esteve associada aos debates sobre a revisão da Lei dos Pobres[7] e à proteção social em seus termos mais gerais que tiveram lugar a partir de finais do século XIX. Uma comissão real foi especialmente instituída para esse fim e funcionou entre 1905 e 1908. Ao final dos trabalhos dessa comissão, um relatório da minoria foi mobilizado e redigido sob a liderança de Beatrice Webb (Nasar, 2012). Nele se fazia presente um tópico especialmente dedicado aos serviços de saúde. Após duras críticas ao funcionamento dos serviços médicos que crescentemente eram assumidos pela administração da lei dos pobres, entre as soluções preconizadas figurava a necessidade de criação de um serviço médico público unificado, organizado em distritos, que manteria sob a sua responsabilidade de coordenação, em uma espécie de autoridade sanitária do condado, a assistência

---

7 As Leis dos Pobres constituem uma linhagem de atos normativos que disciplinaram a assistência aos pobres na Grã-Bretanha. Remontam a meados do século XVI. A Nova Lei dos Pobres, de 1834, encontrava-se em processo de revisão na passagem para o século XX.

médica aos pobres e a administração da saúde pública[8] (Great Britain, 1909). Segundo essas proposições, "a antiga ideia de que a esfera do Serviço de Saúde Pública — que nomeadamente estaria confinada às medidas de atenção geral e que não trataria dos pacientes individuais — não está mais correta" (Webb, 1910, p. 3). De fato, nos anos recentes, o Serviço de Saúde Pública vinha crescentemente assumindo responsabilidades no que concerne à instalação e ao provimento de hospitais e de serviços ambulatoriais; à expansão das turmas de enfermeiras visitadoras e à saúde escolar, entre outras ações, o que apontava para um sentido oposto às regulações então vigentes (idem). O relatório da minoria propôs explicitamente que uma autoridade sanitária unificada deveria, além de manter sob a sua responsabilidade o conjunto de hospitais públicos e dispensários, estar dotada de pessoal médico clínico em tempo integral, de sanitaristas, pessoal administrativo e visitadores domiciliares, capazes inclusive de prover suporte de enfermagem e alimentar nas residências quando necessário (Webb, 1910, p. 15).

Ao começar a década de 1910, um governo de maioria liberal já havia instituído um sistema de seguro saúde à semelhança daquele estabelecido por Bismark na Alemanha. Dessa forma, médicos generalistas privados receberiam um determinado valor de um fundo público para tratar um contingente de trabalhadores contribuintes. Tal sistema não incluiria a proteção de esposas e filhos. Àquela época serviços públicos também se responsabilizavam pela inspeção de saúde nas escolas e pela assistência materno-infantil (Sheard, 2011, p. 429).

---

8 Este relatório da dissidência da comissão é frequentemente considerado, na Economia, no Direito e na Ciência Política, um marco inicial das formulações acerca de um Estado de bem-estar social na Grã-Bretanha. Vale registrar a esse respeito, como faz Sylvia Nassar (2012), que William Beveridge, que coordenou a elaboração do plano de 1942, que recebeu seu nome, e que fundamentaria a partir de então o Estado de Bem-Estar britânico, fora membro da equipe liderada por Beatrice e Sidney Webb na virada do século e atestava a influência deles sobre o seu pensamento. No tocante à saúde, a relevância do relatório Webb também é reconhecida pela literatura de Saúde Pública de língua inglesa. Ver, por exemplo, Freeman, 2017, p. 81; e Nagashima, 2007, pp. 45-60. Referências na literatura brasileira de saúde coletiva sobre a discussão da saúde no relatório em questão nos são desconhecidas.

Embora o período entre guerras na Inglaterra tenha sido de poucas mudanças, alguns eventos são especialmente dignos de registro. O primeiro deles — fartamente referido pela literatura sobre sistemas de saúde — foi a elaboração do chamado Relatório Dawson, em 1920, por solicitação de um conselho consultivo do Ministério da Saúde, em que pela primeira vez, na tradição europeia, propõe-se uma organização à semelhança de uma rede das instituições provedoras de serviços de saúde e uma hierarquização da atenção nos níveis primário e secundário.

No final daquela década, em um evento com implicações práticas, uma comissão real encarregada de avaliar o seguro nacional de saúde propôs libertar a atenção à saúde dos constrangimentos da lógica securitária e torná-la uma responsabilidade pública a ser atendida mediante recursos provenientes dos impostos regulares. Nos termos de Sheard,

> Isso teria forçado o ritmo a uma maior colaboração entre os serviços de saúde do Estado (principalmente hospitais e clínicas municipais — alguns deles ex-instituições da Lei dos Pobres) e aqueles fornecidos para a maioria da população por meio de clínicos gerais privados [GPs] e hospitais voluntários (independentes) (idem, p. 430).

Ao integrar as agências prestadoras de cuidado da saúde pública e da Lei dos Pobres esta proposição atendia às expectativas de Beatrice Webb e colegas, formuladas há quase 30 anos. Ao incluir os médicos generalistas em um esquema público de cuidado eram dados alguns passos mais adiante. Na segunda metade dos anos 1930, às vésperas da Segunda Grande Guerra, o Partido Trabalhista inglês adotou como item do seu programa a defesa de um sistema universal gratuito, mantido com impostos ou fundos de seguro. Quando a guerra eclodiu, com os impactos iniciais dramáticos sobre a vida nas cidades inglesas, todos os recursos nacionais médicos e de saúde passaram a uma coordenação nacional estatal de emergência, organizados em regiões de saúde, por necessidade, aproximando-se, em parte, das prescrições de Dawson. Em 1942, o governo britânico encomendou a Willian Beveridge, um estudo sobre a viabilidade de políticas sociais capazes de fazer frente às dificuldades do pós-guerra. Beveridge produziu *On Social Security and Allied Services*, uma extensa avaliação das condições de vida da população e uma coleção de medidas a serem implementadas, que se tornariam o fundamento clássico para as políticas de bem-estar britânicas no pós-guerra e do *National Health Service* (NHS), o serviço nacional de saúde pública e universal, inspirador de movimentos e iniciativas reformistas de saúde mundo afora (Sheard, 2011, pp. 431-2).

Retornando ao contexto brasileiro e às primeiras décadas do século XX, no que se refere à influência das ideias estrangeiras sobre saúde pública no cenário nacional daquele período, Castro-Santos & Faria (2003, p. 66) apontam que o Brasil foi o país latino-americano que contou com os maiores investimentos financeiros da Fundação Rockefeller. O início formal dos trabalhos se deu com a assinatura de um acordo internacional de cooperação com o estado do Rio de Janeiro, que permitiu a chegada de uma missão em setembro de 1916. Meses depois, a missão inaugurava um posto de tratamento e profilaxia da ancilostomíase em Rio Bonito, interior do estado.

Além disso, a fundação concedeu bolsas de estudos para jovens sanitaristas no curso de Saúde Pública da Universidade Johns Hopkins, em Baltimore, Estados Unidos. Entre os primeiros contemplados, figuravam Geraldo de Paula Souza e Francisco Borges Vieira. Assim, como concluem Castro-Santos & Faria (2002, p. 22), as ideias norte-americanas começaram a influenciar pesquisadores e sanitaristas nacionais.

Em maio de 1917, a Rockefeller assinou um acordo de cooperação com a Faculdade de Medicina de São Paulo tendo em vista criar a cadeira de Histologia Patológica e também um laboratório dedicado à cadeira de Higiene, a ser dirigido por Samuel Darling e Wilson Smilie. Em 1924, esse empreendimento daria corpo ao Instituto de Higiene, já sob a condução de Paula Souza e Borges Vieira (Faria, 2007, p. 82; IHD/RF, 1943).

Ao assumir a direção do Instituto de Higiene, contando com apoio financeiro da Fundação Rockefeller, Paula Souza daria início à experiência de implementação dos centros de saúde no estado de

São Paulo. A reforma institucional da saúde do estado, realizada em 1925, consagraria o centro de saúde como o eixo das atividades sanitárias em São Paulo. Inspiradas nos centros de saúde norte-americanos, essas unidades conjugavam ações sanitárias, serviços médicos e serviços sociais. Inicialmente foram instalados três centros de saúde: o Centro de Saúde Modelo, anexo ao Instituto de Higiene; o Centro de Saúde do Brás e o Centro de Saúde do Bom Retiro (Castro Santos & Faria, 2002, p. 23).

A historiografia brasileira que dá conta da presença e do legado rockefelleriano no país não é unânime acerca do seu papel para a formação profissional e a organização dos serviços sanitários brasileiros. As diferenças de interpretação mais significativas parecem sofrer a mediação de distintas perspectivas teóricas e ideológicas sobre o papel dos Estados Unidos na condução de sua política externa, especialmente no contexto, àquela altura, da sua principal zona de influência, como é o caso da América Latina e Caribe. Eliana Labra (1985), por exemplo, em uma dissertação que está entre os primeiros estudos brasileiros do campo da saúde que associaram a presença da Rockefeller no Brasil ao exercício do imperialismo norte-americano, percebeu a existência de interesses geopolíticos não explicitados pelo discurso filantrópico.[9]

Castro-Santos & Faria (2003), tempos depois, enfrentariam as tensões em torno de interesse *versus* altruísmo como uma falsa questão. Na perspectiva desses autores, a atuação da FR no Brasil envolveria sempre os "interesses comerciais e atividades humanitárias [e estes] não se excluíam nem se revelavam como dimensões antípodas" (p. 51). Como principal ponto de apoio para sustentar tal perspectiva, Castro-Santos & Faria dão conta de um rico ambiente de constante negociação, em que se desenvolveriam, de forma dinâmica, o plano de trabalho e a ação da Rockefeller entre os brasileiros. Por intermédio dessa lente, vemos menos a miragem de uma imposição de agenda pelos norte-americanos e mais uma ação estrangeira que se processaria — sempre com algum nível de

---

9 A partir da década de 1970 é possível registrar, na literatura internacional, estudos que já produziam o mesmo tipo de conexão entre ação da Rockefeller e ação imperialista, a exemplo de Brown, 1976, pp. 897-903.

tensão — em certa sintonia com o pensamento sanitário em curso no Brasil desde os inícios do século XX, e cuja elite médica era atuante, pelo menos, desde meados do século XIX. No final dos anos 1930, a presença da fundação intensifica-se no país. Em parceria com o Serviço Nacional de Febre Amarela e o Serviço de Malária do Nordeste, a fundação se destacaria no combate àquelas doenças. Em outro movimento, paralelo à ampliação da agenda sanitária, a Rockefeller passou também a desempenhar um papel cada vez de maior destaque nas contendas organizacionais da saúde pública. Em sintonia com os debates contemporâneos acerca da "administração científica", inclusive — como já mencionamos — como aquele que envolvia as mais variadas iniciativas na reorganização do Estado brasileiro —, ela passou a se ocupar de um conjunto de iniciativas que se manteve por um bom tempo como uma espécie de paradigma para os quais muitos sanitaristas brasileiros convergiriam. Trata-se da ideia, hoje um tanto óbvia, de que a organização da saúde deveria obedecer a alguma racionalidade e planejamento prévios.

As controvérsias, portanto, não giravam em torno da pertinência de se instituir racionalidade à organização dos serviços sanitários, mas sim, sobre qual racionalidade deveria ser empregada. Como obter os melhores resultados dos serviços de saúde? Como melhor fazer uso dos recursos existentes? Questões como essas irão, desde então, estimular não só respostas cada vez mais complexas, mas também produzirão no campo da saúde uma crescente aproximação com a área da administração, do planejamento e da economia.

Não à toa, as respostas para essas difíceis perguntas demandavam também, como ponto de partida, e em especial, um novo tipo de profissional à frente dos serviços de saúde. Na segunda metade da década de 1940, por exemplo, o médico Teófilo de Almeida, então diretor da Divisão de Organização Hospitalar (DOH) do Departamento Nacional de Saúde (DNS), revelou plena consciência acerca desses desafios, ao defender tanto uma necessária profissionalização dos gestores hospitalares com base em modelos por ele considerados modernos, quanto uma melhor articulação institucional das unidades hospitalares entre si e aos demais serviços sanitários[10] (DOH/MES, 1949).

Portanto, parte das gerações de sanitaristas brasileiros que atuaram no contexto dos anos 1920-1940, estavam em boa medida ancorados na experiência internacional, principalmente da Rockefeller, e foram protagonistas da defesa do atendimento às necessidades de saúde locais, sejam elas preventivas ou curativas, baseado em centros de saúde; da ênfase na educação sanitária disseminada, principalmente por enfermeiras visitadoras; e da recomendação de vínculos de tempo integral, pelo menos dos profissionais ligados à pesquisa e ao ensino em saúde pública. Àquela altura, por meio de bolsas de estudo, vários sanitaristas brasileiros consolidaram a formação em saúde pública com a experiência de formação profissional nos Estados Unidos. Figuras como Samuel Pessoa, Geraldo de Paula Souza, João de Barros Barreto e Rodolfo Mascarenhas tornavam-se exemplos de uma elite de sanitaristas que, a partir desse período, conduziriam propostas aos problemas "organizacionais da saúde pública" na perspectiva de uma tradição, em parte, rockefelleriana (Faria, 2007; Mello, 2010; Teixeira, 2006; 2015). Eles compartilhavam, como vimos, os novos preceitos das "ciências sanitárias" que as missões da Rockefeller passaram a disseminar, em diversas partes do mundo, a partir do início do século XX e, dessa maneira, introduziram, de forma duradoura, instituições que se converteriam em um modelo de atenção à saúde no país (Faria, 2007).

Deste modo, ao chegarmos no início dos anos 1940, ainda que a fundação tenha se retirado do país, ela deixou um legado de ideias e de iniciativas que passaram a atender aos mais variados propósitos e interesses. Parte importante dos serviços prestados até então, por exemplo, seriam absorvidos pelo Serviço Especial de

---

10 Rodolfo Mascarenhas destacou-se pela produção intelectual que, entre outras questões, enfrentou o tema da coordenação dos serviços de saúde, inclusive os hospitalares. Em um texto de 1955, assinado com Paulo Castro, por exemplo, Mascarenhas trata da construção de uma "rede de órgãos locais", envolvendo unidades ambulatoriais, dispensários, centros de saúde e diferentes unidades hospitalares (1955).

Saúde Pública, que como veremos no próximo capítulo, passará a cumprir um papel igualmente de destaque no campo da organização da saúde pública brasileira, um tema que vinha se convertendo em uma questão ascendente e capaz de colonizar os corações mais sensíveis. O contexto, em resumo, fez emergir mentes brilhantes, em vários espaços institucionais, que passaram a militar em favor de uma organização sanitária que fosse capaz de dar conta das nossas mazelas mais críticas. A seguir conheceremos alguns desses notáveis personagens.

Serviços básicos de saúde: primeiros debates nacionais

Os anos 1930 e 1940, por conta das razões antes discutidas, representaram uma fase da história brasileira — e até certo ponto internacional — em que o debate organizacional ganhou inegável densidade. A ideia de que o Estado deveria ser objeto de uma "organização", que lhe atribuísse maior musculatura, racionalidade e eficiência, capturou diversos personagens e instituições. Parece óbvio, mas é preciso reconhecer que tais discussões na saúde e em todos os lugares só ganharam destaque e importância porque foram habilmente conduzidas por pessoas que reuniram tanto a capacidade de produzir conhecimentos e compartilhar ideias na cena pública, quanto de introduzir novas agendas de trabalho e práticas inovadoras. Atentemos, como nos chamam a atenção Castro-Santos & Faria (2002), que esta nova abordagem representava, na saúde, a superação do seu enquadramento como tema de salvação nacional, tal como formulado pelo movimento sanitário da década de 1910 e a sua luta pelo saneamento dos "sertões" e, no limite, da própria sociedade brasileira.[11] Nesse sentido, àquela altura,

---

11 Conforme nos aponta Castro-Santos (1985), por volta de 1915, as políticas públicas de saúde brasileiras ainda se limitavam às capitais e aos demais centros urbanos de importância. O interior do país, ou "sertão", não fazia parte das preocupações dos sanitaristas. A mudança desse cenário passaria, de um lado, pelo papel de escritores nacionais, como Euclides da Cunha, Monteiro Lobato, Vicente

... não estávamos mais diante de propostas grandiloquentes de "salvação do Brasil". Já se via, claramente, na proposta dos centros [de saúde] o traço marcante do modelo Rockefeller, de uma "ciência administrativa aplicada à saúde" (idem, p. 65).

Figuras como Barros Barreto, Rodolfo Mascarenhas e Paula Souza, pelo destaque de suas posições institucionais e pela envergadura dos projetos que idealizaram e implementaram, colocam-se como personagens fundamentais em um processo de definição dos termos do debate organizacional em saúde e, a partir deles, de constituição de uma subárea de imensa ebulição intelectual no campo: a administração de saúde (Mello, 2010; Paiva, 2020). Esse debate, é preciso reiterar, baliza as concepções sobre centros de saúde e organização de serviço, centrais para a nossa discussão aqui.

Geraldo Horácio de Paula Souza (1889-1951) é o mais antigo daquele trio que aqui reconhecemos como fundadores. Paulistano de origem oligárquica formou-se pela Faculdade de Medicina e Cirurgia do Rio de Janeiro, completando sua formação profissional em prestigiados laboratórios de microbiologia europeus. Em 1918, já formado médico, Paula Souza serviu como bolsista na igualmente prestigiosa e então denominada *Johns Hopkins School of Hygiene and Public Health*, em Maryland, Estados Unidos, onde obteve o título de doutor em Higiene e Saúde Pública. O período em que

---

Licínio Cardoso e Alberto Torres, que, em diferentes perspectivas, chamavam a atenção para o abandono de um Brasil rural; e de outro, particularmente depois da Primeira Grande Guerra, pela produção literária e sociológica que acentuava um enfoque marcadamente nacionalista. Em um movimento que envolveu, sempre, diferentes perspectivas e correntes, a construção do país deveria passar necessariamente pela construção da nacionalidade e pela identidade nacional. Uma das correntes se expressaria em um movimento de inflexão que envolveu a publicação, em 1916, pelo Instituto Oswaldo Cruz, dos cadernos de viagem dos médicos Arthur Neiva e Belisário Penna por vários estados do Nordeste e Goiás. A missão do Instituto, realizada em 1912, denunciou as condições de vida aviltantes das pessoas que moravam distantes dos grandes centros. A partir da publicação do Relatório Neiva-Penna, o movimento sanitarista deixava para trás a fase urbana e levantava uma nova bandeira, a do "saneamento dos sertões". Sobre o movimento pelo saneamento dos sertões ver, entre outros, Castro-Santos, 1985; Hochman, 1998; Lima, 2013; Thielen et al., 1992.

permaneceu nos Estados Unidos certamente permitiu que o jovem médico acompanhasse e entrasse em contato com os debates e iniciativas que envolveram, naquele país, a instalação de centros de saúde distritais e o combate à ancilostomíase nos estados do Sul (Castro-Santos & Faria, 2003; Campos, 2002).

Em 1920, Paula Souza assumiu a posição de catedrático da disciplina de Higiene e diretor do Instituto de Higiene de São Paulo. Dois anos depois e até 1927, ocupou a posição de diretor do Serviço Sanitário do Estado de São Paulo, cargo equivalente ao de secretário de estado de Saúde[12] (Campos, 2002). Será dessa posição que Paula Souza introduzirá uma série de inovações no campo da organização da saúde pública paulista que, em boa medida, relacionam-se com suas experiências nos Estados Unidos.

Enquanto formulava, junto com Borges Vieira, a mais importante reforma da saúde pública estadual daqueles anos, Paula Souza criava, nas dependências do Instituto de Higiene, o *Centro de Saúde Modelo*. Esse centro foi concebido como uma estrutura permanente para atender moradores das áreas urbanas e também das mais interioranas do estado. Conjugava funções de ensino com ações sanitárias, serviços médicos, de estatística de saúde e serviços sociais. Sua espinha dorsal, sem dúvida, envolvia as ações de visitação domiciliar e de educação sanitária.

A reforma da organização do estado de São Paulo foi implementada por intermédio do Decreto n.º 3.876, de julho de 1925. Como nos aponta Mello (2010, p. 92), esse instrumento recuperava boa parte da legislação reformista de 1917, conduzida pelo sanitarista Artur Neiva.[13] Entre as novidades, a unificação dos Institutos

---

12 Sua carreira internacional é capítulo à parte, basta mencionar que, junto com o doutor Szeming Sze, médico e diplomata chinês, Paula Souza foi um dos proponentes, em 1946, da criação do organismo que viria a se tornar a Organização Mundial de Saúde (OMS) (Brown, Cueto & Fee, 2006, p. 628).

13 À frente do serviço sanitário paulista (1917-1919), durante o governo de Altino Arantes, Artur Neiva conduziu o processo de formulação do novo Código Sanitário do Estado, composto de 800 artigos que, junto com a reorganização do Serviço Sanitário do Estado, representou um importante marco da interferência do estado na vida pública local, inclusive com a previsão de inéditas medidas de saúde pública nas propriedades rurais. Até então, o acesso às propriedades rurais representava um ponto delicado da relação das autoridades sanitárias com os

Bacteriológico, Soroterápico e Vacinogênico.¹⁴ Mello, contudo, considera que o capítulo IX da legislação da nova reforma, mais do que qualquer outra parte, explicitaria o foco principal do seu idealizador, a saber: a instalação de centros de saúde distritais em todo o estado de São Paulo. O entusiasmo com a instituição dos centros era tal que levou Rodolpho Mascarenhas a afirmar que o estado de São Paulo "saía da fase de polícia sanitária para entrar na de educação sanitária" (Mascarenhas, 1959, p. 88 apud Mello, 2010, p. 92).

Em que pesem as imensas expectativas depositadas no papel dos centros, revelada em frases como as de Mascarenhas, o fato é que a reforma, como outras iniciativas oficiais, encontrou boa dose de dificuldades para que se implantasse de fato. Parece-nos que os desafios para a instituição da política decorriam do conjunto de suas proposições, da sua extensão, pela primeira vez organizada na forma de um pacote que se pretendia integrado e efetivo, do que propriamente pelo ineditismo de sua agenda. A novidade, por assim dizer, concentrava-se na organização das ações de saúde, sob a coordenação de centros de saúde em uma dada subdivisão territorial. Sua aparição com essa magnitude, inclusive com previsão de funcionamento em tempo integral, era uma proposição de Paula Souza inspirada em suas observações nos Estados Unidos. Desse modo, o centro de saúde se apresenta como a figura institucional nucleadora da organização sanitária pretendida, aspecto que seria em um só tempo a força e a fraqueza da proposta, pelo menos se considerarmos as acaloradas discussões que foi capaz de alimentar (Faria, 2007; Mello, 2010).

Trabalhos assinados por Paula Souza e por Borges Vieira revelam, ainda, que a estratégia da educação sanitária se prestava também ao objetivo central de fazer levar a cobertura assistencial para todo o território. Ainda que não vedasse ações consideradas

---

fazendeiros, que resistiram à interferência da autoridade estatal em seus domínios (Castro-Santos, 1985).

14 O Decreto n.º 3.876 determinou a fusão dos Institutos Bacteriológico, Soroterápico e Vacinogênico. Os três institutos foram transformados em uma só instituição localizada no Butantan, recebendo desde então o nome de Instituto Butantan.

necessárias no terreno da cura, o centro se voltava, com especial atenção, para a execução de tarefas no campo da prevenção e da saúde pública. Elas incluíam a educação sanitária, com foco nas visitas domiciliares; estatística de saúde; monitoramento e ações junto às populações adultas em geral, as gestantes e as de puericultura (Paula Souza, 1926; Paula Souza & Vieira, 1944; Mello, 2010, p. 94).

O que mais nos chama a atenção no conjunto de ideias sobre a "organização" da saúde pública — em boa medida encarnadas na reforma paulista — é a defesa de uma determinada "racionalidade" que apela para noções de eficiência e economia. Um arranjo institucional e organizacional, cuja promessa é de maximização do uso dos recursos materiais e humanos em prol de resultados sanitários supostamente mais promissores. A ênfase na tomada de decisões com base em dados estatísticos, por exemplo, é parte das suas ideias-força.

Mello (2010, p. 100), mais uma vez, nos chama a atenção para o vocabulário mobilizado por figuras como Paula Souza e Vieira: "coordenação", "distrito", "tempo parcial e integral", "exame médico periódico", "generalidade" (em oposição a especializado), "descentralização", "visita domiciliária" e "comunidade". No seu conjunto, tal vocabulário tanto apontava para uma prática médica necessariamente menos centrada no indivíduo e mais articulada à comunidade, quanto implicava em um modelo organizacional de base territorial, cujo foco recairia nas ações preventivas e de saúde pública. E nesse ponto, acompanhando as considerações de Guilherme Mello (2010), é preciso registrar que são noções de longa vigência no acervo doutrinário da Saúde Pública nas décadas subsequentes do século XX.

Não estão claros os motivos que fizeram que a experiência dos centros de saúde decaísse no estado de São Paulo àquela altura. Aliás, a ideia de "decadência" já impõe uma avaliação de resultados que não nos parece ser consenso na literatura. Mello (2010, p. 107) chama a atenção para a crise mundial de 1929 e para as consequentes dificuldades políticas de 1930, em âmbito nacional, e de 1932, em decorrência do movimento revolucionário paulista, como decisivas para o que seria uma descontinuidade da reforma proposta por

Paula Souza. Ribeiro (1993, pp. 250-5) e Merhy (1992, pp. 243-4), em particular, apontam para os custos de manutenção de centros de saúde permanentes em um contexto de severa crise. Faria (2007, pp.135-7), por sua vez, acompanhando Merhy (1992), sinaliza para os conflitos técnico-doutrinários entre Paula Souza e Francisco Salles Gomes Jr. Ainda que não necessariamente concordem de todo com a natureza da disputa, ambos autores percebem, no conflito entre os dois sanitaristas, elementos que tensionaram o ambiente institucional da saúde pública paulista.

Alinhado a uma perspectiva de decadência dos centros, Merhy compreende que a reforma de 1931 na administração da saúde do estado, conduzida por Salles Gomes Jr., teria representado a vitória dos "verticalistas", isto é, a hegemonia de um projeto institucional de organização da saúde pública que se estruturava a partir da instalação de centros de saúde especializados em doenças. Tal perspectiva não encontra de todo acolhida na obra de Faria, que considerou que a implantação de centros de saúde especializados, a partir dos anos 1930, "não foi tão distante do modelo que pretendia superar em São Paulo" (2007, p. 137). Em sua perspectiva: "os centros de saúde paulistas podiam ser definidos tanto como unidade integral e ampla de ações sanitárias, quanto como lugar especializado em ações de higiene e educação sanitária" (idem, pp. 137-8).

Para Faria, a reforma de 1931 alterou a política geral da saúde no estado muito mais por compreender de forma flexível o privilegiamento de ações específicas, como o combate à lepra, à tuberculose e à sífilis, e menos por ter modificado o papel e a missão do centro de saúde, que continuava, segundo ela, ancorado em um conjunto de ações sanitárias mais amplas (Faria, 2007, p. 138). Dessa forma, segundo a autora, os conceitos subjacentes aos centros de saúde permaneceram presentes no debate sanitário paulista e nacional, mantendo conexões, até mesmo com o debate pan-americano. Ainda que Mello reconheça a existência de um "interregno paulista" (Mello, 2010, p. 119), acompanha Faria ao compreender que a experiência local não apenas sobreviveria, mas assumiria um corpo mais consistente na Reforma Capanema.

A Reforma Capanema

Em meados de 1934, quando se inaugurava o período constitucional da Era Vargas, Gustavo Capanema assumiu a direção do Ministério da Educação e Saúde Pública (MESP). Antes dele, três diferentes ministros haviam conduzido a pasta sem que mudanças importantes fossem realizadas.[15] Até a data de posse de Capanema, o MESP correspondia essencialmente, portanto, no tocante à saúde, à estrutura administrativa do antigo Departamento Nacional de Saúde Pública (DNSP), criado em 1920, no contexto das reformas sanitárias da Primeira República (Hochman, 2005, p. 130; Hochman & Fonseca, 1999, pp. 81-5).

Menos de um ano após assumir o Ministério, Capanema propõe uma reconfiguração geral na organização da saúde pública nacional. Seu primeiro ato posto em prática por meio da Lei n.º 378, de janeiro de 1937, envolveu uma vigorosa revisão na estrutura político-administrativa do Ministério, a partir de então denominado Ministério da Educação e Saúde (MES). O segundo movimento viria cerca de quatro anos depois, quando o ministro se voltou, mais especificamente, para as ações de saúde. Na leitura de Hochman, o primeiro movimento teria implicações mais organizacionais, enquanto o segundo seria mais de natureza programática, uma vez que teria representado uma mudança de foco nos problemas de

---

15 Segundo Hochman (2005, p.130), a criação do Ministério não trouxe, de imediato, nenhuma alteração para a organização da saúde pública brasileira. De 1930 até 1934, ou seja, até a indicação de Gustavo Capanema para a chefia da pasta, ocuparam a posição de ministro três diferentes figuras: Francisco Campos, Belisário Penna e Washington Pires. Diferentemente do Ministério do Trabalho, Indústria e Comércio, que no mesmo período teve uma condução administrativa e política mais definida, responsável pela delimitação de seu escopo e ações, o MESP chegava ao final do Governo Provisório sem orientações claras quanto às suas políticas. Sendo assim, a despeito do registro de algumas alterações administrativas nos primeiros anos, nenhuma delas teria representado uma mudança de importante envergadura.

saúde pública.¹⁶ Desse modo, "a saúde pública passava a *espelhar* as orientações mais gerais da política varguista de centralização política e administrativa e verticalização das ações de saúde" (Hochman, 2005, p. 131; grifo nosso).

Mais adiante teremos a oportunidade de balancear e, até certo ponto, contrapor tal perspectiva que vê na Reforma Capanema um fiel espelho das orientações mais gerais da organização do Estado varguista. Precisar essas interpretações lançará luz sobre a gênese das formas políticas de implementação de conceitos como região de saúde, distrito e autoridade de saúde no território nacional. Antes, porém, convém chamar a atenção para uma das figuras mais importantes da saúde pública brasileira: o médico João de Barros Barreto (1890-1956).

Barros Barreto, mais um quadro formado com o apoio da Fundação Rockefeller, assumiu a direção do Departamento Nacional de Saúde (DNS) em fevereiro de 1937 (Faria, 2007, pp. 65-8; Paiva, 2021). Ele era então um empolgado e genuíno defensor da divisão do território brasileiro em oito grandes regiões de saúde. Em cada uma delas, como previa a Lei n.º 378, haveria uma autoridade sanitária institucionalizada na forma de uma Delegacia Federal de Saúde. Tais delegacias tinham como função supervisionar as atividades relativas à colaboração da União com os serviços locais de saúde pública e assistência médica, inclusive com instituições privadas (Hochman, 2005, p. 132). Representavam, portanto, uma forma de o Governo Federal instituir padrões e mecanismos de fiscalização e se fazer presente em diferentes regiões do território nacional.

A reforma, por assim dizer, instituía de modo inédito, uma regionalização das ações de saúde a partir do papel do centro de saúde na prestação de serviços sanitários, com foco na organização da saúde pública em âmbito nacional. Ainda que os padrões de organização do aparato de saúde pública fossem objeto de formulação dos técnicos federais, a execução, a operação das políticas e as orientações técnicas deveriam estar em afinidade com os arranjos

---

16 O autor nos chama a atenção que, a partir de então, o Ministério, de forma inédita, centrará esforços no combate à malária, à tuberculose e à lepra.

políticos e as necessidades definidas localmente. Daí a importância de instâncias como o Conselho Nacional de Saúde e a Conferência Nacional de Saúde, previstos no mesmo instrumento legal e, mais do que isso, da ocupação e do funcionamento das delegacias federais nos estados como espaços de negociação.

Deste modo, queremos dizer que a centralização político--administrativa, há muito popularizada pela literatura que trata da gestão Vargas, não deve ser compreendida como um movimento centralizador *tout court* ou, em outras palavras, como mera imposição da vontade do governo central e o consequente desprezo aos interesses das elites e lideranças locais. Em realidade, para compreendermos o real alcance da Reforma Capanema, no que concerne à saúde, torna-se necessário um olhar atento às dinâmicas interelites que permitiram as concertações possíveis. Foi dessa forma que se tornou viável a instituição, àquela altura, de aparatos organizacionais que ramificaram iniciativas, programas e políticas estatais no território nacional, segundo o modelo organizacional de saúde do tipo distrital.

Como partes essenciais da engenharia institucional da reforma, tais instâncias técnico-políticas tiveram importante longevidade, ainda que com significativas mudanças, o que revela o papel estruturante do empreendimento administrativo daquele período. A criação de um colegiado de técnicos, com caráter consultivo e normativo, convocado pelo ministro toda vez que o estabelecimento de normas, diretrizes e pareceres técnicos o justificassem, revela o lugar que teria o discurso e a valorização da "técnica" na tomada de decisão nos assuntos da saúde. Com o nome de Conselho Nacional de Saúde, tal instância só seria modificada mais de 50 anos depois.[17]

Já a segunda instância, a Conferência Nacional de Saúde, reunida por convocação do presidente da República, em intervalos máximos previstos de dois anos, tinha oficialmente o propósito de promover um maior conhecimento do Governo Federal dos assun-

---

17 O Decreto n.º 99438/90 introduziu uma série de modificações no papel do CNS, passando, desde então, a desempenhar formalmente função deliberativa, além de envolver diversos segmentos da sociedade organizada.

tos relativos à saúde pública no âmbito dos estados federativos, bem como um maior entendimento entre as instâncias federal e estaduais. Concebidas, igualmente, como um "fórum técnico", a conferência representava, nos termos do discurso oficial, oportunidade para se orientar a concessão de auxílio e apoio federal às políticas e iniciativas realizadas em âmbito local (MES, 1951).

A convocação da primeira Conferência Nacional de Saúde só se daria mediante o Decreto n.º 6.788, no final de janeiro de 1941. Na exposição de motivos, conforme já comentamos, consideraram-se as conferências como "órgãos destinados a promover o permanente entendimento [do] Ministério com os governos estaduais" (MES, 1951, p. 5). Parece-nos, portanto, correto pensar que o aprofundamento da centralização político-administrativa, que tanto caracterizou a gestão Vargas, como também a atualização da organização da saúde conforme essas mesmas orientações, só foram possíveis graças à implementação de fóruns de "entendimento" político que, ao fim e ao cabo, viabilizaram a organização de um modelo organizacional capilarizado, cujo alcance de operação pretendia ser o território brasileiro.

Nesse sentido, em que pese a existência de uma poderosa retórica em torno de um pretenso papel apolítico no emprego da "técnica" nas ações de saúde por formuladores e operadores da reforma, Fonseca (2007, pp. 173-6) ressalta que o Conselho e a Conferência Nacional de Saúde representaram, na prática, a constituição de fóruns políticos em que o processo de centralização e normatização federal foi conduzido e, até certo ponto, negociado junto com as lideranças locais.

Para os propósitos deste livro, é especialmente importante frisar que o modelo organizacional da reforma, compreendido como "distrital", passava necessariamente pelo centro de saúde. Suas funções, à semelhança do projeto paulista de Paula Souza, Borges Vieira e Barros Barreto anteriormente descrito, eram tanto médico-sanitárias, quanto organizacionais. No que diz respeito as primeiras, os centros lançavam-se prioritariamente sobre os problemas sanitários mais em evidência, tratando doentes, enfrentando endemias, produzindo inquéritos, estatísticas e, eventualmente, estudos científicos.[18] Além de ações curativas, portanto, desenvolviam atividades que diziam respeito à "conservação da saúde coletiva" (Paula Souza & Vieira, 1944, p. 14). Dessa forma, na experiência brasileira, os centros de saúde foram pensados para atuar nas frentes tanto da assistência médica, quanto de saúde pública. Segundo seus idealizadores:

> Essa separação [assistência e saúde pública] não deve ser absoluta quanto aos métodos, pois a medicina clínica e as obras de prevenção não são antagônicas nem diferentes entre si, mas devem colaborar mutuamente em tudo que tenha por finalidade a melhoria da saúde da coletividade humana (idem, p. 15).

Portanto, ainda que ambos os autores supracitados compreendam as necessárias especificidades das ações no campo da assistência e da prevenção, ao fim e ao cabo, eles entendiam que:

> a colaboração entre as atividades médico-sanitárias e as de assistência médica às populações fica grandemente facilitada, tornando-se o centro um *clearing-house*, um órgão informativo, que encaminhará, aos destinos convenientes, os consulentes que a ele recorrerem (idem, pp. 18-9).

Tendo em vista tais funções, o trabalho médico, como era de se esperar, também deveria se organizar sob as novas bases. Nas palavras de Paula Souza & Vieira:

---

18 Uma produção intelectual que envolveu estudos no campo da estatística, da economia e da administração é especialmente notável nesse contexto. O percurso acadêmico percorrido por aqueles que se debruçaram sobre essas áreas muito se assemelha e, não coincidentemente, envolveu figuras como Geraldo Horácio Paula Souza e João de Barros Barreto. Ambos obtiveram bolsas de estudos fornecidas pela Fundação Rockefeller para estudar na Johns Hopkins University, onde, como dissemos, passaram a ter contato com os novos preceitos do pensamento sanitário que a Rockefeller ajudou a difundir. Para conhecer mais sobre Rodolfo Mascarenhas, um dos mais notáveis produtores de conhecimento envolvendo essas áreas, em suas diferentes aplicações à saúde pública, ver Teixeira, 2015, pp. 1.135-41.

O médico que vai fazer parte de um serviço desta natureza, por força do objetivo visado, não poderá atuar como o faria na clínica privada, hospitalar ou dispensários, e sim, revestir-se da consciência de higienista, tendo em mira a preservação da saúde dos matriculados e não o tratamento de males que não repercutam na coletividade ou descendência, pois, de outra forma, prejudicaria a função da organização (idem, pp. 20-1).

Quando se trata, portanto, de estabelecer a diferença esperada na prática profissional de médicos, no âmbito do exclusivo exercício da clínica ou no trabalho exercido na saúde pública, é logo mobilizada a ideia de "consciência higienista", cujo exercício envolveria tanto a "preservação da saúde dos matriculados" quanto o "tratamento dos males" de alcance coletivo. O primeiro ponto remete ao desenvolvimento de ações de prevenção, havendo para essas ações logo embutida uma noção de território e abrangência, pois a "preservação" da saúde não se daria de forma abstrata, mas envolveria ações concretas em um dado contingente populacional definido, aquele dos "matriculados". A noção de território de abrangência, portanto, pilar da organização distrital, se encontra imediatamente referida no exercício do trabalho profissional (idem, p. 21).

O ponto que trata dos males de alcance coletivo remete a uma modalidade de trabalho profissional cujo foco é, por meio do tratamento e preservação da saúde dos indivíduos de um dado território, a melhoria constante e permanente do estado de saúde das populações. A dimensão coletiva do exercício do trabalho materializa-se na oferta de serviços e na capacidade coordenadora do centro de saúde em sua região, estando igualmente preservada, especialmente no âmbito de atuação da visitadora sanitária, o foco não no cuidado de saúde individual, mas na família como unidade de cuidado essencial (idem).

As bases tanto de um papel institucional inovador, concebido para o centro de saúde, quanto de desempenho e organização do trabalho profissional para seus trabalhadores estavam, portanto, claramente lançadas no contexto dos anos 1930-1940. No que tange propriamente à dimensão organizacional, é desse modo que os centros teriam um papel de coordenação, uma vez que "serviços de assistência médica ou sanitária em grandes comunidades, se não forem coordenados, trazem, geralmente, dificuldades" (Paula Souza & Vieira, 1944, p. 4). Mas devemos nos perguntar, quais dificuldades seriam evitadas com a implementação de centros de saúde distritais? A primeira delas é a duplicação de esforços. Constituía a base do pensamento distrital a ideia segundo a qual, dentro de um determinado território, deveria haver uma racionalidade, tanto na oferta e prestação dos serviços, quanto no fluxo dos usuários. Nessa linha, cada instituição deveria cumprir um papel em uma arquitetura funcional que previa a existência de instituições de atendimento geral e especializado. Atente-se que, como premissa, a ideia daquilo que hoje convencionamos chamar de uma organização sistêmica estava então em gestação em diferentes instâncias do Ministério. No terreno da administração hospitalar, como já mencionamos, a Divisão de Organização Hospitalar (DOH) do Departamento Nacional de Saúde (DNS), em sintonia com o debate internacional, sobretudo norte-americano, não só defendia uma necessária profissionalização dos gestores hospitalares, mas também uma forma de organização que instituísse racionalidade no fluxo de usuários entre os hospitais e entre eles e os centros de saúde, dispensários e outros organismos (DOH/MES, 1949).

Uma segunda dificuldade envolvia a carência de informações sobre a realidade sanitária. Nesse sentido, o centro seria também responsável por produzir, organizar e centralizar estatísticas vitais, inquéritos e estudos capazes de permitir melhor compreensão acerca da realidade médico-sanitária no escopo do distrito. A ideia de que o trabalho em saúde deveria, portanto, ser subsidiado por informação qualificada estava claramente colocada.

Tais perspectivas se alinhavam com um imaginado papel do centro de saúde como parte das estruturas de ensino e pesquisa, tal como haviam sido concebidos no Instituto de Higiene de São Paulo (Paula Souza & Borges Vieira, 1944, p. 9).

No que tange à cobertura de cada centro de saúde distrital, se definiu que:

Em vez de divisões rigidamente internas umas com as outras, a administração exercida por meio dos centros ataca as dificuldades com a mais percuciente visão de conjunto. A sua organização, sempre de caráter ascendente, permite a cada centro servir à população em quotas de 100.000 a 150.000 habitantes, com a maior extensão domiciliária possível dos benefícios que promove (idem, pp. 37-8).

Já na altura dos primeiros anos da década de 1940, os centros de saúde tinham, em termos práticos, um alcance desigual, razoável em algumas capitais e relativamente modesto no interior. Em Salvador, por exemplo, registra-se a existência de três centros de saúde distritais; em Recife, quatro centros; no Distrito Federal, sob a batuta de Barros Barreto, doze centros; em São Paulo, onde a experiência justamente se iniciou, apenas três.[19, 20] Portanto, se considerarmos os níveis populacionais de cobertura imaginados em cada distrito, pode-se concluir que a extensão dos centros de saúde sobre o território nacional não era nada desprezível no que concerne às capitais. Entretanto, nas circunstâncias da época, com fortes limitações de comunicação e transporte, não nos parece sensato imaginar que a função dos centros de saúde, tal como já descrita, fosse

---

19 Em 1940, as populações dessas cidades eram respectivamente: 290 mil habitantes; 348 mil habitantes; 1,7 milhão; 1,3 milhão.

20 Conforme nos aponta Faria (2002, pp. 575-8), o período 1920-1930 foi marcado pelo embate entre as várias correntes de pensamento sobre saúde pública na disputa pela condução das políticas governamentais em São Paulo. Tais disputas envolveram, em particular, o conflito entre as figuras de Paula Sousa (reforma de 1925) e Sales Gomes (reforma de 1931). Segundo nos revela Faria, são conflitos que dizem respeito a diversos aspectos, a começar por questões pessoais, relativas a "ressentimentos antigos" entre ambos. Além disso, e principalmente, havia disputas de natureza política e ideológica, que diziam respeito à presença e à influência da Fundação Rockefeller na definição das políticas locais. O tempo que Sales Gomes permaneceu à frente do Serviço Sanitário Estadual, elaborou dois importantes decretos (n.º 4.891, de 13-2-1931; e o n.º 4.917, de 3-3-1931), que, no seu conjunto, reorganizou o serviço e criou a Secretaria da Educação e Saúde Pública. Ao fim e ao cabo, de forma parcial, Sales Gomes teria desmontado a herança burocrático-administrativa de Paula Souza à frente da instituição, assim impondo restrições para a ampliação do número e alcance dos centros de saúde.

desempenhada satisfatoriamente. Mas esse é um ponto que não só foge aos objetivos deste texto, quanto é carente de estudos históricos que permitam, de fato, aquilatar a relação entre as ideias e propostas em tela e sua real consolidação em políticas efetivas.

Para aquilo que nos interessa, pode-se inferir, diante de tudo que dissemos, que no contexto dos anos 1930-1950, com certo alcance, definiram-se as ideias e propostas que tiveram caráter estruturante no debate e nas iniciativas organizacionais da saúde brasileira. Essas ideias e experiências concretas serão objeto de novas reflexões, em outros cenários e movimentos, constituindo-se em um capital de conhecimentos, capacidades e práticas na saúde pública nacional. Dessa forma, os movimentos futuros, conceitualmente já inspirados nos "serviços básicos de saúde" e, mais tarde, em uma Atenção Primária à Saúde, se constituirão, em suas especificidades, em diálogo com essa trajetória de personagens, de debates e de experiências.

Considerações finais

A Era Vargas, como é costumeiramente referida, foi um período de profundas mudanças no país, que se revelaram em iniciativas concretas, como a reforma administrativa do Estado brasileiro. Mas, tão importante quanto as realizações concretas foram as ideias que as suportaram e legitimaram.

Nesse ponto, convém reconhecer a Reforma Capanema, tanto como um conjunto de medidas que produziram transformações objetivas na forma como se organizava a saúde pública em todo o território nacional, quanto um discurso que conformou novas práticas, inclusive com implicações para uma carreira profissional até então não definida institucionalmente: a de sanitarista. As noções, os conceitos e a racionalidade que ampararam a reforma foram especialmente discutidos neste capítulo como uma maneira de trazer contribuições para a compreensão daquilo que poderíamos chamar de matriz de pensamento em saúde. Ela, nos parece, ajudou a definir, naquele contexto, as bases de uma nascente comunidade epistêmica acerca dos problemas organizacionais na saúde. Como discutimos ao longo do capítulo, a reorganização da saúde pública no contexto da Reforma Capanema pode apontar para um gradual e cumulativo processo de construção de ideias organizacionais e práticas profissionais que, conformadas em uma política nacional, institucionalizaram perspectivas e enfoques que, certamente, terão vida longa. Veremos nos próximos capítulos como os serviços básicos de saúde e a Atenção Primária à Saúde, essa já organizada em um corpo técnico-doutrinário específico, se configuraram em relação às ideias e práticas aqui discutidas.

Não se trata, temos insistido, de um movimento linear e uniforme. A construção de uma trajetória que impacta, em momentos posteriores, a expansão dos serviços básicos de saúde e a implementação de projetos de APS não foi o único legado possível da Reforma Capanema. Pela complexidade de suas ideias e implicações normativas, ela moveu outros moinhos e diversos atores, não necessariamente associados ao processo que, mais adiante, irão resultar na construção de uma atenção primária à brasileira. Em termos práticos, para aquilo que nos interessa, desde então diferentes correntes do debate sobre a saúde pública trilharam caminhos diversos. Dito de outro modo: a história aqui contada potencializou processos históricos variados e alguns deles, na altura dos anos 1970, se organizaram em torno da chamada Atenção Primária à Saúde.

DOCUMENTO

"A Saúde Pública no Brasil"

João de Barros Barreto

Arquivos de Higiene. Rio de Janeiro:
Departamento Nacional de Saúde/Ministério da Educação
e Saúde, vol. 8, 1938

Os *Arquivos de Higiene* entre 1927 e a década de 1960 foram a publicação oficial do Departamento Nacional de Saúde Pública do Ministério da Educação e Saúde do Brasil. Embora o periódico tenha aberto espaço para as mais diversas questões que dizem respeito à saúde pública, pode-se dizer que sua vocação principal, sobretudo até meados dos anos 1940, foi o debate acerca da organização sanitária brasileira.

O texto que selecionamos, assinado por João de Barros Barreto, em 1938, traz ideias e propostas muito caras ao contexto dos anos 1930 e 1940, especialmente no âmbito da reforma que ganharia o nome do ministro a que Barros Barreto esteve subordinado: a Reforma Capanema. Menos de um ano após assumir o Ministério, em 1935, como vimos, Capanema conduziu uma reforma geral na organização da saúde pública nacional. Daí em diante ocorreriam mudanças profundas na estrutura político-administrativa do Ministério.

O espírito do movimento empreendido pela reforma considerava que não era suficiente promover uma mera centralização político-administrativa do aparato organizacional e das estruturas de poder da saúde pública brasileira. O caminho a ser percorrido deveria envolver, necessariamente, uma coordenação das ações e dos órgãos relativos ao funcionamento da saúde pública. Assim, a proposta estava organizada, "dentro de um largo plano traçado", que deveria necessariamente contemplar também a realização de estudos e pesquisas "no campo da organização e administração sanitária", além daqueles voltados para temas como a epidemiologia, o saneamento e a higiene (Barreto, 1983, p. 190).

O documento apresentado, portanto, é uma excelente oportunidade para nosso leitor ter contato direto com algumas ideias que movimentaram diferentes gerações de sanitaristas nos anos 1930-1950, quando o debate "organizacional" ganhou inegável musculatura no contexto nacional e internacional. As orientações e ações, mas também os princípios e diretrizes adotados, mencionados no texto, são reveladores acerca da conformação de uma tradição sanitária que terá vida longa e será, por assim dizer, revista e modificada nas décadas seguintes.

ARQUIVOS DE HIGIENE

PUBLICAÇÃO OFICIAL DO DEPARTAMENTO NACIONAL DE SAUDE

VOL. 8

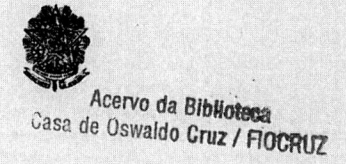

ANO DE 1938

RIO DE JANEIRO — BRASIL

Reprodução fac-similada.

SAUDE PÚBLICA NO BRASIL

JOÃO DE BARROS BARRETO
Diretor Geral do Departamento Nacional
de Saude.

NORMAS GERAIS DE ORGANIZAÇÃO

Recomendou, muito de próximo, a Conferência Pan-Americana dos Diretores de Saude, reunida em Washington, que se mantenha a tendência, não só de unificar tecnicamente a ação da Saude Pública, mas tambem de coordenar, administrativamente, os seus programas e realizações. E esta tem sido a diretriz seguida no Brasil.

A ação do Departamento Nacional de Saude — Sem pretender enfeixar em suas mãos a administração de todos os encargos concernentes à solução dos múltiplos problemas de saude pública, vem o mais alto orgão técnico especializado do Governo Federal — o Departamento Nacional de Saude — esmerando-se em ter como funções precípuas, não só a orientação, o impulsionamento e a coordenação das atividades das repartições sanitárias estaduais, como tambem a tarefa de com elas estreitamente cooperar, para a melhor consecução das suas incumbências. Alem disso, e consoante a amplitude e significação que assumem no país certos problemas de saude pública, a deverem

[289]

ser considerados como de carater nacional, ou de alta importância regional, cuida o orgão federal de resolvê-los tomando a si o encargo de empreendimento de campanhas de larga envergadura, como as da lepra, da febre amarela (realizada com a colaboração da Fundação Rockfeller), da peste no nordeste do país e da malária na Baixada Fluminense e em certas regiões assoladas pelo A. gambiae aliás em vários estados da Federação, como outra modalidade de ação executiva do D. N. S., ele realiza serviços contra o impaludismo, a titulo apenas de demonstração.

Ponham-se a mais, ainda, para o Governo Federal, em matéria de saude pública, a execução, até agora, de todo o serviço no Distrito Federal e de outros de que é incumbido, por força de convênios internacionais, como o de Saude dos Portos e, no Sul do país, o Serviço anti-venéreo das fronteiras.

Não era, de fato, prático e quiçá mesmo pouco realizavel, em território extenso, como é o brasileiro, centralizar a administração sanitária. Mais se deve cuidar de tê-la coordenada e de procurar conseguir fixar normas técnicas gerais, com a necessária amplitude para adaptá-las às exigências e possibilidades locais. Mesmo dentro dessas finalidades já mais restritas, é enorme a tarefa que cabe ao governo federal.

E ele vai aos poucos procurando realizá-la, dentro de um largo plano traçado, que compreende inicialmente a consecução de estudos e de pesquisas: uns, do campo da organização e administração sanitária, outros em esfera particularmente científica, visando a elucidação de aspectos epidemiológicos de doenças evitaveis e de múltiplos problemas de saneamento e de higiene.

Congregam-se, para este fim, o Departamento Nacional de Saude e o Instituto Osvaldo Cruz, que ficou, por efeito de reforma recente, precipuamente como Instituto de pesquisas de assuntos de saude pública: do plano elaborado para ter início em 1938 consta um extenso inquérito sobre a bouba, filariose, as leishmanioses e esquistosomose, em todo o território nacional, para o que já foram colhidos em 1937 os dados iniciais. As investigações de outra ordem, relativas a problemas de organização e administração sanitárias são do encargo exclusivo do D. N. S., que as vem realizando sistematicamente a partir de julho de 1936 e as intensifica com a criação, em inicio de 1937, de 7 Delegacias Federais de Saude, com sede nas maiores cidades das regiões, em que ficou dividido o território do país — Belem (Estado do Pará), Fortaleza (Estado do Ceará), Recife (Estado de Pernambuco), Salvador (Estado da Baia), S. Paulo (Estado de S. Paulo), Porto Alegre (Estado do Rio Grande do Sul) e Belo Horizonte (Estado de Minas Gerais): abrangem essas regiões de 2 a 4 Estados.

Dos dados colhidos nessas investigações, resultou como consequência uma ação verdadeiramente nacional do Departamento de Saude, compreendendo desde logo a elaboração de planos e projetos de reorganização e desenvolvimento dos serviços estaduais. Ver-se-á, em outro tópico, a nova estruturação geral que lhes vem sendo dada, mercê de reformas radicais ou parciais por que, a partir de 1931, veem passando (e em grande parte devido à atuação e ao exemplo do D. N. S.) as organizações sanitárias de 15 (*) dos 20 Estados: mais 3 (**) teem por ele as suas remodelações projetadas.

Cite-se em particular o esforço do D. N, S. para dotar as repartições estaduais de serviços padronizados de Bio-estatística e, no intuito de tornar profícua a sua tarefa, de estabelecer e fazer cumprir uma legislação adequada remetida aos Estados e que diversos deles já adotaram (Paraíba, Rio Grande do Norte, Alagoas, Sergipe, Rio de Janeiro, Paraná (***); e espera-se que os demais tambem a decretem, graças tambem à atuação do Conselho Nacional de Estatística, que retomou e ampliou o mesmo projeto, na sua resolução 106, de 19 de julho de 1938. Com essas providências o Boletim mensal do D. N. S. já consigna, com regularidade, dados estatísticos de 118 cidades brasileiras, que assim se distribuem por Estados e o Território do Acre: Território do Acre — 3; Amazonas — 4; Pará — 4; Maranhão — 4; Ceará — 1; Piauí — 1; Rio Grande do Norte — 1; Paraiba — 11; Pernambuco — 9; Alagoas — 1; Sergipe — 1; Baía — 22; Espírito Santo — 22; Rio de Janeiro — 9; Distrito Federal — 1; S. Paulo — 9; Mato Grosso — 3; Paraná — 3; Santa Catarina — 12; Rio Grande do Sul — 6; Minas Gerais — 6; Goiaz — 1.

Os dados estatísticos referem-se a nascidos vivos, nati-mortos, casamentos, óbitos em geral, de 0-1 ano e especificadamente pelas febres tifóide e paratifóide, paludismo, variola, sarampo, coqueluche, difteria, disenterias, tuberculose e outras doenças transmissíveis.

Códigos Sanitários modernos elaborados pelo D. N. S. já estão em execução no Rio Grande do Norte, em Sergipe, no Estado do Rio e no Paraná.

Instruções técnicas de serviço veem sendo igualmente elaboradas e remetidas aos Estados, assim como projetos, plantas, especificações e orçamentos para edifícios novos ou adaptados para Diretoria e Laboratório de Saude Pública (Maranhão, Piauí, Sergipe, Rio Grande do Sul, Mato-Grosso), Centros de Saude (Maranhão, Piauí, Rio Grande do Norte, Pernambuco, Sergipe, Mato-Grosso, Rio Grande do Sul), pavilhões anexos a hospitais gerais e destinados ao isolamento de contagiosos agudos e de tuberculosos (Paraiba, Sergipe, Mato-Grosso, S. Catarina), escolas de enfermeiras.

O preparo de técnicos — Especial cuidado vem tendo do D. N. S. no preparo especializado de técnicos dos serviços de saude pública. Dos seus quadros fazem parte 39 médicos com diploma ou certificado do curso de saude pública da Faculdade Nacional de Medicina e mais 12, com aquele requisito,

---

(*) Amazonas, Pará, Maranhão, Ceará, Rio Grande do Norte, Paraiba, Pernambuco, Alagoas, Sergipe, Baía, Rio de Janeiro, S. Paulo, Mato-Grosso, Paraná, Santa Catarina.

(**) Piauí, Rio Grande do Sul e Goiaz.

(***) Decretos de 23-XII-1936, 15-XII-1936, 21-1-1937, 24-V-1937, 31-XII-1937 e 12-I-1938.

nele agora devem ingressar. Nos quadros estaduais há mais 24 médicos que passaram pelo referido curso: Piauí (1), Ceará (1), Paraiba (1), Pernambuco (4 alem de dois da Johns Hopkins School of Hygiene and Public Health), Baía (1), Sergipe (1), Rio de Janeiro (13), Santa Catarina (2); e estão finalizando-o mais 21 médicos: Amazonas (1), Maranhão (1), Paraiba (1), Pernambuco (1), Alagoas (1), Sergipe (1), Espírito Santo (1), Estado do Rio (11), S. Catarina (1), Rio Grande do Sul (1) e Goiaz (1). Dada a impossibilidade de estender, rapidamente, e no grau desejado, os marcados benefícios do curso de Saude Pública a todos os médicos estaduais, organizou, ainda agora, o Departamento Nacional de Saude, em colaboração com o Departamento e a Faculdade de Medicina de Pernambuco, um curso rápido de aperfeiçoamento valendo aos profissionais com funções sanitárias nos Estados do Nordeste: teve o curso a duração de pouco mais de 4 meses (21 de fevereiro a 9 de julho), concluindo-o 25 médicos, 10 dos quais faziam parte de repartições sanitárias estaduais: 3 do Ceará, 1 do Rio Grande do Norte, 1 da Paraiba, 5 de Pernambuco. De fato, e sobretudo, para pequenas cidades e serviços do interior, "a reasonably efficient public health service may be developed by the employment of medical graduates who have received shorter postgraduate instruction (H. E. MELENEY. Am. Jl. Public Health, abril de 1938).

Alem desses cursos gerais, tem o D. N. S. com os seus técnicos, realizado ou patrocinado cursos de especialização: em malariologia em 1937 e 1938 (o primeiro frequentado por 15 médicos, 10 vindos dos Estados — Amazonas, Pará, Paraiba, Pernambuco, Ceará, Sergipe, Baia, Rio de Janeiro, Santa Catarina e Minas Gerais e o segundo por 14, 5 deles de Estados — Pará, Maranhão, Rio Grande do Norte, Mato Grosso e Paraná); em tisiologia, em 1937 (médicos dos Estados do Piauí, Pernambuco, Paraiba, Baía, Minas Gerais, Paraná, Santa Catarina) e em 1938 (médicos dos Estados do Pará, Maranhão, Rio Grande do Norte, Pernambuco, Sergipe, Rio de Janeiro, S. Paulo, Paraná e Rio Grande do Sul); em administração dos serviços de amparo à maternidade e à infancia, com a frequência de 37 profissionais; em microbiologia e parasitologia aplicadas, realizado em 1937, com 25 médicos inscritos de 11 Estados; em bio-estatistica em 1938, com representantes de 16 Estados (Amazonas, Pará, Maranhão, Ceará, Rio Grande do Norte, Paraiba, Pernambuco, Sergipe, Baia, Espirito Santo, S. Paulo, Mato-Grosso, Paraná, S. Catarina, Rio Grande do Sul e Goiaz); em tracoma em 1938, para o qual vieram médicos de 5 Estados (Ceará, Paraiba, Pernambuco, S. Paulo e Rio Grande do Sul). Para a quasi totalidade desses cursos, teem sido instituidas pelo Governo Federal bolsas de auxilio para os médicos vindos dos Estados. Graças ao concurso eficiente de enfermeiras de saude pública do D. N. S. vão sendo instituidos cursos para visitadoras em muitos Estados (Pará, Maranhão, Ceará, Rio Grande do Norte, Paraiba, Pernambuco, Alagoas, Sergipe, Paraná, Santa Catarina). Em Minas Gerais há, como no Distrito Federal, escola de enfermagem de alto padrão. Trabalha-se intensamente para multiplicá-las, criando pelo menos mais cinco em grandes cidades (Belem, Recife, Salvador, São Paulo e Porto Alegre). Fazendo nessas escolas, ao mesmo tempo, cursos para visitadoras sociais, de que muito depende o êxito dos modernos cometimentos de assistência, cursos ainda para atendentes — as auxiliares das enfermeiras, nos trabalhos em hospitais, dispensários e ambulatórios — e finalmente cursos para serviços de emergência, como os de Cruz Vermelha (com o que se consegue drenar para as escolas moças da melhor sociedade) e ter-se-á, seguramente, conseguido dar um grande passo avante para a solução conveniente dos problemas de saude. No meio tempo e favorecendo o desbravamento do terreno para a grande realização impunha-se a criação do serviço de visitadoras. A escolha adequada de um núcleo, constituido por professoras e pessoas de média cultural análoga, possibilita a realização da medida de emergência: um curso rápido, em que colaboram médicos do serviço possibilita o preparo imediato, embora rudimentar, dessas auxiliares, aprestando-as para um trabalho que, não se podendo comparar, em qualidade, ao das enfermeiras de saude pública, nem por isto deixa de ser digno de apreço, pois, por toda a parte em que tem sido feito, tem trazido marcado impulso ao trabalho sanitário. O D. N. S. não desconhece a necessidade de ser transitória a providencia, e tanto mais porque em paises mais adiantados a tendência é francamente para elevar o padrão do preparo das próprias enfermeiras, de parceria com modificações do curriculo escolar para que melhor atendam aos encargos que se lhes vão atribuindo, há pouco revistados por ELIZABETH FOX (Am. Jl. P. Health. dezembro de 1937): "the courses in public health nursing are attempting to strengthen their programs in both theory and practice and, while not minimizing the fundamentals, are adding courses to enable the nurse to know more of her role in the control of syphilis, in the care of cripples, in the care of the mentally ill, in health educacion, in nutrition (MARION HOWELL — Am. Jl. Public Health, Maio de 1938).

E com o auxílio de técnicos federais teem sido organizados cursos para guardas sanitários em alguns Estados (Pará, Sergipe, Rio de Janeiro, Mato Grosso, Paraná, Santa Catarina).

O Governo Federal deu o exemplo para os seus guardas sanitários, instituindo-lhes o concurso para admissão, e, para os já admitidos, curso de aperfeiçoamento, com a duração de um mês e compreendendo o estudo: de hábitos higiênicos; das condições gerais de construção, conservação e asseio dos prédios e suas dependências (especialmente dormitórios, cozinhas, banheiros, gabinetes de latrina); abastecimento dágua e destino das águas de chuva e de esgoto; saneamento de barracões, habitações coletivas, casas de comércio de gêneros alimenticios, armazens, escritórios, barbearias, casas de diversão, estábulos e cocheiras, terrenos baldios, jardins, quintais, hortas, capinzais, chácaras; princípios gerais de higiene da alimentação, normas administrativas do serviço de policia sanitária. 130 dos guardas do D. N. S. já passaram por esse curso. Que há necessidade desse preparo, frisam todas as autoridades no assunto. TAYLOR, autor de um dos melhores sobre polícia sanitária, enalteceu, de fato, a necessidade de só empregar gente qualificada. O guarda ou inspetor, melhor dizendo e tirando essa crisma dos médicos, precisa ser "not a raw man pitcheforked into a public position by means of some pull, but a an specially educated and trained for his particular work" (E. HAGUE). E' que é relevante o papel que esses modestos auxiliares podem e devem desempenhar nos cometimentos sanitários, particularmente na esfera do saneamento e da higiene da alimentação, em funções que a prática está indicando não mais deverem caber, por sistema, a médicos, como habitualmente se vem ainda fazendo. Tocar-lhes-ia, a estes, apenas a resolução de problemas de maior complexidade na esfera da higiene da alimentação, alguns deles atribuíveis, aliás, ao engenheiro sanitário, a quem deve caber, a bem dizer na sua plenitude, a solução dos problemas mais intricados de saneamento. Auxiliares, em suma, de médicos e engenheiros, representam os guardas elementos de peso nas modernas organizações sanitárias. "The work of the sanitary inspector can become one of the most important parts of an essential welfare service, and such an officer may have the satisfaction of rendering a very necessary service to humanity if his activities are directed in the proper channels and he knows where and when to tap" (WALLER).

Assim tambem para auxiliares de laboratório: concurso para os que ingressam nos seus serviços, estabelece o Governo Federal e para os já admitidos na carreira cursos de aperfeiçoamento, versando sobre noções de unidades de medida, técnica geral do microscópio, colorações básicas microbiológicas, diagnósticos microscópicos simples, técnicas de desinfecção e esterilização, preparo de meios de cultura, prática dos transplantes, inoculações, sangrias e autópsias, colheita de material, diagnóstico da difteria, febres tifóide e paratifóide, disenterias, peste e meningite, exame qualitativo de urina, práticas de vacinação e de cuti-diagnóstico, exames químico, bacteriológico e higiênico do leite, controle bio-químico e bacteriológico de carnes, fundamentos de técnica histo-patológica.

Auxilio técnico e material — Se todas aquelas providências visam o aprimoramento, o desenvolvimento, a coordenação e a uniformização dos serviços estaduais de saude pública, na verdade todas elas melhormente se conseguem, por uma atuação mais direta do Governo Federal, graças à cessão de técnicos dos seus quadros, seja para a direção geral ou de certos setores daqueles serviços, seja para neles colaborarem como agentes especializados das delegacias federais de saude das respectivas regiões. Assim é que onze médicos sanitaristas federais estão à testa das repartições estaduais de saude pública (Ceará, Paraiba, Sergipe, Rio de Janeiro, Santa Catarina e Rio Grande do Sul) ou como assessores técnicos dos respectivos diretores (Pará, Maranhão, Rio Grande do Norte, Mato Grosso e Paraná). Doze enfermeiras de Saude Pública acham-se nos Estados, chefiando ou ainda organizando os serviços de visitadoras (Pará, Maranhão, Ceará, Rio Grande do Norte,

Paraiba, Pernambuco, Sergipe, Rio de Janeiro, Mato Grosso, Paraná, Santa Catarina e Rio Grande do Sul).

Os serviços de laboratório de Saude Pública da Paraiba e do Rio Grande do Norte foram reorganizados por um técnico federal e mais recentemente cinco outros são comissionados para, através das delegacias de saude, atuarem identicamente em outros Estados: a escolha recaiu nos que maior aproveitamento demonstraram em curso intensivo de 3 meses e meio, realizado no D. N. S. e em que se matricularam doze candidatos. Similarmente quatro engenheiros sanitários, e os seis médicos melhormente classificados no curso de administração dos serviços de amparo à maternidade e à infância estão sendo destacados para servir nos Estados. No Pará, Ceará, Pernambuco, Baia, Mato Grosso, Rio Grande do Sul e Goiaz há sete médicos dos quadros federais, realizando o censo da lepra. Mais quatro, diplomados pelo Curso de especialização que, em cooperação com a Faculdade Nacional de Medicina e o D. N. S., realiza o Centro Internacional de Leprologia, com sede no Rio de Janeiro, estão à testa dos serviços da lepra nos Estados do Maranhão, Piauí, Sergipe e Santa Catarina.

Alem do auxílio técnico, assim discriminado, tem o Governo Federal cuidado de fornecer aos dos Estados, ajuda financeira especialmente para construção de prédios destinados aos seus serviços de saude pública ou de estabelecimentos nosocomiais (sanatórios, leprosários, preventórios e hospitais). Na sua maioria, essas construções são feitas pelo próprio Governo Federal: assim no Amazonas, em Alagoas, no Rio de Janeiro — um leprosário; no Pará, no Ceará, em Pernambuco — um leprosário e um sanatório para tuberculosos; no Espírito Santo — um preventório; no Maranhão e em Mato Grosso — o edifício da Diretoria e do Centro de Saude da capital e nesse Estado, ao demais, um leprosário e um hospital.

Outras vezes, porem, há tambem contribuição estadual: assim quanto aos leprosários, já em funcionamento no Maranhão, no Piauí, no Rio Grande do Norte, no Espírito Santo, no Paraná ou quasi concluidos na Paraiba, em Sergipe, em Santa Catarina, no Rio Grande do Sul, em Minas Gerais (3) ou em andamento na Baia e em Goiaz, e quanto aos sanatórios, em construção no Espírito Santo, Rio de Janeiro e Rio Grande do Sul. Pensa-se em adotar, para a concessão desses auxilios financeiros, política administrativa semelhante à seguida pelo Governo Federal dos Estados Unidos no seu Social Security Act de 14 de agosto de 1935.

O auxílio da União ainda se tem retratado num largo fornecimento de material de propaganda e educação sanitária e de soros e vacinas imunizantes, especialmente contra a variola, a peste, a difteria, as doenças dos grupos tíficos e disentéricos e a tuberculose (BCG): o grande desenvolvimento da aviação comercial e dos correios aéreos militares tem facilitado imensamente essa prática, que supre as necessidades locais em face de deficiências dos centros produtores regionais.

Esquema de organização sanitária estadual: a direção — Dentro das linhas gerais de organização traçadas pelos orgãos técnicos federais e que, anteriormente a 1936, por atuação do atual diretor geral do D. N. S., já se conseguira implantar em alguns Estados (Amazonas — maio de 1934, Ceará — maio de 1933, Pernambuco — maio de 1931, Alagoas — dezembro de 1931 e Baía — janeiro de 1932) as repartições estaduais de saude pública, por efeito de reformas recentes (*), compreendem esquematicamente orgãos de direção e outros de execução da tarefa sanitária e que se dirão centralizados ou intermediários, de uma parte e de outra periféricos ou distritais.

Orgão de direção é a diretoria geral, em torno da qual, integrando e facilitando o comando, ficam serviços administrativos e técnicos por vezes a se englobarem distintamente em duas divisões ou secções com aquelas denominações (como no Maranhão, Sergipe, São Paulo, Mato Grosso, Paraná). No setor técnico, constituido simplesmente por assistentes e auxiliares técnicos em número variavel (Maranhão, Rio Grande do Norte, Paraíba, Sergipe, Mato Grosso, Paraná, Santa Catarina) grupados por vezes em algumas Inspetorias (como no Ceará, em Pernambuco, Alagoas e na Baía) ou Seções diferençadas dentro da referida Divisão técnica (Rio de Janeiro, São Paulo), ficam as atividades concernentes à Engenharia Sanitária, à Propaganda e Educação Sanitária, à Fiscalização do Exercicio Profissional, à Enfermagem, à Bio-Estatística, alargada à Epidemiologia, à Profilaxia Geral (por vezes com individualização da Tuberculose, da Lepra, das Doenças Venéreas, da Malária, do Tracoma), à Higiene do Trabalho, da Alimentação e da Criança. Há, em resumo, como uma das caracteristicas da moderna organização sanitária brasileira, um verdadeiro estado maior com amplitude variavel em torno do Diretor Geral, auxiliando-o na administração e fornecendo-lhe para a ação os indispensaveis elementos técnicos. Os problemas da malária e da lepra, quando assumam maior significação regional, e exijam pela sua complexidade e necessidade de ação pronta um aparelhamento particular de atuação bastante extensa, que não convenha realizar pelo sistema distrital, teem-no diferenciado em um Serviço especial, que se inscreve entre os orgãos de execução.

Atividades centralizadas — Estes, como se disse, são de duas ordens, centralizados ou distritais. Entre os primeiros, estão alem dos de lepra e malária (quando existam individualizados, como por exemplo no Pará, em São Paulo e Minas Gerais) os de laboratório de saude pública: só há van-

---

(*) O periodo intenso de reformas iniciou-se em 4-11-1936 pelo Estado de Santa Catarina. Seguiram-se as de Sergipe (16-12-1936), Rio Grande do Norte e do Pará (22-12-1937), Paraiba (27-12-37), Rio de Janeiro (31-12-1937), Paraná (12-1-1938), Maranhão (25-1-1938), Mato Grosso (7-6-1938), S. Paulo (17-6-1938). Esperam-se para breve as do Piaui, Rio Grande do Sul e Goiaz.

tagens, técnicas e administrativas, em fundir, idealmente em um mesmo edifício e com um mesmo corpo de auxiliares para o trabalho, o laboratório de microbiologia e de sorologia, ao de química e bromatologia. Se se for mais além na extensão desses serviços de laboratório, até a preparação de produtos imunizantes (vacinas anti-variólica, anti-rábica) acentuam-se ainda mais as conveniências da centralização. E se não ficar ligada a um grande hospital, ao mesmo bloco de laboratórios é que se deve anexar a seção destinada à preparação de produtos farmacêuticos, necessários à tarefa profilática. O desenvolvimento dos serviços, as facilidades de transporte rápido do material, e de mobilização de técnicos capazes e as dotações orçamentárias decidirão da oportunidade de ter ramos regionais deste laboratório central: de qualquer maneira, porem, e especialmente para exames que não demandem técnica fina e maiores instalações (e será a regra para o diagnóstico da tuberculose, da malária, das doenças venéreas mais comuns), haverá em cada centro de saude ou posto de higiene um pequeno serviço de laboratório, orientado tecnicamente pelo orgão central, que entrosa a todos eles, como, a seu turno, é de toda a conveniência sejam os laboratórios estaduais articulados com o Laboratório de Saude Pública do serviço federal, no Rio de Janeiro. E' de supor que se beneficiem, de muito, com essa engrenagem, pois melhormente que qualquer das repartições similares, sobretudo as das organizações sanitárias menos desenvolvidas, terá o orgão do serviço federal maiores facilidades para estudar, firmar e refundir padrões de técnica e obter todo o material necessário aos trabalhos de laboratório. Assim se vem fazendo na moderna organização sanitária brasileira. Ao lado do Laboratório de Saude Pública, com ele constituindo um conjunto especial de orgãos intermediários, de execução, inscrevem-se os estabelecimentos de assistência sanitária, compreendendo, entre outros, hospitais de isolamento, maternidades, sanatórios para tuberculosos, preventórios para crianças debeis e para filhos de leprosos e leprosários (estes por vezes dependendo do Serviço especializado de lepra, quando se tenha organizado). Todos teem a sua importância comprovada, o seu papel bem nitido na tarefa de Saude Pública, embora possam não estar, por vezes, sob a administração das organizações sanitárias estaduais, mantidos antes por associações particulares subvencionadas, ou pelo próprio Governo, grupados, porem, em outro sector individualizado, distinto do de saude pública: o dos serviços de assistência.

Nesse caso, e frequentemente com outros estabelecimentos hospitalares sem finalidade estritamente sanitária, ficam por vezes constituido um Serviço (como em S. Paulo e Mato Grosso) ou uma Diretoria, de Assistência Hospitalar ou Médico Social (como no Pará, na Baía, no Paraná, em Minas Gerais). Nesses casos, melhor se coaduna, para toda a organização, a denominação Departamento de Saude, que alguns Estados veem adotando.

Divisão distrital: unidades sanitárias — Cabe a execução das demais atividades de saude pública a unidades sanitárias: Centros de Saude (servindo a cidades de um certo vulto, ou aos distritos em que se dividem as maiores — e isto na base de dois fatores, área e população, considerados em conjunto) e Postos de Higiene. O tipo de organização, que se vale dos Centros de Saude, representa, pelas vantagens que oferece à sistematização dos serviços e aos interesses do público, um grande adiantamento em matéria de administração sanitária. Por se disporem e entrosarem, em um mesmo ponto os cometimentos locais, que atendem e beneficiam a saude pública, sejam oficiais ou privados, e partirem de um só orgão, assim centralizado, as providências necessárias, consegue-se fazer mais intimo o contato do Serviço Sanitário com a comunidade a que vai servir. Ela se prové, destarte, de um aparelhamento capaz de solucionar, de pronto, de uma só vez, em um mesmo horário, e integralmente, com um menor dispêndio de dinheiro, de tempo e de pessoal, todos os problemas que demandam solução, sem que tenha necessidade de apelar, com o mesmo propósito, para dependências dispersas — o sistema de divisão funcional — cada qual ligada a um centro, ao mesmo tempo de comando e de execução, as Inspetorias especializadas. Assim, fugindo-se a este sistema, cessam, com o outro, o dos Centros e Postos de Saude, possiveis atritos e divergências de orientação das diversas seções em que se divide o mesmo Serviço, cada qual, quando em trabalho separado, a encarar restritamente, dentro do seu campo limitado, os problemas que surgem, e não atendendo, de regra, a outros aspectos que possam eles oferecer. Por outro lado, prescinde-se da necessidade, imposta pelo regime de serviços isolados, de se encaminharem os interessados a dispensários e repartições diferentes, funcionando em locais diversos, por vezes distantes, e comumente com horários distintos uns dos outros. Tem-se, em suma, serviço mais facil, mais eficiente e, o que muito importa, mais econômico: "In our newer problems of public health the question of economics has become uppermost in our minds. It was therefore a natural step that there be brought together in the same building the health officer with his newer equipment, the social worker, and the medical practitioner. Such a program reduces overlapping of functions and waste of public funds, and enables us to serve a family with all of the necessary forces to effect a cure, to prevent the spread of diseases, and to promote the health and longevity of the people" (POMEROY).

Por serem grandes as vantagens do sistema e despreziveis os inconvenientes — pois o único apontado, de poderem entrar em contato com doentes pessoas sãs, principalmente crianças, facilmente se remove graças a um serviço de triagem, às instalações separadas e às salas de espera privativas. — o fato é que, enaltecidos pelos melhores técnicos, os Centros de Saude se implantam e difundem por toda a parte, nos Estados Unidos, no Canadá, na Bélgica, na Rússia, na Alemanha, na Austria, na Iugoslávia, na Hungria, na França, na Polônia, no Japão e chegam ao Brasil. S. Paulo os inaugurou na administração eficiente de Paula Sousa, desprezou-os posteriormente, restabeleceu-os quando fui diretor do Departamento de Saude daquele Estado, pôs de novo de lado e agora os implantou numa terceira investida, com os

10 Centros de Saude criados na administração de Raul Godinho. O Rio de Janeiro (D. F.), administrado sanitariamente pelo Governo Federal, está dividido em 12 Centros de Saude há mais de dois anos, com um rendimento muito maior de serviço, que ao tempo das Inspetorias especializadas. Cada Centro de Saude, no Rio de Janeiro, é em síntese uma repartição sanitária completa, com os seguintes serviços: Administração, inclusive Registo, Estatística e Propaganda; Higiene Pre-natal; Higiene da Criança; Tuberculose; Doenças Venéreas; Lepra; Outras doenças transmissiveis; Saneamento e Polícia Sanitária; Higiene da Alimentação; Higiene do Trabalho; Exames de Saude; Laboratório e Enfermagem.

Nesse caso, como no de S. Paulo, por serem múltiplos os Centros de Saude eles ficam sob a superintendência de uma Inspetoria ou Serviço de Centros de Saude.

Centros de Saude praticamente do mesmo tipo há em Manaus, Fortaleza, Natal, João Pessoa, Recife, Maceió, Salvador, Florianópolis, e se vão aprestando em Belem, São Luiz, Teresina, Aracajú, Vitória, Niterói, Cuiabá, Curitiba, Porto Alegre e Goiania para só citar capitais.

Procura-se no Brasil limitar a denominação de Centro de Saude à unidade sanitária que tiver, no mínimo, alem de pequeno laboratório e serviço de visitadoras, as seguintes atividades, a cargo de especialistas: tuberculose (tisiólogo), higiene da criança (pediatra), pre-natal (parteiro), doenças transmissiveis agudas (epidemiologista, médico sanitarista), saneamento e policia sanitária (médico sanitarista ou melhor engenheiro sanitário), higiene do trabalho e da alimentação (médico sanitarista).

As unidades, em que estas funções forem exercidas cumulativamente, conservarão a denominação de Posto de Higiene. No seu tipo mais simples, com um sanitarista, uma enfermeira, um guarda e um auxiliar, o chefe do posto, por exemplo, será, a um tempo, o diretor dos serviços, o epidemiologista, o tisiologista, o sifilógrafo, o leprólogo, o pre-natalista, o higienista infantil, o médico escolar, conduzirá todo o trabalho de controle de doenças transmissiveis e de educação sanitária, tendo como principal auxiliar, para todas as atividades, a enfermeira de saude pública; o guarda, a seu turno, terá o encargo das atividades de saneamento, preocupando-se especialmente com os problemas dos poços e fossas, de higiene de alimentação, do controle de mosquitos, ratos e moscas; o auxiliar será a um tempo o escriturário, o estatístico local, o encarregado dos exames mais simples de laboratório, o almoxarife e o zelador da unidade sanitária.

Fora do caso de cidades em que, pela área e população possa ser cabivel a divisão distrital e que por isto comportarão mais de um Centro de Saude (alem do Rio — D. F. — e de S. Paulo, estão nessas condições Belem, Recife, Salvador e Porto Alegre) e de outras cidades que, por aquelas razões, absorvam toda a atividade dos Centros de Saude respectivos, fora daí eles como os Postos de Higiene, constituem as unidades sanitárias de um distrito; se ocasionalmente pode haver várias em um mesmo distrito, como núcleos de concentração de forças, de onde se irradiarão as providências normais e de emergência, para o resto do distrito, uma delas, a situada no ponto mais estratégico, será a sede da chefia do distrito. Este princípio de divisão distrital do território de um Estado é um dos fundamentos da moderna organização sanitária no Brasil e que se estabeleceu nas reformas aludidas e em outras parciais, que se fizeram com essa finalidade em Pernambuco (22-1-38), Minas Gerais (20-1-38) e Baía (10-6-38). Variaveis e sujeitos a modificações serão os limites desses distritos, como variavel o número de municipios, que os irão constituir. O que se tem em vista, em suma, é em primeira plana atender a todo o Estado, não privando dos benefícios dos serviços de saude pública as zonas que, pela sua mais precária situação econômica, não os possam instituir por sua conta, e isto quando, na realidade, são de regra os setores mais pobres de uma região os que mais carecem de tais serviços. Assim, como programa mínimo, vai-se cuidando de estabelecer, pelo menos uma pequena unidade servindo a todo o distrito e com sede no núcleo maior e mais importante; aí servirão pelo menos dois médicos, um deles mais itinerante que o outro, uma visitadora, um escriturário microscopista e o maior número possivel de guardas, que se distribuirão ou se deslocarão por todo o distrito, à medida das necessidades, incumbidos, no entremeio de serviços ocasionais, de encargos que não se prejudiquem com as interrupções motivadas pelas viagens que devam fazer. Aos poucos se irá cuidando de fazer movel toda a organização, deslocando-se os diversos serviços de uns para outros pontos, de acordo com escala prefixada. O que se fazia primeiramente, segundo esse critério, só para o controle de certas doenças contagiosas agudas, acudidas de presto por esse serviço itinerante, pode ser estendido às demais atividades sanitárias. Assim os dispensários de higiene da criança, de tuberculose, de doenças venéreas, funcionando em dias certos, em cada uma das principais localidades de um distrito, permitem, com real vantagem para a população, a extensão dos seus benefícios por todo o território e em futuro mais remoto ter esses e outros serviços privativos de cada município, pela grande multiplicação de Centros e Postos.

Articulação do Estado com os municípios — Implica o sistema seguido em deixar, com o Estado e não com os municipios, a responsabilidade da execução da tarefa sanitária. Será imprescindivel, sem dúvida, o concurso dos municipios, mas ele será especialmente financeiro. Neste particular vai servindo de padrão a legislação conseguida por Mario Pinotti no Estado do Rio (decretos de 31-12-1937 e 26-4-1938), pela qual ficou criada a Caixa de Fundos para os serviços de assistência e saude pública nos municípios; para ela contribue cada município com 5% de toda a receita arrecadada (no exercicio de 1938 para não alterar a previsão orçamentária foi instituida uma taxa adicional de 5% sobre toda a renda tributária), recolhida mensalmente essa contribuição ao Tesouro do Estado à ordem do Departamento de Saude Pública.

A contribuição à Caixa de Fundos começará a ser feita desde o momento em que o Departamento de Saude Pública iniciar a instalação, nos distritos sanitários, dos serviços de higiene, que irão atuar em carater permanente, nos municípios que fazem parte de sua composição, obrigando-se o Estado a organizá-los gradativamente, em todo o seu território, e ficando os municípios desobrigados de manterem os seus serviços de higiene municipal, logo que o Estado venha a executar o novo plano sanitário em seus territórios. Pernambuco e Mato Grosso por decretos respectivamente de 14-2-1938 e 7-7-1938, instituíram recentemente disposições e taxa análogas, que no Maranhão é apenas de 3% (decreto de 18-1-1938). A Baía que, em 10-6-1938, desenvolveu sob a base distrital (são 11 os distritos) o seu serviço de interior, pede apenas a contribuição municipal de aluguel de casa, água e luz; e Minas ao dividir o estado em 26 circunscrições sanitárias, todas com Centros de Saude (que não passam, na realidade, de Postos de Higiene), admite a criação, mediante acordo com os municípios, de serviços de higiene municipal, sob o controle dos Centros de Saude das respectivas circunscrições (decreto de 20-1-1938). Em S. Paulo, onde em 1931 estabeleci o sistema, embora não sob forma taxativa, contribuíram os municípios em 1937 com 1.117 contos e o Estado com 3.600 contos para os serviços dos 8 distritos, que se dividia o interior (com mais de 80 unidades sanitárias). O fato é que, mesmo sem contar com as contribuições municipais, que só agora se sistematizam, os orçamentos estaduais para os serviços de saude acusavam já em 1937, em comparação com os dados fornecidos à Conferência Pan-Americana dos Diretores de Saude, uma majoração do *per-capita* em 12 deles (Amazonas, Pará, Ceará, Rio Grande do Norte, Paraiba, Espírito Santo, Rio de Janeiro, S. Paulo, Mato Grosso, Paraná, Rio Grande do Sul e Minas Gerais).

São estes os dados:

ESTADOS	Orçamento	População dos Estados	Per-capita
Acre	306:273$000	117.089	2$615
Amazonas	979:480$000	445.904	2$205
Pará	3.194:800$000	1.541.619	2$072
Maranhão	884:120$000	1.190.123	$742
Piauí	301:602$400	848.658	$355
Ceará	2.341:680$000	1.674.554	1$398
Rio Grande do Norte	1.132:560$000	781.836	1$448
Paraíba	1.096:866$000	1.398.966	$784
Pernambuco	5.307:953$000	3.010.118	1$098
Alagoas	700:900$000	1.221.080	$574
Sergipe	266:755$000	556.869	$479
Baía	2.458:895$000	4.265.074	$576
Espírito Santo	1.636:760$000	710.282	2$304
Rio de Janeiro	3.935:648$000	2.074.192	1$897
Distrito Federal	14.689:440$000	1.801.784	8$152
São Paulo	33.306:717$000	6.796.062	4$900
Paraná	1.576:060$000	1.040.619	1$514
Santa Catarina	188:458$000	1.012.424	$186
Rio Grande do Sul	2.756:828$000	3.119.221	$883
Goiaz	126:110$009	756.030	$166
Minas Gerais	8.600:355$000	7.706.847	1$115
Mato Grosso	211.720$000	373.514	$540

Esta, em suma, a moderna tendência da organização sanitária do Brasil, pela qual passam cada vez mais o comando e a execução de todas as atividades e em todo o território para a repartição de saude pública estadual, ao invés de tê-la restrita às capitais e como orgão de orientação e controle e centro de fornecimento de recursos materiais para precaríssimas organizações municipais. Nos Estados Unidos, onde a norma é dar-se grande autonomia às organizações locais, vai sendo defendida a doutrina da maior amplitude de comando para as organizações estaduais, por autoridades do valor de WINSLOW, de MOUNTIN, de WOLMANN e de GODFREY. "The one great outstanding lesson of the Cattaraugus Country Health Demonstration is the urgent importance, the great difficulty, and the high cost of adequate health service for rural communities. There is obviously but one way out of this difficulty — state aid" (WINSLOW). "The trend is toward a larger measure of state control of county health service" (MOUNTIN). "In Massachusetts, as in Minnesota, strengthening of local public health administration with increasing influence of the state, both in administration and in financial responsibility, is suggested" (WOLMANN). Salienta GODFREY, a seu turno, as enormes vantagens do sistema, que permite um trabalho mais uniforme, mais econômico e mais eficiente, possibilitando, com o comando único do Estado, um melhor recrutamento e preparo do pessoal, o estabelecimento de carreiras para os diversos agrupamentos de funcionários, a mais facil mobilização de forças para os pontos de maior perigo e, o que muito importa, uma preservação maior, para os serviços, da influência política, sempre mais acessa e ativa nos municipios.

Carreiras para os técnicos — Escolha e preparo de pessoal não representam, de fato, os únicos problemas, que nessa esfera, devem preocupar o administrador. E' mister encarar, por serem precipuos para o bom funcionamento dos serviços, os assuntos da estabilidade dos técnicos, da remuneração adequada e da garantia de acesso. Se é verdade que o regime dos contratos, com estipêndio satisfatório na base de hora de serviço, permite assegurar, para muitas atividades, com se faz em outros paises, a obtenção de bons especialistas em tisiologia, higiene infantil, obstetrícia, para os respectivos dispensários e ambulatórios (e são referidos apenas alguns dos de maior vulto), com a vantagem da possibilidade da renovação incessante dos quadros, não é menos cérto que para sanitaristas, engenheiros, técnicos de laboratório, a se deverem prender às repartições sanitárias, dando-lhes o melhor do seu esforço e do seu tempo, torna-se indispensavel conseguir-lhes estabilidade que resista às injunções políticas e mudanças de administração, sobretudo nos serviços do interior, em que, sabidamente mais se fazem sentir influências locais, estranhas à repartição. Urge garantir-lhes a estabilidade, ao termo de alguns anos de bons serviços, o que não pressupõe a irremovibilidade de um para outro setor, e dar-lhes salário que compense a obrigação de pelo menos quatro horas diárias de atividade sanitária, e progressivamente cresça em função da antiguidade ou, melhor, graças a acesso dentro da carreira. A instituição de carreiras, com vários degraus ou classes, em que as básicas são naturalmente mais amplas, com maior número de ocupantes, e daí para cima decrescem progressivamente até a final, apenas com poucos funcionários, representa a fórmula militar aplicada ao meio civil. E' o que acaba de estabelecer o Governo Federal como mais um exemplo que o centro oferece aos Estados.

Interessam particularmente à tarefa sanitária as carreiras de médicos sanitaristas, médicos clínicos (para os dispensários), técnicos de laboratório, engenheiros, dentistas, veterinários, enfermeiras, guardas sanitários, práticos de laboratório, atendentes. A admissão nas carreiras de médicos sanitaristas e enfermeiras faz-se obrigatoriamente pela apresentação de diploma de curso especializado de saude pública ou de enfermagem em escola de alto padrão. Para o ingresso nas demais carreiras, é obrigatório o concurso de provas e títulos.

Assim estão constituidas as carreiras:

CARREIRAS	Médico sanitarista	Médico clínico	Técnico de laboratório	Engenheiro	Dentista	Veterinário	Enfermeira	Guarda sanitário	Prático de laboratório	Atendente
Classes M	5	—	—	1	—	—	—	—	—	—
» L	14	1	5	4	—	—	—	—	—	—
» K	23	4	8	5	1	1	—	—	—	—
» J	32	6	10	6	2	2	2	—	—	—
» I	41	8	15	8	3	4	12	—	—	—
» H	50	12	20	10	4	6	26	3	—	—
» G	—	18	—	—	5	—	50	10	4	—
» F	—	—	—	—	—	—	70	36	12	20
» E	—	—	—	—	—	—	90	72	16	50
» D	—	—	—	—	—	—	—	160	27	100
» C	—	—	—	—	—	—	—	200	45	250

A diferença de vencimentos é de 400$000 das classes J a M, de 200$000 das classes F a I e de 100$000 das classes C a E: os cargos de direção, acima de 2:700$000 mensais, são em comissão.

O acesso se faz, exceto para a última classe em que é por merecimento absoluto, pelos critérios alternados de merecimento e de antiguidade.

Nos Estados vai-se tendendo para a organização da carreira sanitária. Assim nas recentes reformas dos Estados da Paraiba, do Maranhão, do Rio de Janeiro e do Paraná estabelece-se a categoria dos técnicos de Saude Pública ou médicos sanitaristas, distinta da dos médicos clínicos especializados. Em Mato Grosso a carreira de médicos compreende três classes, de chefes de Centros de Saude, chefes de Postos de Higiene e médicos auxiliares, feitas as promoções 2/3 por merecimento e 1/3 por antiguidade. Este é o mesmo critério em Pernambuco para os sanitaristas, sendo que os médicos com diploma de curso de especialização teem assegurada preferência para o preenchimento dos cargos daquela carreira e tambem para as promoções: há, nesse Estado, para os médicos do interior, quatro degraus na carreira.

O estabelecimento do regime de tempo integral representa, finalmente, uma das questões de maior interesse para o progresso sanitário do país. Há muito que nações, das mais avançadas no campo da higiene, veem enfrentando o assunto com denodo e fazendo da providência uma das fundamentais no campo da administração sanitária: o regime do tempo integral, com salários que se majoram para possibilitar a sua instituição, é o que se estabelece para os funcionários com encargos de direção, mesmo em postos mais baixos, como os de chefia de unidades sanitárias do interior. No Brasil, em Santa Catarina foi fixado o regime para os técnicos; Pernambuco e S. Paulo reestabeleceram-no agora para alguns cargos de direção, como se vem fazendo no Ceará. Em Mato Grosso prevê-se a proibição da clínica privada, sempre que assim o exigir a conveniência do serviço. Nos serviços federais, o tempo integral é fixado para os funcionários técnicos das delegacias federais de saude.

2
Novos tempos, novos temas: serviços básicos e desenvolvimento (1945-1963)

Com a coautoria de *Thaís Vidaurre Franco*

VACINAÇÃO

O garoto foi a um posto de saúde a fim de vacinar-se. Feita a vacinação, quís o médico por uma vendagem sobre ela.
— Não me vende esse braço, doutor – disse o garoto — Vende-me o outro...
— Não sejas tolo, rapazinho – replicou o médico. — Coloco-te a vendagem sobre o braço vacinado para que os teus amiguinhos não t'o magôem...
— Faça o que lhe digo, doutor... Vende-me o outro braço... O senhor não conhece os meus amiguinhos...

Jornal das Moças, revista semanal ilustrada (RJ). 4 de agosto de 1949, p. 8.

> *[...]*
>
> *Seus afazeres domésticos, sua situação econômica, de certo que são fatores que contribuem para que você não possa levar sempre o seu filho ao posto de saúde. Os remédios são caros, não há dinheiro. Então você e suas amigas que moram nos morros, nos subúrbios distantes, distante dos hospitais que, aliás, são raros, devem levar às autoridades seus justos pedidos para que sejam colocados postos de saúde de emergência nesses lugares com assistência médica gratuita e distribuição de medicamentos [...]*
>
> Eline Mochel Matos. O Momento Feminino (RJ). 22 de agosto de 1947. Ano I, n.º 5, p. 5.

Este capítulo discorre sobre as ideias e as práticas de saúde a partir dos finais da Segunda Guerra Mundial. Nossa ênfase, como no capítulo anterior, recai principalmente sobre as formas de organização dos serviços de saúde e as concepções mais gerais que as fundamentam, sempre orientados para questões relativas às responsabilidades coletivas em saúde e para as estratégias de expansão da cobertura dos serviços e, nos seus termos mais acabados, das estratégias dos serviços básicos de saúde. A esse respeito, inicialmente discutimos esses temas no âmbito da criação da Organização Mundial da Saúde no ano de 1948, durante o processo de instituição daquilo que hoje conhecemos como o Sistema das Nações Unidas. Ainda no âmbito internacional, discorremos sobre as ideias de saúde e organização de serviços nos Estados Unidos, na Europa e no contexto da cooperação interamericana em saúde. Em seguida, nossas preocupações se concentram no caso brasileiro, durante aquele que se convencionou denominar o "interregno democrático", entre 1945 e 1964, entre o fim do Estado Novo e o Golpe Civil-Militar.

Nosso percurso sobre ideias e práticas de saúde no contexto brasileiro se inicia com uma análise das atividades do Serviço Especial de Saúde Pública (SESP) após o fim da Segunda Guerra Mundial e do Estado Novo. Nesse ponto nos interessa especialmente as formas de organização e prestação do cuidado em saúde nos contextos locais, a partir dos centros de saúde. Interessam-nos também as concepções e as práticas de distribuição dos serviços no território, da articulação entre esses, de mobilização de comunidades e de educação sanitária, regra geral com a convocação das ciências sociais como parte do instrumental acionado para conhecer e intervir em contextos específicos.

Em seguida, nos concentraremos no debate sobre a relação entre saúde e desenvolvimento e nas suas implicações quanto às políticas e aos programas de saúde. A esse respeito, nos deteremos mais detalhadamente no episódio da realização da III Conferência Nacional de Saúde, a conferência que é frequentemente referida como aquela que definiu a moldura de uma reforma sanitária que resultou abortada pelo Golpe de 1964. Também aqui nosso foco estará em como os cuidados básicos de saúde se faziam presentes no escopo das propostas em discussão.

Ideias e instituições da saúde e da medicina no pós-Segunda Guerra

O mundo do pós-Segunda Guerra se imaginava novo. Os espíritos mais otimistas pretendiam que essa nova etapa da civilização deixasse para trás os horrores da guerra total e as suas causas: liberalismo econômico desenfreado e crise; competição imperialista entre países; armamentismo e autoritarismo; atraso econômico, exploração e miséria. Para fazer frente a essa tarefa civilizatória, seria preciso instituir um novo regime internacional e um conjunto de organismos que permitissem estabelecer alguma governança coletiva eficaz sobre os temas de interesse comum dos países e sobre os eventuais conflitos entre eles. Seria preciso estabelecer formas institucionalizadas de cooperação internacional. O Sistema das Nações Unidas foi criado com esse propósito, além, claro, de permitir o exercício da hegemonia dos principais países aliados e, sobretudo, dos Estados Unidos.

Como se sabe, a saúde não ficaria de fora desta agenda e a Organização Mundial da Saúde (OMS) foi proposta na mesma assembleia de fundação das Nações Unidas, em 1945, pelo chinês Szeming Sze e o mesmo Geraldo de Paula Souza, de papel destacado no nosso capítulo anterior. Instituída em 1948 como uma das organizações especializadas do sistema, ela seria, desde então, a herdeira de organizações de saúde do pré-Segunda Guerra, sobretudo da Organização de Saúde da Liga das Nações, sediada em Genebra e, em menor grau, do Escritório Internacional de Higiene Pública, além de integrar organizações preexistentes como a Organização Sanitária Pan-Americana,[21] como parte de um modelo global comportando seis oficinas regionais. A OMS assumia o legado, também, de organismos instituídos durante o conflito como a Administração de Assistência e Reabilitação das Nações Unidas (UNRRA na sigla em inglês). Nessa condição, a nova organização pode centralizar atividades que antes haviam estado separadas, como a vigilância epidemiológica, as campanhas contra as principais doenças e a promoção de melhorias na educação médica e em saúde pública. Nas suas décadas iniciais, a OMS se tornaria uma das instâncias centrais no debate e implementação de políticas e programas de saúde internacional e de defesa do multilateralismo. Na sua agenda e das organizações como a Organização Sanitária Pan-Americana, ao longo do tempo, ainda que de forma desigual e descontínua, a implementação de sistemas de saúde e as estratégias de expansão do cuidado passaram a ser objeto de preocupação (Cueto, Brown & Fee, 2011; 2019; Fee, Cueto & Brown, 2016; Lee, 2009).

A clássica e recorrentemente enunciada definição de saúde no preâmbulo da constituição da OMS, segundo a qual a saúde não é somente ausência de doença, mas um direito a um padrão de vida

---

21 A origem da Organização Pan-Americana da Saúde (OPAS) remonta a 1902, quando da realização da Conferência Internacional dos Estados Americanos, na cidade do México. Lançavam-se, então, as bases da Oficina Sanitária Internacional, um aparato institucional com vocação pan-americana, mas administrativamente subordinado ao Departamento de Estado norte-americano. Em 1947 ocorreu importante mudança nos rumos da organização com sua transformação em organismo regional da recém-criada Organização Mundial da Saúde (OMS). A OPAS tem sede em Washington, nos Estados Unidos (Lima, 2002; Cueto, 2007).

adequado, e os tópicos seguintes do mesmo documento, são testemunhos de que, nos debates então travados, havia uma presença vigorosa e até certa hegemonia das concepções mais abrangentes sobre a saúde e sobre o direito humano à saúde. Essa primazia resulta do clima de concertação internacional e de uma demanda por maior justiça social então vigentes na segunda metade da década de 1940, o que favorecia o protagonismo dos militantes remanescentes da medicina social europeia que estiveram vinculados à Organização de Saúde da Liga das Nações. Personagens como o belga René Sand, o iugoslavo Andrija Štampar e o canadense Brock Chisholm, especialmente presentes nos debates fundadores da OMS, compartilhavam uma visão da medicina e da saúde atenta às iniquidades e às tensões da vida social e, eventualmente, em tonalidades variáveis, informada por um viés de classe. Essas lideranças, todavia, distinguiam a sua proposta de medicina social daquela adotada na União Soviética e que implicava em uma estatização completa dos serviços de saúde (Fee, Cueto & Brown, 2016; Cueto, Brown & Fee, 2019). É digno de registro, para o tema central desse volume, por exemplo, que Patrick Zylberman (2004) explicitamente conecte as posições presentes na medicina social europeia dos anos 1920 e 1930 ao sanitarismo crítico dos anos 1960, à meta de Saúde para Todos no ano 2000 e às propostas de Alma-Ata, de 1978. A fundação do Serviço Nacional de Saúde britânico, em 1948, e de sistemas similares em vários países europeus representa talvez a culminância do vigor dessas concepções. Essas experiências de serviços universais de saúde, sobretudo a britânica, em que pesem suas especificidades históricas, seriam desde então frequentemente mobilizadas como exemplo de avanço democrático na expansão da proteção social na saúde (Wolf & Oliveira, 2017).

Entretanto, apesar dessa atmosfera dos primeiros anos do pós-Segunda Guerra, a década de 1950 inaugurou um ambiente muito mais conflituoso para as concepções de saúde que teórica e praticamente enfatizam a sua dimensão social. Em primeiro lugar, a emergência da Guerra Fria, como o modo de convivência competitiva entre os blocos de países liderados pelos Estados Unidos e a União Soviética, tendeu a atribuir renovadas tensões ao debate sobre o social. Iniciativas, por exemplo, como a medicina preventiva, no terreno das concepções sobre saúde e assistência médica, de um lado; ou da cooperação internacional para o desenvolvimento, de outro, problematizaram, em algum grau, os temas sociais. Todavia, em termos geopolíticos, muito rapidamente se viram reduzidas em seu alcance. Isso ocorreu principalmente em boa parte do "terceiro mundo", onde o espaço para as pautas sociais e, sobretudo, a sua transformação em políticas efetivas democraticamente formuladas e conduzidas era cada vez menor.

Nos países da Europa Norte-Ocidental, a capacidade reivindicatória dos trabalhadores e os temores com relação ao avanço dos partidos socialistas fizeram ampliar a sensibilidade social ou o temor das elites dirigentes. Nesse contexto, foi possível estabelecer negociações que resultaram em uma expansão na prestação pública de serviços sociais, inclusive de saúde (Judt & Snyder, 2014, pp. 348-60; Hobsbawm, 1995, pp. 253-68; Judt, 2007, pp. 367-425). Na América Latina, todavia, as retóricas e pautas reformistas muito cedo cederam lugar para a conspiração reacionária e o autoritarismo conservador e, quando muito, para propostas de modernização e democratização limitadas e estritamente controladas pelas elites. A esse respeito, o caso da Aliança para o Progresso, inaugurada pelo presidente norte-americano John F. Kennedy, é exemplar. Concebida como uma espécie de Plano Marshall para a América Latina no início dos anos 1960, como estratégia de contenção de um temido avanço no continente da experiência revolucionária cubana, de 1959, contemplou em sua agenda original uma considerável pauta social em terrenos como propriedade da terra, educação e saúde. Seus resultados práticos, contudo, foram limitados e muito rapidamente cederam terreno para um pragmatismo reacionário que resultou em intervenções abertas de militares dos Estados Unidos e, principalmente, no apoio declarado a golpes de estado e regimes repressivos (Pires-Alves & Cueto, 2017; Taffet, 2007; Williams, 2012).

Por outro lado, avanços tecnológicos e métodos de atuação formulados ou aperfeiçoados durante a Segunda Guerra faziam vislumbrar nos círculos dirigentes sanitários e políticos a possibilidade de uma atuação massiva da saúde pública no sentido do controle efetivo e mesmo da erradicação de enfermidades como a malária, a febre amarela e a varíola. Ao mesmo tempo, metas dessa ordem respondiam aos interesses das empresas produtoras de vacinas e de inseticidas como DDT, por exemplo, amplamente utilizado no ataque aos anófeles e seus criadouros. Imaginava-se que intervenções desse tipo poderiam prover a assimilação de vastas regiões e populações camponesas a um processo de modernização rural, com a viabilidade e incremento da produção econômica para os mercados, maior produtividade e, por essa via, em tese contribuindo para uma desejada estabilidade social (Cueto, 2006, pp. 133-43; Hochman, 2007; Magalhães, 2016).

A dimensão tecnológica também se fazia presente no processo de complexificação dos recursos empregados no diagnóstico e nos cuidados curativos. No esforço de guerra, uma enorme capacidade de pesquisa e desenvolvimento se organiza principalmente nos Estados Unidos, e nos novos tempos de paz ela se institucionaliza e se reorienta para finalidades civis. Uma vez que o capitalismo experimentava um ciclo de expansão vigoroso em escala global, os segmentos sociais mais afluentes tenderam a demandar ou responder positivamente à oferta de novas e crescentemente complexas tecnologias diagnósticas e terapêuticas, a custos igualmente crescentes. A emergência do que mais tarde se denominou como o complexo industrial da saúde fez-se acompanhar de uma progressiva especialização e fragmentação do conhecimento, das práticas e do ensino médico e tendeu a aprofundar a separação entre saúde pública e assistência médica curativa e de reabilitação. A saúde pública era então frequentemente orientada e organizada institucionalmente por doenças, em um modelo de atuação que ganhou o qualificativo negativo de vertical. Também de modo recorrente, ficava estabelecida a separação institucional entre saúde pública e assistência médica — essa última frequentemente fracionada por vínculos institucionais distintos com a previdência social, a assistência filantrópica, os serviços públicos para os mais desvalidos e um mercado privado em expansão. Por fim, o período experimenta conhecimentos e práticas médicas crescentemente especializados e atrativos financeiramente para os médicos em formação e para o investimento capitalista, compondo um ambiente de fragmentação que nada contribuía para articulação dos programas e a viabilidade de concepções de saúde com orientações holísticas ou integrativas (Arouca, 2003; Edler & Pires-Alves, 2014; Pires-Alves, Paiva & Falleiros, 2010).

Ao mesmo tempo em que se impunha como uma tendência, este quadro de fragmentação produziu evidências de ineficiência e passou a ser objeto de críticas. As décadas de expansão da produção capitalista produziram resultados muito desiguais entre os países e, no interior deles, entre as suas classes e grupos sociais. Bolsões de pobreza nos países centrais e massas empobrecidas no terceiro mundo em zonas rurais e em áreas urbanas marginais não eram atendidos pelo mercado capitalista da saúde e, geralmente, o eram parcial e precariamente pela medicina doméstica, pelos serviços religiosos, por serviços públicos subfinanciados ou filantrópicos e por uma ou outra campanha de massa dirigida a uma doença específica. As críticas a essa situação provinham, sobretudo, daqueles indivíduos e organizações de orientação progressista, de alguma forma envolvidos com a prestação de serviços coletivos de saúde, sejam de natureza pública ou filantrópica, e estão na origem da formulação de modelos alternativos de organização e de prestação do cuidado que mais tarde incluiriam os serviços básicos e a Atenção Primária à Saúde como a conhecemos hoje, em suas várias apresentações (Arouca, 2003; Starr, 1991).

O que se deve considerar aqui é que estes movimentos de crítica tinham diversas origens e tonalidades ideológicas e remontam, pelo menos, aos anos 1920 e à crise dos anos 1930, com a consequente emergência de uma pauta social das demandas mais agudas por uma maior intervenção do Estado em matéria econômica e social e pela própria emergência da medicina preventiva como disciplina. Para mencionarmos dois exemplos, nos anos 1920, no Reino Unido, ao mesmo tempo em que o por nós já referido Relatório Dawson vinha a público, com a proposição de um abrangente aparato institucional de saúde, hierarquizado por complexidade e descentralizado no território, uma reforma do ensino médico foi proposta de modo a ampliar as horas dedicadas ao ensino dos aspectos preventivos da medicina. Em outro exemplo, na segunda metade dos anos 1930, nos Estados Unidos, uma Conferência Nacional de Saúde, liderada por profissionais e entidades da saúde pública, defendeu a redução dos custos da assistência médica que recaíam sobre as famílias e a expansão dos serviços de responsabilidade dos estados e da União. Uma proposta de legislação chegou a ser apresentada, mas mesmo nos marcos da administração Franklyn D. Roosevelt, que ampliou fortemente a presença do Estado na vida social, tal proposição não alcançou sucesso ao fim do processo legislativo (Starr, 1991).

Foi, todavia, a partir dos anos 1940 e, sobretudo, no pós-Segunda Guerra que este debate se tornaria mais presente nos Estados Unidos. Em 1945, a gestão Henry Trumam apresentou um projeto de ampliação dos serviços de saúde pública e atenção materno-infantil que contemplava também o reforço da pesquisa e do ensino e a criação de seguros obrigatórios para atenção médica e assistência ao trabalhador por motivo de doença (Arouca, 2003, pp. 116-22). As resistências das entidades médicas e dos seus representantes no parlamento, mais uma vez, bloquearam a aprovação do projeto, acusando-o de ser uma proposta de medicina socializada, ao estilo da União Soviética, desfigurando-o e transformando-o em um programa restrito de apoio à construção de hospitais urbanos e no fortalecimento de uma base hospitalar curativa e com tecnologias cada vez mais complexas na atenção à saúde (Starr, 1991; Almeida, 2015, pp. 186-7).

A partir de 1953, nos Estados Unidos, tem início a realização de uma sequência de encontros, sob a denominação de *Teaching Institutes* e patrocínio da Universidade de Harvard e da *Association of American Medical Colleges* (AAMC). Essa série de reuniões tinham como propósito realizar uma discussão em extensão e profundidade de vários aspectos da educação médica, a saber: o desenvolvimento das ciências básicas; a clientela e a seleção dos alunos na graduação médica; os propósitos, conteúdos e a metodologia de ensino da clínica; as interações entre ensino e prática médica e entre ensino e pesquisa; além da gestão de instituições de ensino (Field, 1968; Edler & Pires-Alves, 2018). O conjunto de reuniões, em um total de 13, foi precedido por aquela que foi considerada o primeiro *teaching institute* da série: a frequentemente mencionada Conferência de Colorado Springs (Estados Unidos) sobre o ensino de medicina preventiva (*Journal of Medical Education*, 1953, p. 60). Esses encontros tiveram como um dos seus principais objetivos a promoção de um ensino integral (*compreensive*) de medicina que, imaginava-se, pudesse conciliar os avanços relevantes no tocante à especialização e às tecnologias médicas, as abordagens comportamentais e sociais representadas por disciplinas como a Psicologia e a Sociologia Médica, com uma integração entre práticas preventivas, curativas e de reabilitação (Field, 1968, pp. 519-20).

Alguns anos mais tarde, professores de clínica médica, medicina preventiva e de epidemiologia de um recém-inaugurado curso de Medicina da Universidade da Carolina do Norte, em Chapel Hill, que instituíram um núcleo de pesquisa em clínica geral com influência da medicina social, baseada em estudos de população, cunharam pela primeira vez — pelo menos na tradição norte-americana — a expressão Atenção Primária. Essa aparição ocorreu em um artigo elaborado no contexto de agudo debate interno sobre o futuro da clínica médica e do seu ensino, entre os partidários de uma crescente superespecialização da prática clínica e dos currículos — a favor, portanto, da maré montante de uma continuada complexificação tecnológica do cuidado — e aqueles preocupados com a formação de médicos capazes de atender às mais frequentes demandas da população por cuidados de saúde. Elaborado por Kerr White, Frank Willians e Bernard Greenberg em 1960, publicado no ano seguinte em *The New England Journal of Medicine*, "The Ecology of Medical Care" se tornaria um clássico (White et al., 1961).

Estes enunciados críticos ilustram, no contexto norte-americano, o que o sociólogo médico Paul Starr (1991) denomina como o início do último ciclo dos "anos liberais" — expressão utilizada em seu sentido estadunidense — quando mais uma vez, agora na gestão Kennedy sucedida por Lyndon B. Johnson, pretende-se uma expansão da cobertura dos cuidados de saúde mediante a ampliação das responsabilidades públicas e da atenção a grupos vulneráveis da população como os idosos. Entretanto, as propostas por uma expansão da cobertura pública, a ênfase em uma medicina mais preventiva e em cuidados básicos não somente clínicos realizados em centros de saúde seriam novamente derrotados. A criação de Medicare e Medicaid, de 1965, ao fim e ao cabo, favoreceu a prestação de serviços privados, remunerados por fundos públicos e, em geral, com baixo nível de coordenação, embora tenham de fato proporcionado uma ampliação efetiva do acesso aos serviços médicos (Starr, 1991, pp. 436-8).

Todavia, a grande aquisição para os defensores norte-americanos de uma saúde efetivamente mais inclusiva, integrativa e menos centrada no hospital foi a implementação de centros de saúde de vizinhança como desdobramento das ações de assistência social embutidas no programa federal de "Guerra contra a Pobreza", lançado em 1964. Menina dos olhos dos militantes da medicina comunitária, essas unidades pretendiam estabelecer nas comunidades mais pobres serviços ambulatoriais de escopo amplo, inclusive com ações em áreas como nutrição e recorrendo à participação de lideranças locais na sua gestão. Seu alcance, porém, permaneceu limitado (Starr, 1991, pp. 433-5).

Estes resultados da luta política e legislativa nos Estados Unidos, que ao fim favoreceram os prestadores privados de serviços, não se alterariam substantivamente nem mesmo durante o final dos anos 1960 e a primeira metade da década de 1970, quando o centro do mundo capitalista — os Estados Unidos, a Europa e os segmentos importantes dos setores médios no Ocidente —, experimentam uma ampla difusão de formas de pensamento e atitudes especialmente críticos com relação às sociedades de consumo de massa e seus valores, inclusive aqueles mais tradicionais.

Estas críticas se estendiam a um capitalismo ambientalmente irresponsável e às suas corporações multinacionais; à destruição das culturas das minorias; à ciência que lhe servia de suporte e, o que é importante para a nossa discussão, às práticas de uma medicina considerada invasiva, excessivamente tecnológica, autoritária e orientada pelo lucro (Starr, 1991). É preciso reconhecer que esse ambiente intelectual crítico, se não foi capaz de sustentar um movimento exitoso de reformas nos Estados Unidos, não se limitou àquele país, teve circulação planetária e se fez presente nos debates internacionais acerca do desenvolvimento e influiu igualmente as formulações da saúde internacional e a estratégia da Atenção Primária à

Saúde. As concepções ali presentes no que concerne às tecnologias apropriadas, aos saberes tradicionais e à mobilização informada de agentes comunitários na prestação de cuidados para as doenças mais comuns, por exemplo, têm suas vinculações com aquele contexto ideológico (Almeida, 2015; Pires-Alves & Cueto, 2017). Mas não avancemos demais sobre o nosso próximo capítulo.

Se este era o quadro nos Estados Unidos entre o fim da Segunda Guerra Mundial e a década de 1970, na Europa o quadro era um pouco diferente, embora apresentasse semelhanças também importantes. Na Europa do pós-Segunda Guerra, o hospital vinha sendo valorizado como o núcleo da atenção à saúde individual, até mesmo nos países que assumiram a tarefa de instituir sistemas públicos universais de saúde e onde a dinâmica política fez que o debate sobre saúde fluísse, sobretudo por intermédio dos partidos à esquerda do espectro político e os sindicatos. Ocorreu uma expansão dessa modelagem médico-hospitalar, que tanto se fez acompanhar, no interior do hospital, de estruturas burocráticas e hierarquias consideradas de difícil acesso aos novos profissionais e rígidas no que tange à progressão funcional, quanto de tendências à especialização e aos custos crescentes, à semelhança do que ocorria na realidade norte-americana. À proporção que avançavam os anos 1960, tanto a rigidez do modelo e a ultraespecialização, quanto a sua sustentabilidade financeira começarão a ser objeto de crítica (Almeida, 2015, p. 189).

No que concerne às cenas latino-americanas e sem dúvida à brasileira, a década de 1950 registrou a emergência dos debates sobre saúde e desenvolvimento, que se alargaram sob a moldura das formulações mais gerais sobre o próprio desenvolvimento, a cooperação internacional e as políticas domésticas no terreno econômico e social. Os debates naquela década se detiveram, em boa medida, a partir de distintas perspectivas doutrinárias, acerca do papel de determinação do desenvolvimento econômico sobre as condições de saúde; e sobre um possível lugar específico da saúde na conformação das políticas econômicas e sociais do desenvolvimento. Concepções no que tange a um "círculo vicioso da pobreza", de Myrdal (Myrdal, 1952, pp. 206-8); de um "ciclo vicioso da pobreza e da doença", de Winslow (Winslow, 1952); e do "ciclo econômico das enfermidades", de Horwitz (Horwitz, 1959, p. 24; 1960a, pp. 3-4), todas aparentadas, tiveram um uso relativamente generalizado e os dois últimos são evidências de como o setor da saúde buscava incluir seus temas nos debates sobre o desenvolvimento. Será, contudo, somente na segunda metade da década que os temas sociais e, entre eles, a saúde se tornarão crescentemente presentes nas agendas mais gerais do desenvolvimento (Hochman, 2009; Pires-Alves & Maio, 2015, p. 81).

A agenda pan-americana da saúde detinha-se, sobretudo, em um dos temas clássicos do imediato pós-Segunda Guerra: o controle e eventual erradicação de algumas das chamadas doenças tropicais. Essa agenda rebatia nas políticas domésticas, segundo as especificidades das interações institucionais e históricas de cada país, até mesmo no Brasil, como atestam as trajetórias das campanhas contra a malária e a febre amarela, entre outras (Hochman, 2007; Magalhães, 2016). Eram ações que visavam à erradicação de determinada doença transmissível por meio de tecnologias específicas, e geralmente mediante uma operação administrativa e financeira complexa. A liderança era quase monopolizada por um grupo de especialistas. Adicionalmente, mantinha-se uma preocupação com o saneamento, a nutrição e a saúde materno-infantil. No terreno dos recursos humanos, a OPAS envolveu-se diretamente na difusão dos postulados da medicina preventiva na América Latina entre as escolas médicas da região (Cueto, 2007, p. 124). Os seminários de Viña del Mar, no Chile, e de Tehuacán, no México, realizados respectivamente em 1955 e 1956, com o apoio decisivo da Fundação Kellogg, são frequentemente mencionados como marcos desse processo e devem ter sua importância aqui destacada (Almeida, 2015, pp. 34-42; Nunes, 1992; Pires-Alves & Paiva, 2006, pp. 19-38).

Nestas reuniões assumiu-se uma perspectiva que buscava romper os limites dos temas específicos da formação médica, com um viés crítico acerca da própria medicina preventiva, ainda que tais discussões tenham se dado, em boa medida, a partir dos departamentos de medicina preventiva que tiveram sua criação estimulada nos anos 1950. Desse movimento iria emergir um pensamento crítico em saúde que impactaria fortemente a cena da saúde pública, da atenção médica, dos programas de medicina comunitária e de expansão da cobertura pública dos serviços médicos nas décadas seguintes (Almeida, 2015, pp. 34-42; Nunes, 1992; 2006).

Entretanto, em que pesem estes movimentos no tocante à educação médica é importante salientar que os temas da organização da atenção à saúde, apenas gradativamente passariam a integrar de forma sistemática a pauta das Américas. Os primeiros documentos técnicos sobre essa temática, sob o prisma da hierarquização de serviços e da oferta de "serviços básicos", elaborados e discutidos nos fóruns superiores da OPAS datam do início dos anos 1960 (Grant, 1962). É também significativo que foi nessa mesma época que a OPAS publicou a primeira versão em espanhol do Relatório Dawson (GRAN BRETAÑA/MS, 1964 [1920]).

Desenvolvimento, saúde e sistemas de saúde no Brasil na breve experiência democrática

No Brasil, o período entre o pós-Segunda Guerra e o Golpe Civil-Militar de 1964, no que tange à saúde, pode ser sintetizado como o intervalo quando assumem maior densidade institucional algumas das agendas da saúde pública, cujos fundamentos foram estabelecidos no decorrer do Estado Novo (1937-1945). Isso ocorria em áreas como o combate às endemias de maior importância epidemiológica, a criação de estruturas de prestação de serviços médicos curativos vinculadas às instituições previdenciárias e das atividades, em novas bases, do Serviço Especial de Saúde Pública, instituído em 1942. Gradativamente, porém, emergia um movimento crítico que pretendeu introduzir uma agenda reformista. Em larga medida, esse percurso se fez sob a moldura dos debates sobre a natureza da relação entre saúde e desenvolvimento e dos meios de se promover a ambos.

As campanhas contra as chamadas endemias rurais permaneciam no centro da agenda, ainda que enunciados de personagens importantes da saúde pública como Marcolino Candau e Ernani Braga, desde 1948, renovavam o desacordo com a separação institucional e a prática entre a medicina curativa e a saúde pública. Elas eram consideradas anacrônicas e desprovidas de racionalidade técnica, principalmente no meio rural, nas zonas de fronteira de uma imaginada ampliação da cobertura de saúde a cargo de centros ou postos de saúde rural (Lima et al., 2005, pp. 50-1). Essas considerações provinham da experiência concreta da implantação de centros e postos, durante o regime varguista, no âmbito das estruturas estaduais de saúde, sob a coordenação normativa do Departamento Nacional de Saúde (DNS) e dos empreendimentos do Serviço Especial de Saúde Pública (SESP) nas suas áreas geográficas de atuação (Fonseca, 2007; Campos, 2006b).

Em 1942, sob a orientação do Instituto de Assuntos Interamericanos (IAIA), organismo vinculado ao Departamento de Estado dos Estados Unidos, o SESP foi criado como um serviço temporário de guerra em terras brasileiras. Durante os primeiros anos de atuação, teve como objetivo central promover melhorias sanitárias em áreas que receberiam tropas americanas no Brasil e em regiões produtoras de matérias-primas estratégicas para os esforços de guerra dos aliados. Desde sua criação até o final da Segunda Guerra Mundial, o SESP desempenhou atividades como o controle de malária e de saneamento nas bases militares de Belém, de Recife e de Natal e nas regiões da Amazônia e do Vale do Rio Doce (Campos, 2006b).

Como parte de um contexto de emergência e fortalecimento de um pensamento nacionalista, o SESP foi objeto de controvérsias e críticas desde o início de suas atividades no país, dado que a presença e a atuação dessa agência bilateral no Brasil, muitas vezes, foi tida como uma influência estrangeira indesejável na construção da saúde pública nacional. No entanto, Campos (2006b) ressalta que a criação do SESP, ainda que tenha sido mobilizada pelos interesses americanos, só foi possível por uma confluência dos interesses estrangeiros com os nacionais. A atuação da agência, além de desempenhar um papel central na diplomacia de guerra, era consonante com os projetos de desenvolvimento econômico e de fortalecimento do Estado e da nação, características do governo Vargas e também das políticas sanitárias do então ministro Gustavo Capanema (Fonseca, 2007; Campos, 2006b).

Com o final da Segunda Guerra, após um período de incertezas sobre a continuidade da atuação da agência no país, a manutenção do Instituto de Assuntos Interamericanos (IAIA) e dos acordos bilaterais mantidos com os países da América Latina, inclusive o Brasil, implicou em um realinhamento da instituição ao novo contexto internacional e local, o que significou uma ampliação da sua área de atuação e do escopo de suas atividades. A ascensão da ideia de que as condições sanitárias precárias seriam um elemento central para a perpetuação da pobreza e um empecilho ao desenvolvimento de determinados países, assim como a alteração desse quadro como componente das estratégias de hegemonia dos Estados Unidos no pós-Segunda Guerra, foram parte do novo contexto que justificou e ditou os novos rumos para a formatação e atuação do SESP (Campos, 2006b).

A reorientação das ações das atividades do Serviço Especial de Saúde Pública, sob o signo do desenvolvimento e do planejamento estatal, se direcionou às novas áreas consideradas de importância econômica, ampliando sua zona de atuação. Se antes, o SESP estava focado no saneamento ambiental e no controle de endemias, principalmente da malária, em áreas estratégicas restritas, no período pós-Segunda Guerra, também se orientou para a administração sanitária, o que compreendia ações de "modernização" da saúde pública e de desenvolvimento de uma competência local em saúde a partir de quatro áreas de atuação: qualificação de pessoal, educação sanitária, construção de uma rede horizontal integrada e permanente de unidades de saúde e expansão desta pelos estados (Campos, 2006b, p. 222).

Interessam especialmente aqui neste capítulo as ações do SESP então voltadas para a constituição de serviços de saúde e o modelo de administração sanitária desenvolvido e propagado por essa agência. Autores da saúde coletiva, mais recentemente, têm destacado que o modelo de serviços desenvolvidos pelo SESP nas décadas de 1940 e 1950 pode ser considerado como um antecedente da Atenção Primária no Brasil, uma vez que "adotou um caráter mais abrangente, articulando ações coletivas e preventivas à assistência médica «curativa»" (Giovanella & Mendonça, 2012a, pp. 493-546). Mello &

Viana (2011, p. 1.143), por seu turno, acreditam que o "SESP foi o principal responsável pelo aprimoramento teórico e significado prático do que viria a ser reconhecido como atenção básica no Brasil".

O modelo de administração sanitária proposto pelo SESP era conformado por diferentes unidades de saúde integradas, subordinadas a um distrito sanitário responsável pela administração de um território definido (Mello, 2010). Essas unidades, geralmente um subposto, um posto, um centro de saúde ou um hospital, deveriam atuar de forma coordenada de modo a evitar duplicação de funções, sendo que a unidade mais importante da rede era sem dúvida o centro de saúde, seguindo o modelo desenvolvido nos Estados Unidos ao final da primeira metade do século XX, porém com adequações à realidade brasileira (Baker et al., 1961; Campos, 2006b; Mello, 2010).

O ideário original do centro de saúde, como discutido no capítulo 1, foi trazido ao Brasil no início dos anos 1920 por sanitaristas que estudaram na Universidade John Hopkins como bolsistas da Fundação Rockefeller, tendo sido adaptado sucessivamente aos contextos sociais e institucionais brasileiros (Mello & Viana, 2011). Como também já discutido nesta obra, a organização do tipo distrital conformou, no período Vargas, um primeiro arranjo de serviços de saúde que tinha como aspecto central critérios populacionais e um território de atuação definido. De acordo com Mello (2010, p. 11), diante dessa inflexão da política de saúde pública nacional, "a corrente de sanitaristas que se concentrava na organização local dos serviços tende a seguir o SESP", que se constitui como uma referência importante, pelo menos até o final da década de 1960, mesmo com a emergência daquela crítica de viés estruturalista e desenvolvimentista no decorrer da década de 1950.

As condições socioeconômicas e sanitárias, a ausência de recursos financeiros, agravada pela escassez de médicos e demais profissionais, dificultaram uma adoção mais extensa do modelo praticado pela saúde pública norte-americana no que concerne aos centros de saúde de atenção estritamente preventiva naquele país (Campos, 2006b). As condições por aqui encontradas exigiram que dentre as adaptações operadas talvez a principal tenha sido a convivência entre as práticas preventivas e as curativas no interior dos serviços locais, o que não ocorreu sem controvérsias. Também aqui, a defesa de uma atuação exclusivamente preventiva, de saúde pública, tinha como justificativa os argumentos que, de outra forma, tais serviços estariam concorrendo com a prática médica liberal e, também, que a incorporação da prática médica clínica poderia se dar em detrimento das atividades de prevenção de doenças e de educação sanitária. Aqueles com visão contrária defendiam que não havia sentido, em um país de recursos escassos e com áreas completamente desassistidas, a existência de unidades de saúde sem ações médico-curativas e que, conceitualmente, a separação entre a medicina preventiva e a curativa seria um equívoco (Mello & Viana, 2011). Diante dos desafios impostos pelo "sertão", a insuficiência de meios materiais e humanos, somados à alta carga de prevalência de patologias e à falta de serviços públicos, a realização de ações de assistência médica nos centros de saúde administrados pelo SESP tinha também o intuito de facilitar a adesão da população aos serviços sanitários e a permanência dos médicos no serviço (Campos, 2006b; Mello, 2010).

A implementação do modelo distrital do SESP iniciava-se com uma pesquisa preliminar sobre as condições de vida da população, nas quais as visitadoras faziam o cadastramento das famílias moradoras da região a ser atendida. O centro de saúde deveria ser construído na cidade mais importante desse território e postos e subpostos de saúde nas outras localidades. Ao posto de saúde caberia fiscalizar os serviços de saneamento básico, promover higiene materna e infantil, supervisionar as parteiras, prover assistência médica e atividades de educação em saúde (Campos, 2006b). Os distritos sanitários eram delimitados a partir de critérios populacionais e geralmente abrangiam mais de um município. Em algumas regiões, o SESP também desenvolveu experiências que vincularam o centro de saúde a pequenos hospitais.

A instituição dos serviços ocorria por meio da assinatura de acordos com os governos estaduais e municipais. O SESP ficava responsável pelo treinamento do pessoal e pela administração da rede em um primeiro momento, com a intenção de, progressivamente, transferir ao estado a administração dos serviços, mediante o aumento da sua capacidade financeira e técnica (Campbell, 1975). De acordo com Mello, Ibañez & Viana (2011), no governo de Juscelino Kubitschek (jan. 1956-jan. 1961) a organização dos serviços de saúde foi deixada aos estados e a realização de ações nesse sentido se deu majoritariamente pela atuação conjunta entre eles e o SESP. Em 1958 essa agência já tinha convênios com todas as unidades da federação.

Importa registrar que, em que pesem as formas de atuação do SESP, a rigor a separação entre medicina curativa e saúde pública permaneceu intocável com a criação do Ministério da Saúde em 1953, já no segundo governo de Vargas (1951-1954), embora o debate sobre a assistência médica estivesse presente (Hamilton & Fonseca, 2003). E, da mesma forma, a verticalização organizacional dos serviços de enfrentamento de endemias segundo enfermidades. [22] O nível de autonomia burocrática desses serviços especializados se manteve acentuado, mesmo após a criação do Departamento Nacional de Endemias Rurais, em 1956. Durante a década, a noção de desenvolvimento esteve em boa medida associada à modernização e às condições de saúde no meio rural, à integração do território e à sua incorporação à produção mercantil, no qual o combate às endemias, às "doenças do atraso", desempenharia um papel central (Hochman, 2009; Lima et al., 2005, pp. 51-4).

Tal como nos aponta Campos (2006a, p. 135), neste período, a rede de postos de saúde do MES, a mesma que ganhou impulso com a Reforma Capanema, deixa de ser prioridade na política de saúde governamental. O fortalecimento da medicina previdenciária e o surgimento de uma rede hospitalar e ambulatorial, essencialmente ligada aos Institutos de Aposentadorias e Pensões, se converteram no processo institucional estruturante e duradouro na trajetória da saúde brasileira. Os velhos centros de saúde, no entanto, convertidos agora em estrutura "rígida e quase ritualista"

---

22 O adjetivo "vertical" é frequentemente utilizado nas análises de saúde pública/coletiva para qualificar, quase sempre negativamente, uma organização dos serviços orientada por doenças ou agravos, de forma especializada, portanto. Nas formas mais acabadas, como as instituídas a partir do Estado Novo, ficavam estabelecidos cadeias de comando e orçamento próprios para cada serviço, assim como a alocação exclusiva de recursos materiais e de servidores.

permaneceriam como elementos de uma tradição viva, mas até certo ponto secundária. Como veremos nos próximos capítulos, tal estrutura retomaria, sob um novo horizonte doutrinário, ímpeto e sentido a partir dos anos 1980.

Saúde e desenvolvimento: os debates a meio século

Desde o início dos anos 1950, já se faziam presentes as variantes críticas das concepções sobre a relação entre saúde e desenvolvimento que terminaram por receber a denominação de sanitarismo desenvolvimentista. Essas formulações atribuíam ao grau de desenvolvimento econômico alcançado por uma dada formação social um papel determinante das condições de saúde. Sendo assim, iniciativas de saúde somente teriam pleno sentido se associadas, da forma adequada, ao grau de modernização da sociedade e ao desenvolvimento da sua infraestrutura econômica (Hochman, 2009; Labra, 1988; Escorel & Teixeira, 2008). Um índice da penetração desse tipo de concepção pode ser tomado pela mensagem do recém-eleito presidente Getúlio Vargas ao Congresso Nacional na abertura do ano legislativo de 1951. Naquela ocasião, o presidente ponderava que "o nível de saúde de um povo é corolário do seu progresso econômico" e, ao comentar os resultados já alcançados pelos países economicamente mais adiantados, de forma categórica afirmou que ali os principais progressos teriam se dado na passagem do século XIX ao XX, "coincidindo com a melhoria das condições do trabalho industrial, o aumento de salários e a consequente elevação do padrão de vida da população, sem qualquer interferência do trabalho organizado da saúde pública" (Vargas, 1951, pp. 198-9).

Em agosto do mesmo ano, o presidente instituiu uma Comissão Nacional de Bem Estar-Social (CNBES), subordinada ao Ministro do Trabalho, da Indústria e Comércio com o objetivo de promover estudos e propor ações tendo em vista a formulação de uma política de bem-estar social. Essa iniciativa derivava de uma alteração importante no tocante à previdência social nos primeiros anos após o Estado Novo: a legislação previdenciária, a partir da Constituição de 1946, gradualmente passa a adotar a noção de seguridade social, segundo a qual as sociedades, por meio do Estado, têm responsabilidades naturais e imperativas na proteção dos seus cidadãos no que tange à saúde, à previdência e à assistência social (Escorel & Teixeira, 2008, p. 369; Oliveira & Teixeira, 1985). Essa nova orientação tornava de imediato a assistência médica parte das atribuições dos órgãos de previdência, os então denominados institutos de aposentadorias e pensões, e por volta de 1950 a totalidade dos institutos existentes já prestavam esse tipo de serviço. Essa ampliação de responsabilidades do Estado e da previdência, duas décadas depois, constituíram as bases legais e institucionais para programas de ampliação da cobertura da assistência médica pública que farão largo uso de modalidades de serviços básicos de saúde.

Ao entrar em funcionamento, a CNBES instituiu uma subcomissão de saúde, formada por figuras como Almir de Castro, seu coordenador, Mário Pinotti, Manuel José Ferreira, Guerreiro Ramos, Silvia Hasselman e Mário Magalhães da Silveira, seu relator. Em 1953, essa subcomissão de figuras notáveis apresentou um primeiro relatório. Segundo esse documento, o país padeceria de uma inadequação das políticas e programas de saúde às nossas condições estruturais, econômicas e sociais e às reais necessidades da população. Se para enfrentar as situações de momento nossas instituições conseguiam ser eficientes, o mesmo não acontecia no desenho das soluções mais permanentes, concebidas tal e qual eram praticadas em países de desenvolvimento muito mais avançado que o brasileiro. Sem fundamento em estatísticas vitais de qualidade e sem informações completas sobre os recursos já disponíveis, nossos programas incorriam em erros em várias frentes: ao extinguir de modo injustificável o serviço de saneamento rural; ao atribuir números "destituídos de significação" para estabelecer nossas necessidades de médicos e enfermeiras, seguindo orientações de especialistas retornados de seus cursos nos Estados Unidos, "quando os técnicos americanos nunca as aceitam para uso interno"; ao adotar currículos crescentemente complexos no ensino de enfermagem, quando o país carecia de uma formação mais simplificada e rápida; e ao decidir de forma populista pela construção de hospitais, quando ela só caberia caso fosse capaz de abranger de modo sustentado uma cobertura territorial que a justificasse. O relatório, inclusive, não defendeu um aumento de gastos com a saúde. Antes, seria preferível realizar uma completa e adequadamente planejada revisão de todo o trabalho de assistência médica, preventiva e curativa, em acordo "com nossos problemas e estrutura social e econômica" e "dirigida dos problemas mais simples para os mais complexos" (Silveira et al., 1954, pp. 53-62).

Transparecem desses enunciados concepções sobre a saúde e a organização dos serviços que procuram torná-las em sintonia com o grau ou etapa do desenvolvimento econômico e social e que ajusta a oferta e modos de prover serviços de saúde, mediante o estabelecimento de prioridades, às necessidades derivadas das características da formação social brasileira, das suas regiões e grupos sociais. Torna-se presente a crítica à desarticulação institucional e programática das atividades, tanto no que toca à separação entre ações preventivas e curativas, quanto à sobreposição de atividades entre serviços especializados. Tais formulações não implicaram no abandono da agenda tradicional da saúde pública ao longo dos governos de Vargas e Juscelino. No final da década, porém, a literatura sustenta que as posições tenderam a se tornar mais radicalizadas, resultando em um embate em que se oporia, grosso modo, de um lado, os "sespianos", ligados à tradição da saúde pública representada pelas iniciativas dos SESP; e aqueles associados às estruturas das campanhas verticalizadas do Departamento Nacional de Endemias Rurais e, por fim, de outro lado, os desenvolvimentistas, especialmente atentos às condições sociais de existência e às condições financeiras, materiais e humanas mobilizáveis para a atenção à saúde. Tais embates envolviam a luta pelo controle de uma associação especializada como a Sociedade Brasileira de Higiene e por maior ascendência sobre o processo de formulação de políticas (Escorel & Teixeira, 2008; Hochman, 2009; Labra, 1988; Lima et al., 2005; Reis, 2015).

Nos primeiros anos de 1960, o desenvolvimentismo sanitário dava o tom dos debates. Nos marcos das liberdades democráticas experimentadas a partir de 1945, ainda que restritas, em um período de ascensão dos movimentos sociais e populares, mas de quase permanente instabilidade política, a realização da III Conferência Nacional de Saúde, durante o governo Goulart (1961-1964), colocou a saúde em sintonia com as ideias e concepções que defendiam que a sociedade brasileira deveria ser objeto de um conjunto de reformas consideradas estruturais. No âmbito do Plano Trienal, proposto pelo executivo, elaborado sob a liderança de Celso Furtado, atendendo às reivindicações já tradicionais do campo trabalhista, foram propostas reformas nas áreas administrativa, bancária, tributária e agrária, de cunho modernizador e nos limites de uma sociedade capitalista. As áreas especificamente sociais também foram objeto de propostas reformistas e a Lei de Diretrizes e Bases da Educação e o Plano Nacional de Educação, aprovados em 1961, também no governo de Goulart, são exemplos de iniciativas exitosas (Ferreira, 2011, pp. 279-83).

A saúde não ficaria ausente deste ímpeto reformista. A realização em dezembro de 1963 da III Conferência Nacional de Saúde — aquela que foi considerada "o evento dramático final da saúde na experiência democrática" (Lima et al., 2005) — foi uma tentativa de estabelecer um programa setorial que sintonizasse a saúde com aqueles movimentos que empolgavam boa parte dos segmentos progressistas da sociedade. O propósito explícito da reunião era estabelecer novas diretrizes para a política de saúde e sua execução por meio de programas consistentes, tomando por fundamento as recomendações do XV Congresso Brasileiro de Higiene, que então expressavam as convicções dos sanitaristas desenvolvimentistas, e o Plano Trienal, recém-anunciado pelo Executivo. Seu temário incluía a apreciação geral da situação sanitária da população brasileira; a distribuição das atividades médico-sanitárias nas três esferas de governo; a municipalização dos serviços de saúde; e as bases de um Plano Nacional de Saúde (Brasil/III CNS, pp. 5-8).

Os documentos preparatórios da conferência, produzidos por iniciativa do Ministério da Saúde, e as resoluções finais do encontro merecem aqui uma análise detalhada. Eles revelam em que medida vários dos temas e recomendações de então guardam proximidade com as formulações que mais tarde formariam o núcleo das prescrições presentes nas estratégias de universalização da cobertura dos serviços.

Inicialmente, é preciso frisar que o vínculo e a associação com estratégias de desenvolvimento, como vimos, é direto. De fato, as orientações e metas presentes no Plano Trienal, segundo os Anais da conferência, precisariam orientar os debates e o conjunto final de suas recomendações, sendo que elas, segundo uma perspectiva enunciada no próprio discurso de abertura do presidente da República, deveriam mesmo acelerar o cronograma de formulação de um Plano Nacional de Saúde em sintonia com as diretrizes mais gerais do Plano Plurianual. Em seu pronunciamento, o chefe do executivo julga necessário fazer uma advertência diante de

> ... enganadoras perspectivas [...], segundo as quais é possível obter-se uma profunda melhoria da saúde de nossas populações, com a simples aplicação de medidas de ordem médico--sanitária: a Saúde, sabem os senhores mais do que eu, é um índice global, resultante de um conjunto de condições — boa alimentação, habitação higiênica, roupas adequadas, saudável regime de trabalho, educação, assistência médico-sanitária, diversões e ainda outros fatores que só podem ser conseguidos em consequência do desenvolvimento econômico da nação e da distribuição equitativa de suas riquezas (Brasil/III CNS, p. 24).

Nestes termos, segundo o presidente, recorrendo a uma citação daquele mesmo discurso de Vargas de mais de dez anos passados (Vargas, 1951), a saúde pública seria "incontestavelmente um problema de superestrutura que deverá de modo irrecorrível ajustar-se ao arcabouço econômico da nação" (Brasil/III CNS, p. 25). Entretanto, tal ponto de vista, com protagonismo visível no conjunto dos documentos da conferência, não invalidava a pertinência de se empreender a melhor organização dos serviços de saúde e garantir a sua eficácia de modo ajustado às condições socioeconômicas do país e às necessidades da sua população.

Pelas orientações do presidente, a política de saúde deveria ser prioritariamente orientada para as populações mais fragilizadas e desassistidas e tratar com parcimônia os investimentos nos serviços especializados, em geral, "de elevado custo, para satisfazer apenas a um pequeno número de pessoas, e no mais das vezes representando a transferência para o tesouro nacional de despesas que deviam correr por conta daqueles que realmente tiram benefícios de tais serviços" (Brasil/III CNS, p. 25). Essa seletividade nas prioridades da saúde pública também incluía a ideia da constituição de uma "rede básica de serviços médico-sanitários" que pretendia proporcionar a todos os brasileiros "um mínimo indispensável à defesa de sua vida" (idem, p. 25).

No tocante às relações entre as três esferas de governo, à municipalização dos serviços e às orientações básicas para um plano nacional de saúde, as recomendações finais da conferência assumiram que tanto o rendimento das atividades médico sanitárias, quanto o seu alcance territorial e populacional deixavam muito a desejar e que uma transformação da estrutura sanitária era necessária. Como orientação fundamental, recomendou-se a "criação de uma infraestrutura sanitária local" para a realização de atividades contínuas e adequadas às condições existentes, configurando uma "rede sanitária básica" (Brasil/III CNS, p. 236). A instituição de serviços locais não dependeria necessariamente da construção de edificações e tampouco da utilização de pessoal de nível universitário. Concebidos de modo flexível, poderiam "variar desde a atuação de um elemento auxiliar, com treinamento mínimo, até os serviços de alta especialização, de acordo com os problemas existentes e com a capacidade técnica, financeira e administrativa da coletividade", o que acarretaria um dispêndio adicional de recursos relativamente limitado (idem).

Esta seção do relatório definiu como atribuições da União: (1) estabelecer um plano diretor da saúde pública nacional; (2) orientar, coordenar e supervisionar a sua execução, procedendo a distribuição de recursos estritamente, segundo os critério nele estabelecidos; (3) realizar a formação e aperfeiçoamento do pessoal; (4) realizar as atividades de pesquisa aplicada; (5) fabricar produtos profiláticos e controlar a sua utilização; (6) atuar na regulação da produção, distribuição e venda de produtos terapêuticos; (7) proceder à normatização técnica geral das atividades a serem realizadas em todo o território; (8) manter laboratórios de referência e fixar os padrões mínimos e normas de controle dos alimentos; (9) normatizar, promover e coordenar a coleta de dados estatísticos referentes à saúde; e (10) zelar pelo cumprimento de acordos internacionais (Brasil/III CNS, 1991, p. 236).

Aos estados da federação caberia: (1) fixar o plano diretor estadual, seguindo as orientações do plano nacional; (2) preparar pessoal especializado; (3) realizar serviços de assistência médico-hospitalar; (4) manter hospitais de caráter regional em colaboração com os municípios; (5) dar assistência técnica aos serviços municipais de saúde, eventualmente com a colaboração da União; (6) contribuir de modo suplementar no apoio técnico e financeiro das atividades municipais; (7) manter laboratórios de diagnóstico e de controle de alimentos; (8) fiscalizar o exercício profissional e o comércio de medicamentos; e (9) coletar e analisar dados estatísticos de saúde (FMSN, 1991, pp. 236-7).

Para finalizar essa descrição de atribuições, ao município caberia: (1) estabelecer o programa municipal de saúde pública, em conformidade com as orientações gerais; (2) organizar e executar os serviços locais, sempre segundo as suas disponibilidades; (3) estabelecer em lei a participação municipal no financiamento dos serviços; (4) operar e manter o abastecimento de água e a remoção de dejetos e lixo; (5) colaborar na preparação de pessoal; (6) admitir servidores de saúde de forma permanente; (7) realizar a coleta de dados de saúde (Brasil/III CNS, pp. 236-7). O município, tratado como a instância primeira da prestação de serviços no processo de descentralização pretendido, deveria, em uma situação desejável, oferecer uma cesta mínima de serviços, a saber: (a) medidas básicas de saneamento; (b) fiscalização de gêneros alimentícios, do seu comércio e das habitações; (c) atividades de imunização contra doenças transmissíveis; (d) os primeiros atendimentos de assistência a doentes; (e) realizar programas de proteção da maternidade e da infância; (f) atividades de educação sanitária e (g) o registro de dados para estatísticas vitais (Brasil/III CNS, p. 240).

Uma minuta de lei municipal instituindo os serviços de saúde, incluída no relatório a título de sugestão, sugere que, para fazer frente às despesas, um fundo municipal deveria ser criado, sendo constituído por 10% da receita global de tributos e transferências; os auxílios específicos da União e do estado; e "as subvenções, doações, legados e rendas resultantes de retribuição de serviços e taxas específicas". Esse esboço de legislação previa também que os gastos com pessoal de saúde não deveriam exceder a 40% da arrecadação anual do fundo e os recursos eventualmente não gastos em um ano fiscal deveriam ser mantidos no fundo para dispêndios futuros, não sendo, portanto, recolhidos ao tesouro municipal ao fim do exercício (Brasil/III CNS, p. 241).

Como se sabe, os melhores anseios representados no relatório final da conferência foram frustrados pelo Golpe Civil-Militar de 1964. No entanto, parte dos princípios e diretrizes operacionais ali manifestos continuaram presentes como integrantes do acervo de prescrições do pensamento em saúde.

Considerações finais ou os tempos de uma reforma abortada

Um panorama das ideias e das práticas de saúde ao longo dos 15 primeiros anos após o término na Segunda Guerra Mundial, no contexto internacional e no Brasil, registram a emergência de tendências contraditórias. De uma parte, verificava-se uma crescente capacidade tecnológica do complexo industrial da saúde de desempenhar ações preventivas, diagnósticas e terapêuticas, que se faziam acompanhar de uma igualmente crescente fragmentação do conhecimento, dos processos formativos dos profissionais de saúde e das suas práticas, e que sempre incorriam em custos crescentes. Essa dinâmica capitalista de desenvolvimento de um mercado de saúde, que se fez acompanhar de vários defensores da prestação privada de serviços, convivia com uma expectativa, em certos contextos igualmente crescente, da ampliação das responsabilidades públicas com a proteção social e mesmo da afirmação da saúde como um direito dos indivíduos e das coletividades. Essas tensões se manifestavam de modo particular em cada país, de acordo com a sua história e as suas instituições. Na América Latina, mas não só, elas foram especialmente permeadas pela questão do desenvolvimento e do lugar da saúde na sua agenda.

Em um ambiente de polarização entre as alternativas capitalista e social democrata de organização da produção econômica, da estrutura social, e do poder nas formações sociais, esta ampliação dos direitos sociais, inclusive à saúde, tornava-se eventualmente parte dos anseios e das agendas rumo à transformação social mais radical. Nos marcos dos debates em torno da relação entre saúde e desenvolvimento, emerge uma tendência que procurou, nas estratégias de organização dos serviços de saúde, combinar a ampliação da cobertura dos serviços com a racionalização dos recursos operacionais, financeiros e do trabalho em saúde. Em diferentes matizes, essas orientações se fizeram presentes mundo afora e, não poderia ser diferente, no Brasil.

Entre estas diretrizes, ao final do período que nos importa aqui, ficaram em boa medida assentados os requisitos de regionalização da infraestrutura de serviços, do seu funcionando em formato de uma "rede", prevendo-se a hierarquização da complexidade da atenção. De forma relativamente difundida, fez-se menção à utilização de pessoal com treinamento elementar para atuação como auxiliares de saúde, de forma supervisionada, mas responsabilizando-se por boa parte dos cuidados básicos. Essas e outras ideias envolvendo os temas da racionalização, da hierarquização do cuidado, da regionalização, da municipalização ou do território de saúde, permaneceriam disponíveis como parte de um arsenal de soluções consideradas tecnicamente informadas, no momento em que o regime autoritário constrangia as possibilidades de um debate mais franco em torno das orientações macropolíticas de um desejado desenvolvimento em saúde.

DOCUMENTO

"O SERVIÇO ESPECIAL DE SAÚDE PÚBLICA E SUAS REALIZAÇÕES NO BRASIL"

Henrique Maia Penido

Arquivos da Faculdade de Higiene e Saúde Pública da Universidade de São Paulo, vol. 13, n.º 1, junho de 1959, pp. 17-36

A partir de janeiro de 1941, em pleno contexto da Segunda Guerra Mundial, se intensificaram as discussões para a criação de um programa de saúde e saneamento para a América Latina. De um lado, da parte dos norte-americanos, o programa tinha em vista interesses estratégicos inseparáveis dos esforços de guerra. No que se refere à aproximação com o Brasil, por exemplo, relacionava-se ao acesso e exploração de recursos florestais e minerais, látex e minério de ferro, por exemplo. De outro lado, da parte brasileira, alinhava-se aos interesses de Estado do governo Vargas, que percebeu na iniciativa a possibilidade de financiar ações e políticas em regiões mais inóspitas, porém estratégicas, do território nacional.

A agência cooperativa brasileira, batizada de SESP, foi fundada em 17 de julho de 1942, com a assinatura do embaixador norte-americano no Brasil Jefferson Caffery, o representante do IAIA, George Saunders e dos ministros Capanema e Oswaldo Aranha, tendo Vargas nomeado Saunders como superintendente da nova instituição. Como vimos ao longo deste capítulo, muitos foram os serviços prestados por essa agência à saúde pública brasileira, com destaque para a introdução de um modelo de gestão, na região do Vale do Rio Doce, que organizou sistemas de águas e esgotos, tornando-se modelo para outras regiões nas décadas seguintes.

Já no período pós-guerra, o SESP passou a adotar uma tática que, conjugada com outros fatores, garantiu sua continuidade e expansão. Reorientou a ênfase original da agência, focada em saneamento ambiental e controle da malária em áreas estratégicas, para o objetivo de construção de uma administração sanitária integrada. Dito de outro modo, em termos de cooperação, "desenvolver competência local em saúde pública". Nesse contexto, a partir dos departamentos estaduais de saúde, emerge como pauta a expansão de uma rede horizontal integrada e permanente de unidades de saúde.

O contexto do pós-guerra também registra uma crescente presença de brasileiros em posições de comando no SESP. Henrique Maia Penido, por exemplo, passa a ocupar a posição de superintendente do serviço em 1957. O texto que selecionamos, de sua autoria, originalmente uma palestra realizada nas dependências da Faculdade de Higiene e Saúde Pública da Universidade de São Paulo, em julho de 1959, constitui uma oportunidade para o nosso leitor conhecer, a partir de uma fonte de época, o contexto, a agenda de trabalho e realizações do SESP no país. Destaque para os convênios e as atividades desenvolvidas em parceria com os governos de diversas unidades da federação.

O texto também dá destaque para rotinas institucionais do SESP, tais como a "simplificação de fichários e anotações", como parte de novas orientações técnicas que procuravam instituir um conhecimento e ações programáticas com base em dados bioestatísticos.

O SERVIÇO ESPECIAL DE SAÚDE PÚBLICA E SUAS REALIZAÇÕES NO BRASIL *

HENRIQUE MAIA PENIDO **

Senhores:

Quando recebi o convite do Sr. Diretor da Faculdade de Higiene e Saúde Pública, Prof. A. L. Ayroza Galvão, para fazer uma palestre sôbre as "Realizações do SESP no Brasil", por ocasião das comemorações do ano jubilar da Universidade de São Paulo, fiquei sumamente honrado e ao mesmo tempo feliz por ter esta oportunidade de prestar, em nome do SESP, as nossas sinceras homenagens à Universidade de São Paulo e particularmente a esta Faculdade de Higiene e Saúde Pública, onde se têm especializado tantos dos nossos técnicos.

Acredito mesmo que as relações entre esta Faculdade e o SESP podem servir como exemplo do entendimento e da compreensão que devem existir entre uma Escola de Saúde Pública e um serviço de saúde, pois elas vêm mostrando nos embates diários as vantagens evidentes dessa necessária harmonia entre o ensino dos princípios e a prática da saúde pública. Porém, entre esta Universidade e o SESP, existe mais que uma simples compreensão, existe uma colaboração salutar e profícua, traduzida sobretudo no intercâmbio de idéias e proveitosas convivência entre técnicos. Basta citar que nada menos de cinco professôres desta Universidade: Ayroza Galvão, Paulo Antunes, Alves Meira, Dacio Amaral e Maria Rosa Pinheiro trabalharam lado a lado conosco por longos períodos. Por outro lado, numerosos técnicos do SESP, tanto brasileiros quanto americanos, têm colaborado com os Professôres desta casa: Nelson Moraes, Brito Bastos, Manceau, Arthur Rios, Paulo Freire, Reinaldo Ramos, Maria de Lourdes Rodrigues, Evelyn Rahm, Eleanor Sprague, Thomas Thompson, Beatrice Lennington, Vernon Forney entre outros, contribuindo com a sua experiência para o engrandecimento do ensino aqui ministrado. Neste sentido, merece referência especial a enfermeira Ella Hasenjaeger, que trabalhou na Escola de Enfermagem da Universidade entre 1944 e 1951, dedicando-se nesses oito anos, exclusivamente, ao aperfeiçoamento do ensino de enfermagem entre nós.

---
* Palestra realizada na Fac. Hig. e S. Pública da U. S. P. em 20-7-59 em comemoração do ano jubilar da Universidade de São Paulo.
** Superintendente do Serviço Especial de Saúde Pública.

Reprodução fac-similada.

Também, não poderia deixar passar esta oportunidade sem um preito de homenagem ao saudoso Professor Geraldo Horácio de Paula Souza, que contribuiu de maneira expressiva para a aproximação entre a Faculdade de Higiene e Saúde Pública e o SESP. Não nos esquecemos que foi Paula Souza que interessou o nosso ex-Superintendente, Dr. M. G. Candau, a ingressar na Organização Mundial de Saúde, cuja existência se deve em grande parte ao entusiasmo e tenacidade do primeiro e que encontrou no segundo um brilhante orientador e administrador.

É esta compreensão e interêsse dos Senhores Professôres desta Faculdade pelas coisas do SESP que justificam a minha presença aqui neste momento e é com prazer que em ambiente tão amigo e acolhedor tentarei traçar-lhes uma imagem das realizações e atuação do SESP no cenário sanitário nacional.

Em Janeiro de 1954, quando por ato do então Ministro da Saúde Miguel Couto Filho, assumi, em caráter interino, a Superintendência do Serviço Especial de Saúde Pública e, posteriormente, em Julho do mesmo ano, por ato do Ministro Mário Pinotti, assumi o mesmo cargo em caráter efetivo, o Convênio entre os Governos do Brasil e dos Estados Unidos da América, para a execução de um programa de cooperação em assuntos de saúde e saneamento e que dera origem ao SESP, já estava no seu décimo segundo ano de atuação.

O programa de trabalho passara por sensíveis alterações no decorrer dêsses doze anos, já que o SESP, criado para fazer face a uma situação de emergência, a segunda guerra mundial, conforme as finalidades estabelecidas no Convênio inicial referente ao Vale do Amazonas e posteriormente o referente ao Vale do Rio Doce, evoluíra no sentido de tornar-se uma organização de caráter permanente, assumindo, sobretudo na região amazônica, a responsabilidade quase exclusiva dos serviços de saúde nos municípios do interior dos Estados do Amazonas e Pará.

Atividades de assistência médica: aos trabalhadores removidos do Nordeste para a exploração da borracha na região amazônica, aos empregados na extração de mica e cristal de rocha nos Estados de Minas Gerais, Espírito Santo e Goiás, aos empregados na reconstrução da Estrada de Ferro Vitória-Minas da Cia. Vale do Rio Doce S.A.; o combate à malária e à lepra nessas mesmas regiões, que constituíram as principais responsabilidades do Serviço durante alguns anos, foram gradualmente substituídas por outras, visando sobretudo a organização de uma estrutura sanitária de base, nos municípios do interior.

Em 1948, a atuação do SESP limitava-se pràticamente ao vale do rio Doce e aos Estados do Amazonas, Pará e Territórios Federais, sendo que as atividades médico-sanitaristas organizadas nos territórios do Rio Branco, Acre e Amapá haviam sido transferidas à responsabilidade das respectivas administrações territoriais durante os anos de 1945 e 1946, permanecendo apenas sob a responsabilidade do SESP as atividades de engenharia sanitária nessas unidades da Federação. No campo do ensino da enfermagem continuavam, entretanto, os auxílios e a assistência técnica a numerosas Escolas de Enfermagem, entre as quais as de São Paulo, Niterói, Belo Horizonte, Anápolis e Goiânia, mereceram atenção especial.

A partir de 1949, iniciou-se a fase que poderemos chamar de "expansão" das nossas atividades, fase que perdura até o presente. Nesse ano, por solicitação dos Estados da Paraíba, Pernambuco e Bahia, organizaram-se serviços médico-sanitários em área de importância econômica dêsses Estados, com o objetivo de melhorar as condições de saúde da população local, e constituir centros de treinamento para as respectivas organizações estaduais de saúde.

Em 1950, por solicitação da Superintendência da Comissão do Vale do São Francisco, assumimos a responsabilidade técnica e administrativa das atividades sanitárias naquela região inclusive a de concluir e colocar em funcionamento os numerosos hospitais mandados construir por aquela Comissão. Em decorrência dêsse Convênio passamos a atuar nos Estados de Alagoas e Sergipe e ampliamos as atividades existentes nos Estados de Pernambuco, Bahia e Minas Gerais para incluir as regiões banhadas pelo rio São Francisco.

Em 1952, foi assinado um Convênio de coperação com o Estado do Rio de Janeiro, do qual resultou a instalação do primeiro laboratório para pesquisas no terreno da Higiene Industrial no Brasil, assim como a de um laboratório para confecção de drogas e medicamentos para a Secretaria de Saúde e Assistência daquêle Estado.

Em agôsto de 1953, foi assinado um Convênio de Cooperação com o Estado do Rio Grande do Sul para o melhoramento das condições sanitárias das populações da fronteira oeste do Estado.

Êsses dois últimos Convênios apresentaram uma modalidade de cooperação diferente dos anteriores já que nos demais Estados, de acôrdo com o convencionado, o trabalho seria executado diretamente pelo SESP com a participação financeira do Estado interessado, enquanto os dois últimos previam uma colaboração técnica e financeira do SESP para o desenvolvimento de atividades a serem realizadas diretamente pelos órgãos estaduais competentes.

A partir de 1954, foi adotada nova orientação em relação a assinatura de Convênios representando importante mudança na política geral de trabalho do SESP.

O primeiro dêsses Convênios, que foi assinado com o Estado do Ceará, previu a criação por parte dêsse Estado de um "Serviço Especial de Engenharia Sanitária", com o objetivo de desenvolver um programa de abastecimentos dágua, problema de máxima importância para aquela região. Para o Serviço recém-criado concorreriam financeiramente o Estado e o SESP, indicando êste último à aceitação do primeiro, um dos seus técnicos para assumir a chefia do referido Serviço a fim de organizá-lo e treinar elementos locais que, no futuro, assumiriam a responsabilidade pela administração do Serviço. Em síntese, era a aplicação da idéia que havia presidido à criação do SESP no nível federal, ao nível estadual. Esperava-se além disso poder contornar, com essa nova fórmula, uma situação administrativa que já então se delineava difícil, qual a de um órgão da esfera federal assumir a responsabilidade direta de serviços que, perante a Constituição, era de competência estadual, conforme acontecera nas regiões onde o SESP organizara anteriormente seus trabalhos, no tempo da ditadura.

Essa primeira tentativa no sentido de conceber uma fórmula que permitiria a criação e o desenvolvimento de um serviço na esfera estadual em bases mais modernas, orientou-se no sentido da engenharia sanitária em virtude de Decreto de 1953, que conferira ao SESP a responsabilidade de aprovar os aspectos técnico e financeiro dos projetos de abastecimento dágua apresentados pelos Municípios às Caixas Econômicas Federais para fins de financiamento. As dificuldades incorridas por inúmeros municípios do interior em poder apresentar projetos para abastecimentos dágua de nível técnico aceitável, haviam levado o Govêrno Federal a entregar ao SESP verbas do Plano SALTE para auxiliá-los na realização de projetos de acôrdo com os modernos requisitos da engenharia sanitária. Surgindo a possibilidade de fazer-se um Convênio com o Estado do Ceará, pensou-se em criar ali uma organização básicamente estadual capaz de atender às solicitações municipais no setor da engenharia sanitária, idéia prontamente aceita pelo Govêrno daquêle Estado, que criou então o Serviço Especial de Engenharia Sanitária do Ceará, em cooperação com o SESP.

Procurou-se aplicar, dai por diante, o mesmo princípio, quaisquer que fossem as atividades a empreender, em vista da evidente vantagem apresentada pelo novo tipo de Convênio para o desenvolvimento das estruturas estaduais de saúde, permitindo a criação de órgãos locais providos da necessária flexibilidade técnica e administrativa indispensáveis à consecução dos objetivos a alcançar.

Dentro dessa orientação foram assinados, em 1955, Convênios com os Estados de Sergipe e Paraná.

O Convênio com o Estado de Sergipe que passou a constituir um Convênio Padrão, visava o desenvolvimento de serviços de saúde e saneamento em todo o interior do Estado, mediante a criação de um Serviço Cooperativo de Saúde do Estado de Sergipe.

Em 1956 foram assinados Convênios com os Estados do Rio Grande do Norte e Piauí, sendo criados os respectivos "Serviços Cooperativos de Saúde", nos mesmos moldes que o convencionado com o Estado de Sergipe, introduzindo-se pequenas alterações para atender às particularidades locais.

No mesmo ano, foi revisto e ampliado o Convênio existente, desde 1943, com o Estado do Espírito Santo, criando-o o Serviço Cooperativo de Saúde dêsse Estado, com o objetivo inicial de desenvolver os serviços de saúde e saneamento em todo o norte capixaba.

Em 1957, em virtude de obrigações contratuais com a Superintendência do Plano de Valorização Econômica da Amazônia, foram assinados Convênios com os Estados do Maranhão, Goiás e Mato Grosso para a organização de serviços de saúde e saneamento nas regiões daquêles Estados incluídas no plano de valorização da Comissão acima referida, porém não foi tentada, de início, a criação de "Serviços Cooperativos" nesses Estados, em vista de dificuldades de ordem administrativas resultantes do Convênio com a S. P. V. E. A.

Ainda em 1957 foi assinado importante Convênio com o Serviço Social da Indústria de São Paulo para o desenvolvimento das atividades de Higiene Industrial neste Estado. Datavam, aliás, de vários anos as tentativas de entendimento com o Estado de São Paulo para o estabelecimento de um programa de trabalho no setor da higiene industrial, porém as dificuldades de ordem administrativa, oriundas da divisão da responsabilidade pela orientação dessas atividades, no Estado, entre as Secretarias de Saúde e do Trabalho, não haviam permitido chegar-se a um acôrdo definitivo. A solução encontrada, em vista dos objetivos do SESI, aliados a uma flexibilidade administrativa e financeira muito mais ampla do que a das repartições estaduais, está permitindo o desenvolvimento, em bases sólidas, de um amplo programa de higiene industrial em São Paulo.

No decorrer de 1958 foi assinado um Convênio com a Superintendência de Urbanização e Saneamento da Prefeitura do Distrito Federal (SURSAN) para o planejamento do sistema de esgotos da cidade do Rio de Janeiro, estudo de grande vulto que proporcionará ao SESP a possibilidade de cooperar na solução de um dos maiores problemas de engenharia sanitária do País.

Finalmente, em novembro de 1958, por solicitação do Estado de Santa Catarina, foi assinado um Convênio para a criação de um Serviço Cooperativo de Saúde, nesse Estado, com a participação do SESP, da Secretaria de Saúde e Assistência, do Serviço Social Rural e da Federação das Associações Rurais do Estado. Essa associação de quatro entidades, sendo uma de caráter privado, para a criação de um serviço comum, vem demonstrar a possibilidade de uma ampla cooperação para a solução de um dos mais importantes problemas do nosso desenvolvimento econômico e social, e a importância da fórmula preconizada pelo SESP — criação de Serviços Cooperativos — para a consecução dêsse objetivo.

Com a assinatura do Convênio com o Estado de Santa Catarina passou o SESP a atuar em tôdas as unidades da Federação, atingindo um âmbito verdadeiramente nacional e confirmando o sucesso do programa cooperativo de saúde iniciado a dezessete anos apenas.

Não menos importante no que êsse crescimento em extensão, foi o progresso técnico alcançado pelo SESP em prazo relativamente curto. Graças ao programa intensivo de treinamento e aperfeiçoamento do pessoal em todos os níveis, que constituiu uma das principais atividades do SESP desde seu início (vide Tabelas I, II e III), aliado a uma proveitosa convivência com numerosos técnicos americanos e à uma orientação constante no sentido do aperfeiçoamento e adaptação das técnicas de trabalho às condições do meio ambiente, conseguiu-se formar uma vasta equipe experiente e capaz, apta a enfrentar eficientemente os nossos variados problemas sanitários.

Índice aliás expressivo dêsse progresso técnico é o crescente número de bolsistas estrangeiros que têm visitado anualmente os nossos serviços. Sòmente em 1958, estiveram em visita de estudos e observações nos serviços do SESP, 30 bolsistas patrocinados pela International Cooperation Administration (Ponto IV do Govêrno dos Estados Unidos da América e 13 patrocinados pela Organização Mundial de Saúde e Organização Panamericana de Saúde. Nesse mesmo ano o Govêrno Brasileiro ofereceu três (3) bolsas de estudos no SESP como parte de sua participação no Programa Ampliado de Assistência Técnica das Nações Unidas.

Os princípios que deveriam nortear as atividades de saúde pública realizadas através das unidades sanitárias, vêm constituindo a principal preocupação do SESP desde o momento em que se fixou a política geral de trabalho no sentido de construir uma estrutura sanitária de base, nos municípios do interior.

Partindo do conceito da quase exclusividade das medicina preventiva dentro dos moldes clássicos norte-americanos, caminhamos lentamente para o reconhecimento das peculiaridades do nosso meio, aceitando como princípio necessário nas nossas unidades sanitárias a integração das atividades de medicina curativa e preventiva.

Lembro-me ainda com prazer da primeira reunião que tivemos no Rio, por volta de 1947 ou 1948, onde os companheiros da amazônia e do rio Doce encontraram-se pela primeira vez para debater êste assunto. Se não me falha a memória, vários professôres desta Faculdade tomaram parte nessa reunião. O que hoje nos parece evidente e acertado, constituia então motivo para acalorados debates. Porém, aceito o princípio, sòmente com o decorrer do tempo se foram aperfeiçoando os detalhes, visando sempre a distribuição das tarefas de modo a aproveitar ao máximo o elemento técnico. Mais fácil dizer, no entanto, do que fazer. A rotina uma vez imposta é extremamente difícil de ser modificada, mòrmente em situações de difícil comunicação como as encontradas com freqüência entre nós. Porém, após um trabalho paciente e fecundo se foi conseguindo modificar a prática de uma saúde pública com ênfase quase exclusiva no preventivo através de clínicas de higiene materna, infantil, etc., para um sistema mais condizente com a nossa realidade, entregando-se ao médico a missão quase exclusiva de diagnóstico e indicação terapêutica, enquanto as tarefas complementares eram distribuidas a elementos auxiliares convenientemente preparados, mòrmente os de enfermagem.

A simplificação de fichários e anotações foram corolários dessa nova orientação, procurando-se antes de tudo através do conhecimento de dados bioestatísticos, atender às situações mais prementes, evitando-se o mais possível as mortes prematuras, para que, com o tempo, as medidas de ordem preventiva, sobretudo as relacionadas com o saneamento do meio ambiente, pudessem atuar. Também neste setor modificou-se profundamente o sistema de trabalho, hoje orientado no sentido de uma real ajuda à população pelo auxiliar de saneamento, em substituição às fases de polícia sanitária ou a simples visita de inspeção com os intermináveis conselhos quase nunca cumpridos. Hoje vemos que os agentes do saneamento trabalham com gosto e entusiasmo, aceitos pela população como amigos, conseguindo verdadeiros milagres em matéria de melhoramento das condições sanitárias da habitação. A instalação nas unidades sanitárias de pequenas oficinas com as ferramentas necessárias à execução de um programa realmente objetivo de melhoramento das condições do meio, de pequenas salas de reidratação e bancos de sangue, aliados a um programa de educação sanitária através da mobilização dos líderes da comunidade e de um esclarecimento contínuo dos servidores dessas unidades sôbre os objetivos a alcançar, vieram transformar completamente a fisionomia do trabalho executado, com os resultados os mais animadores. Por outro lado, graças à peculiaridade do nosso sistema de trabalho o problema da integração se pôde estender às unidades hospitalares, quer em edifício comum quer em edifícios separados, o que veiu dar às nossas atividades maiores possibilidades de êxito, pela assistência mais completa à população. Acredito mesmo ser o SESP o único serviço atualmente no Brasil a ter demonstrado na prática a exequibilidade, eficiência e economia da tão falada integração dos serviços assistenciais e preventivos.

Em vista da magnitude dos problemas e da exiguidade de recursos, longe estamos ainda de poder oferecer serviços completos às populações a que nos comprometemos atender, porém, aos poucos, vamos procurando atingir os problemas principais. Por isso mesmo, o combate à mortalidade infantil tem constituído uma das maiores preocupações do nosso serviço e as medidas de assistência à mãe e à criança, aliadas aos investimentos no setor do melhoramento das condições do meio ambiente, assumiram papel preponderante nas nossas atividades. Mais recentemente, e em conseqüência às novas possibilidades no setor da tuberculose, principal causa de morte acima dos cinco anos, nas áreas por nós trabalhadas, iniciamos uma série de atividades visando o contrôle dessa doença que vem dizimando a nossa população justamente na idade produtiva, com as inevitáveis repercussões econômicas. Para dar-lhes uma idéia da importância do problema direi que o dispensário de tuberculose do centro de saúde de Palmares, em Pernambuco, que atende a oito municípios com cêrca de 250.000 habitantes, tratou no primeiro ano de sua instalação, 1958, 473 doentes.

Muitos outros setores de atividade sanitária têm sido objeto das nossas cogitações. Entre êles, pela sua importância, merece especial destaque o problema do abastecimento dágua, onde a atuação do SESP se tem feito sentir de maneira extraordinária, sobretudo no norte e nordeste do País. Até o fim de 1958, havíamos concluído 361 estudos e estavam em elaboração 189, que esperamos poder terminar até o fim do corrente ano, elevando-se o total de municípios beneficiados a 550. Nessa mesma data havíamos completados 78 abastecimentos e estavam em construção outros 65. Um grande esfôrço tem sido dispendido junto aos municípios beneficiados no sentido de se conseguir uma fórmula capaz de garantir a manutenção e operação adequadas dêsses abastecimentos, através da criação de "Serviços Autônomos" com autoridade exclusiva para manejar o sistema, e o estabelecimento de taxas capazes de permitir o auto-financiamento da operação e manutenção. Também contribuiu o SESP de maneira positiva para a elaboração de um projeto de lei criando fundos rotativos para financiamento das vultosas despesas necessárias à construção de abastecimentos dágua, geralmente fóra do alcance dos recursos municipais. Infelizmente o projeto de lei enviado com mensagem do Executivo à Câmara, em 1956, ainda continua em lento andamento no Congresso. Estudos da poluição dos cursos dágua, métodos de tratamento de esgôto, seminários congregando os professôres das Cadeiras relacionadas ao saneamento, de nossas

Escolas de Engenharia, constituiram outros campos de atividades do SESP no setor da Engenharia Sanitária. Aqui mesmo em São Paulo, em São José dos Campos, em cooperação com o Serviço do Vale do Paraíba, da Secretaria de Viação, estão sendo realizadas as primeiras experiências com lagoas de oxidação para o tratamento de esgotos.

Já me referi anteriormente às atividades no campo da Higiene Industrial, de tanto interêsse para êste Estado, onde o SESP teve ação pioneira, iniciando estudos e métodos de trabalho que permitirão estabelecer em futuro próximo "padrões" adequados às nossas condições e sobretudo a adoção de uma atitude de correção das condições defeituosas em substituição à política de multas e pagamento de bonificações adotadas até aqui, que tanto oneram a nossa indústria e nenhum benefício trazem, do ponto de vista sanitário, aos indivíduos em contacto com substâncias nocivas ou ambientes poluídos.

No setor da Higiene Dentária também iniciou o SESP trabalho pioneiro com o estabelecimento de vasto programa de contrôle da cárie dentária pela aplicação tópica de fluoreto de sódio, ou pela aplicação do fluorsilicato de sódio nas águas de abastecimento públicos, cujos resultados expressivos podem ser vistos no cartograma aqui apresentado. Outras experiências estão em andamento neste setor. Em Curitiba, por exemplo, estamos empregando a fluorita (fluoreto de cálcio), para verificarmos a possibilidade do emprêgo dêste sal, do qual possuimos grandes jazidas, em substituição ao fluorsilicato de sódio obrigatòriamente importado. Já na Amazônia, na região de Belterra e Fordlândia, no rio Tapajós, iniciaram-se experiências para avaliar a influência do difosfato de cálcio no contrôle da cárie dentária, adicionando-se a farinha de madióca. Com tôdas essas experiências em andamento, esperamos em breve conseguir uma resposta eficiente e econômica para o contrôle de um grave problema, até pouco tempo inteiramente esquecido entre nós.

Não desejaria abusar por mais tempo da boa vontade dos meus ouvintes, pois para nós do SESP seria fácil continuar por muito tempo a falar sôbre os problemas que têm ocupado a maior parte das nossas vidas e aos quais nos temos dedicado com fidelidade e entusiasmo. Não poderia, no entanto, deixar de fazer referência às inúmeras pesquisas realizadas pelo SESP desde seu início e nas quais tomaram parte ativa êsses dois ilustres paulistas, Ayroza Galvão e Dácio Amaral. A malária, as verminoses, a filariose, a esquistossomose, as doenças diarréicas, os vírus, os problemas de nutrição, os estudos estatísticos, foram objeto de pesquisas que constituem hoje um acêrvo que, acredito, honrariam qualquer organização. Exemplo dêsse tipo de estudo é o recentemente concluído na cidade de Palmares, onde a epidemiologia das diarréias foram objetos de estudos exaustivos, acompanhando-se mais de 700 crianças nascidas naquela cidade por um período de seis meses. Os resultados ainda estão sendo computados porém, já podemos apresentar algumas informações de interêsse baseados em uma amostra selecionada. Assim, existe uma correlação bastante acentuada entre o aumento do número de episódios diarréicos e o aumento do número de moscas nos domicílios. Os casos de diarréia por "Shigella" foram sempre mais freqüentes nas casas que utilizavam menos de 10 litros de água por dia, e também naquelas onde o destino de dejetos era mau.

Também desejava fazer uma menção especial às numerosas publicações editadas pelo SESP, quer trabalhos originais quer traduções de importantes trabalhos estrangeiros, e aproveito esta oportunidade para homenagear esta Universidade, ofertando à biblioteca desta Faculdade uma coleção completa dessas publicações, pequena mas sincera oferta, pelo muito que temos recebido.

Por fim, meu Senhores, e em face da vasta experiência obtida na aplicação prática dos princípios de saúde pública entre nós, queria pedir a atenção dos Senhores Professôres para aquilo que salientei no princípio desta palestra: a necessidade da harmonia entre os princípios e a prática da saúde pública. Para aqui temos enviado e continuaremos a enviar os nossos técnicos para se aperfeiçoarem e ganharem novos horizontes. Esta necessidade contínua de melhorarmos o nível de nosso pessoal técnico tem sido em grande parte o agente de nosso sucesso e por isso mesmo não medimos sacrifícios para atingir êsse objetivo, apesar do pesado ônus que para nós representa. No entanto, me permita perguntar aos Senhores Professôres se a aceitação dêsses novos princípios sobretudo o desaparecimento dessa fronteira rígida entre medicina preventiva e curativa não estaria a indicar uma nova conceituação para os cursos aqui ministrados, de maneira a permitir aos que permanecem neste grande centro médico que é São Paulo, acesso não sòmente aos ensinamentos da medicina preventiva, mas também aos serviços de medicina curativa.

Meus Senhores, reiterando os meus mais sinceros votos pela grandeza dessa Universidade e particularmente desta Faculdade de Higiene e Saúde Pública, agradeço a atenção que me foi dispensada, em nome de todos os colegas e companheiros do SESP.

M. S. — SERVIÇO ESPECIAL DE SAÚDE PÚBLICA

FORMAÇÃO DE PESSOAL TÉCNICO

1942-1958

Tipo de Curso	Nos Estados Unidos	No Brasil	Total
Especialidades médicas	126	—	126
Engenharia sanitária	102	48	150
Administração de Saúde Pública	79	100	179
Administração hospitalar	29	37	66
Enfermagem	68	325	393
Educação sanitária	17	—	17
Serviço social	14	—	14
Odontologia sanitária	14	—	14
Outros	7	13	20
TOTAL	456	523	979

FORMAÇÃO DE PESSOAL TÉCNICO NA FACULDADE
DE HIGENE E SAÚDE PÚBLICA

1945-1959

Médicos	82
Engenheiros	54
Inspetores sanitários	25
Enfermeiras	2
Dentistas	1
TOTAL	164

FORMAÇÃO DE PESSOAL AUXILIAR

1942-1958

Enfermagem de saúde pública	500
Enfermagem hospitalar	407
Saneamento	340
Laboratório	300
Educação sanitária	19
Administração	11
TOTAL	1.577

M. S. — SERVIÇO ESPECIAL DE SAÚDE PÚBLICA

ESTUDOS E ELABORAÇÃO DE PROJETOS DE ABASTECIMENTO D'ÁGUA

ESTADO	Em elaboração em 1953	Concluídos até 1953	1954 Iniciados	1954 Concluídos	1955 Iniciados	1955 Concluídos	1956 Iniciados	1956 Concluídos	1957 Iniciados	1957 Concluídos	1958 Iniciados	1958 Concluídos	Total Em elaboração	Total Concluídos
Amazonas	7	4	2	—	2	4	2	2	—	5	—	—	2	16
Território Federal do Acre		—	—	—	—	—	—	—	—	—	—	—	—	2
Território Federal de Rondônia		2	—	—	—	—	—	—	—	—	—	—	—	2
Território Federal do Rio Branco			14	2	5	—	—	—	—	—	—	—	5	1
Pará	—8	9	—	—	—	—	—	—	—	—	—	—	—	—
Território Federal do Amapá			—	—	—	16	—	9	—	—	—	1	—	38
Maranhão			3	—	7	14	12	7	9	3	2	3	11	12
Goiás			6	—	15	10	9	—	4	6	—	—	19	18
Mato Grosso			2	—	15	—	5	12	8	4	—	7	2	29
Piauí			—	—	6	—	3	2	4	3	—	3	3	13
Ceará			2	—	—	2	3	2	—	2	—	4	—	10*
Rio Grande do Norte			6	—	6	—	12	—	—	—	6	3	—	6
Paraíba			6	—	2	2	3	5	3	—	3	—	12	6
Pernambuco			9	—	2	3	3	2	—	5	7	4	9	16
Alagoas			12	—	4	2	10	4	7	2	4	—	7	16
Sergipe		—	21	—	30	16	34	20	40	9	9	3	20	13
Bahia		3	—	—	—	—	—	—	—	20	3	2	57	30
Minas Gerais	3	5	—	—	—	—	—	—	—	—	—	—	3	77
Rio de Janeiro		6	—	—	—	—	—	—	—	—	—	—	—	14
Espírito Santo		7	6	—	3	3	5	5	5	2	5	5	6	6**
São Paulo		—	9	—	5	2	—	—	5	—	4	4	6	16
Paraná		—	3	—	—	—	—	—	—	2	—	7	3	16
Santa Catarina		—	—	—	—	—	9	—	—	—	1	—	7	9
Rio Grande do Sul		—	—	—	—	—	—	—	—	—	—	—	—	10
													9	1**
TOTAIS	23	41	106	24	106	79	123	85	108	68	43	64	189	361

* Inclui 8 projetos elaborados em cooperação com o Govêrno do Estado.   ** Projetos elaborados em cooperação com o Govêrno do Estado.

M. S. — SERVIÇO ESPECIAL DE SAÚDE PÚBLICA
CONSTRUÇÕES DIVERSAS

Tipo de Construção	Em constru-ção em 1953	Concluídas até 1953	1954 Iniciadas	1954 Concluí-das	1955 Iniciadas	1955 Concluí-das	1956 Iniciadas	1956 Concluí-das	1957 Iniciadas	1957 Concluí-das	1958 Iniciadas	1958 Concluí-das	Total Em cons-trução	Total Concluí-das
Sistemas de Abastecimento d'Água	19	1	10	2	21	6	37	3	20	32	15	15	65	78*
Sistemas de Abastecimento d'Água — Ampliações e Reformas		20							6		5		15	2
Sistemas de Esgotos Sanitários		4					2		2	1	—		4	4
Sistemas de Esgotos Sanitários — Ampliações e Reformas	4	3	4	—			2	—	2	—	2	2	9	3
Unidades Hospitalares	6	8	—	4	2	3	—	2	—	5	2	3	—	18
Unidades Hospitalares — Ampliações e Reformas	1	27	2		2	3	3	2	10		2		8	40
Unidades Sanitárias		—				2								3
Laboratórios		—			—				—		—			—
Laboratórios — Ampliações e Reformas		13							—		—		2	14
Escolas de Enfermagem		—												—
Residências para Médicos		3												3
Residências para Enfermeiras e Auxiliares Hospitalares		2												2
Dispensários de Lepra		3												3
Dormitórios de Creches de Preventórios de Lepra		4												4
Almoxarifados, Garages, etc.														
Serviços de Drenagem, inclusive Diques													—	
TOTAIS	32	95	19	7	27	14	45	9	42	40	27	20	104	185

* Inclui 5 sistemas concluídos e 5 em construção em cooperação com o Govêrno do Estado, através do Serviço Especial de Engenharia Sanitária do Ceará; 7 sistemas em construção em cooperação com o Govêrno do Estado, através do S. C. de Saúde do Rio Grande do Sul, e um sistema concluído no Estado do Rio de Janeiro em coperação com o Govêrno do Estado, através da Comissão de Águas e Esgotos do Estado.

131

M. S. — SERVIÇO ESPECIAL DE SAÚDE PÚBLICA

UNIDADES SANITÁRIAS E SUB-POSTOS DE SAÚDE EM FUNCIONAMENTO

Estado	1942-1953		1954		1955		1956		1957		1958		Observações
	Unidade Sanitária		Unidade Sanitária		Unidade Sanitária		Postos	Sub-postos	Postos	Sub-postos	Postos	Sub-postos	
Amazonas	8		8		13	6	13	8	13	9	13	9	Operadas diretamente pelo S.E.S.P.
Pará	19	25	20	20	20	24	20	24	21	25	21	26	Operadas diretamente pelo S.E.S.P.
Maranhão	—	—	—	—	—	—	—	—	3	—	7	—	Em cooperação com o Govêrno do Estado.
Mato Grosso	—	—	—	—	1	—	2	—	2	—	4	—	Em cooperação com o Govêrno do Estado.
Goiás	—	—	—	—	—	—	—	—	7	—	8	5	Operadas diretamente pelo S.E.S.P.
Piauí	—	—	—	—	—	—	—	—	3	—	5	2	S. C. de Saúde do Estado do Piauí.
Rio Grande do Norte	—	—	—	—	—	—	—	—	3	—	9	—	S. C. de Saúde do Estado do R. G. do Norte
Paraíba	4	—	4	—	4	—	4	—	4	—	5	—	Operadas diretamente pelo S.E.S.P.
Pernambuco	4	—	8	—	8	—	8	—	14	—	17	—	Operadas diretamente pelo S.E.S.P.
Pernambuco	—	—	—	—	—	—	—	—	—	—	5	1	Em cooperação com o Govêrno do Estado.
Alagoas	5	—	5	—	6	—	7	—	8	—	9	—	Operadas diretamente pelo S.E.S.P.
Sergipe	5	—	5	—	5	—	13	1	18	—	18	—	S. C. de Saúde do Estado de Sergipe.
Bahia	12	—	14	—	15	—	17	—	25	—	26	—	Operadas diretamente pelo S.E.S.P.
Bahia	—	—	—	—	—	—	—	—	—	2	6	2	Em cooperação com o Govêrno do Estado.
Minas Gerais	14	—	15	—	15	—	15	—	15	—	16	—	Operadas diretamente pelo S.E.S.P.
Minas Gerais	—	—	—	—	3	—	3	—	10	—	10	—	Em cooperação com o Govêrno do Estado.
Espírito Santo	3	—	4	—	4	—	4	—	4	—	10	—	S. C. de Saúde do Estado do Espírito Santo.
Paraná	—	—	—	—	—	—	—	—	2	—	7	—	Operadas diretamente pelo S.E.S.P.
Rio Grande do Sul	—	—	1	—	2	—	6	—	7	—	8	—	Em cooperação com o Govêrno do Estado.
TOTAIS	74	33	84	33	102	31	119	33	165	36	204	45	

M. S. — SERVIÇO ESPECIAL DE SAÚDE PÚBLICA

UNIDADES HOSPITALARES EM FUNCIONAMENTO

ESTADO	1942-1953 Número	1942-1953 Total de leitos	1954 Número	1954 Total de leitos	1955 Número	1955 Total de leitos	1956 Número	1956 Total de leitos	1957 Número	1957 Total de leitos	1958 Número	1958 Total de leitos	OBSERVAÇÕES
Amazonas	—	—	—	—	1	12	1	12	1	25	1	25	Operadas diretamente pelo S. E. S. P.
Pará	2	68	2	68	2	68	2	68	2	68	2	68	Operadas diretamente pelo S. E. S. P.
Paraíba	1	20	—	40	1	40	2	60	2	62	2	62	Operadas diretamente pelo S. E. S. P.
Pernambuco	—	—	—	—	1	25	1	25	1	40	1	40	Assistência técnica e financeira pelo S. E.S.P.
Alagoas	—	—	—	—	1	20	1	25	1	25	1	25	Operadas diretamente pelo S. E. S. P.
Alagoas	—	—	—	—	—	40	1	40	1	40	1	40	Assistência técnica e financeira pelo S. E.S.P.
Sergipe	—	—	—	—	—	40	1	40	1	84	1	84	Assistência técnica e financeira pelo S. E.S.P.
Bahia	2	80	2	80	2	90	2	134	3	150	3	150	Operadas diretamente pelo S. E. S. P.
Bahia	—	—	—	—	2	80	3	120	2	104	2	104	Assistência técnica e financeira pelo S. E.S.P.
Minas Gerais	2	50	3	70	3	80	3	80	4	122	4	122	Operadas diretamente pelo S. E. S. P.
Minas Gerais	—	—	—	—	—	—	—	—	1	22	3	94	Assistência técnica e financeira pelo S. E.S.P.
Espírito Santo	1	—	1	38	1	38	1	40	1	40	1	46	Assistência técnica e financeira pelo S. E.S.P.
TOTAIS	8	248	9	296	16	533	18	644	20	782	22	860	

133

RESULTADO PRELIMINAR DE UM ESTUDO SÔBRE "DIARRÉIA INFANTIL"
LEVADO A EFEITO NA CIDADE DE PALMARES-PERNAMBUCO
7.10.1957 – 19.4.1959
PREVALÊNCIA

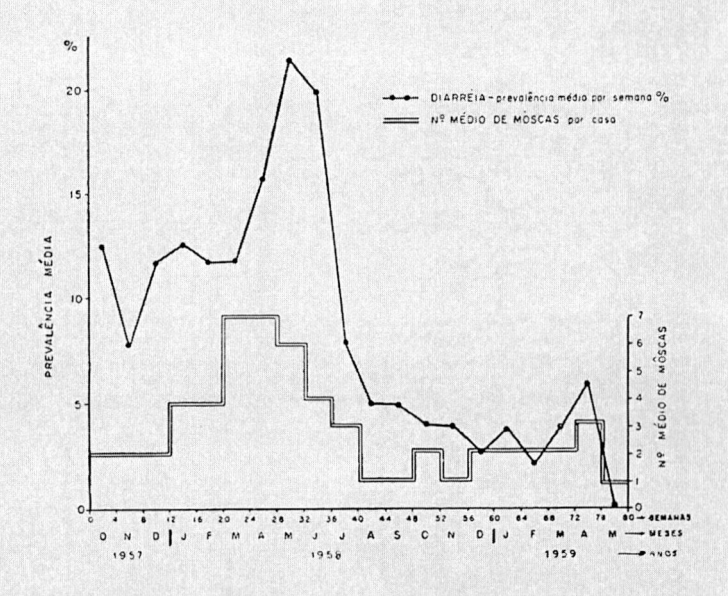

DIARRÉIA - prevalência média por semana %
N° MÉDIO DE MOSCAS por casa

RESULTADO PRELIMINAR DE UM ESTUDO SÔBRE "DIARRÉIA INFANTIL"
LEVADO A EFEITO NA CIDADE DE PALMARES-PERNAMBUCO
7.10.1957 — 19.4.1959
CONSUMO D'AGUA

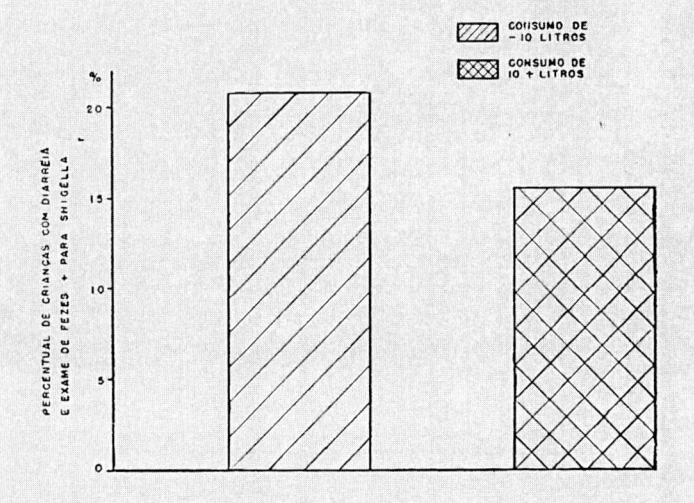

▨ CONSUMO DE
— 10 LITROS

▩ CONSUMO DE
10 + LITROS

RESULTADO PRELIMINAR DE UM ESTUDO SÔBRE "DIARRÉIA INFANTIL"
LEVADO A EFEITO NA CIDADE DE PALMARES-PERNAMBUCO
7.10.1957 — 19.4.1959
DESTINO DOS DEJETOS

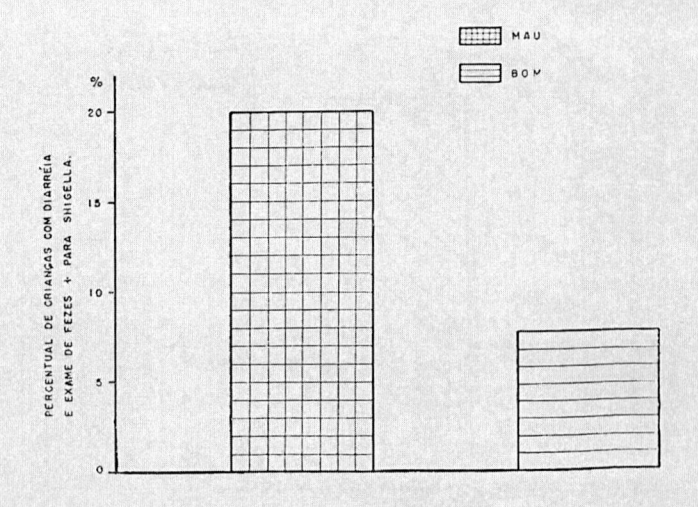

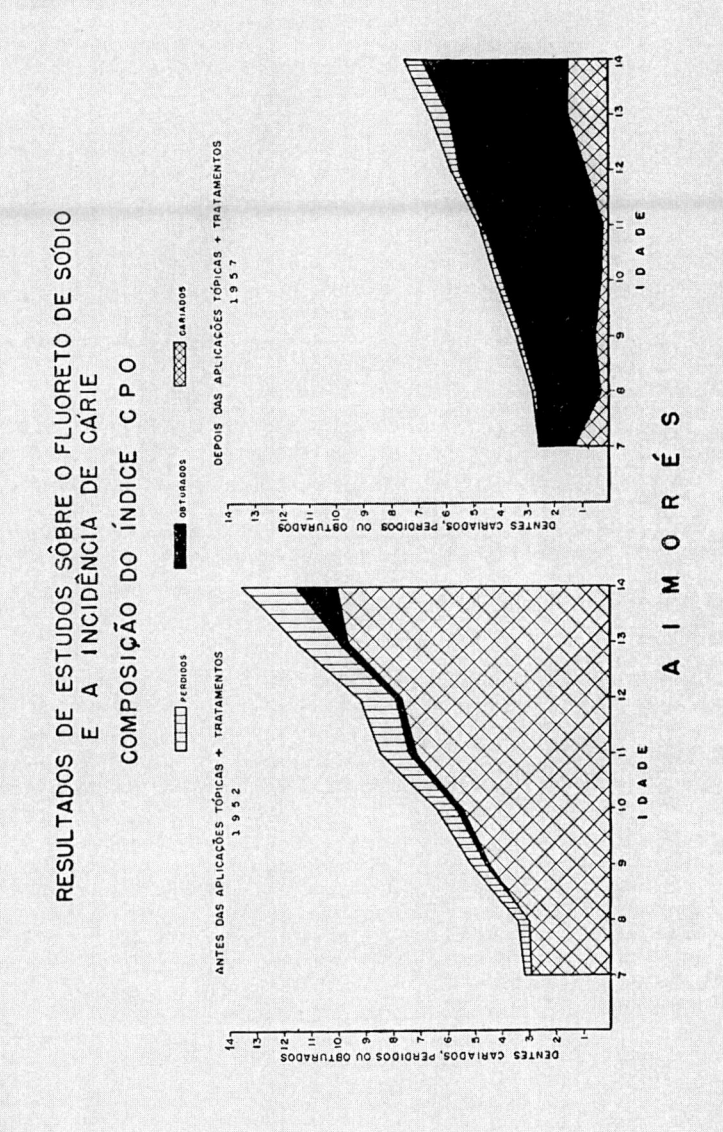

RESULTADOS DE ESTUDOS SÔBRE O FLUORETO DE SÓDIO
E A INCIDÊNCIA DE CÁRIE
COMPOSIÇÃO DO ÍNDICE C P O

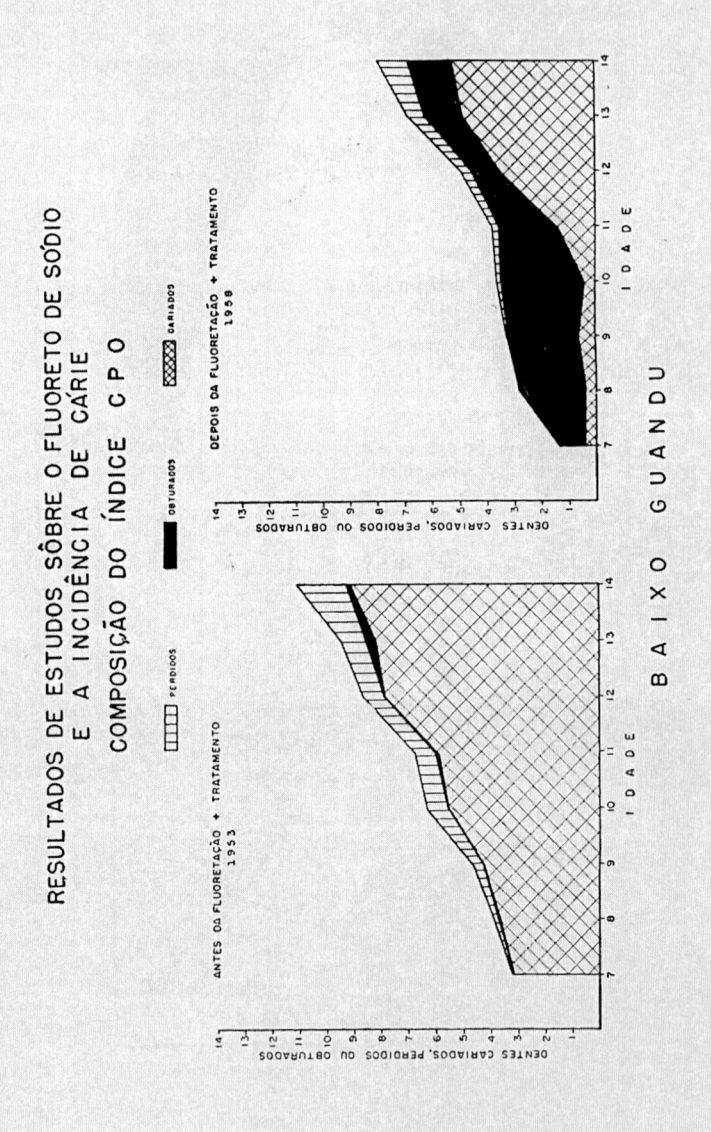

RESULTADOS DE ESTUDOS SÔBRE O FLUORETO DE SÓDIO E A INCIDÊNCIA DE CÁRIE
COMPOSIÇÃO DO ÍNDICE C P O

3
A gênese da Atenção Primária (1962-1979)

Aliás, foi nos ensinamentos do Prof. Mário Testa e do amigo comum, Mario Hamilton, que descobri estar praticando, [...] sem fundamentos teoricamente elaborados, o que seria denominado planejamento estratégico [...]. Compreendi com mais clareza que em uma sociedade dividida entre interesses antagônicos e contraditórios sempre haveria, em qualquer projeto levado à prática, aliados e adversários, estruturais e circunstanciais. E que os esforços de quem conduz devem se orientar sempre em ampliar alianças e diminuir oposições, pois quem conduz as ações sempre o estará em meio a uma luta política e ideológica.

Francisco de Assis Machado, sobre Montes Claros, nos anos 1970. *O Sus que eu vivi.* 2020, p. 181.

> *Muito boa a reportagem d'O Pasquim. O Piauí não deveria ter entrado no mapa. Médico daqui é rei.* [...]. *Os médicos do INPS não fazem visita domiciliar, pode o doente se lascar. Só atendem a particular e exigem cinquenta contos. Não há quem reclame, pois os caboclos têm medo de apanhar.*
>
> O Pasquim (RJ), n.º 53, 25 de jun. 1970, p. 29.

No plano da saúde internacional, o período entre a primeira metade da década de 1960 e o final dos anos 1970 pode ser compreendido *a posteriori* como tendo experimentado uma relativamente longa transição entre posições doutrinárias acerca das políticas de saúde. Esse percurso inicia-se com a crítica e o paulatino abandono da prioridade conferida às prescrições orientadas principalmente pelas ideias de controle e erradicação daquelas doenças com maior impacto epidemiológico e maiores implicações para os projetos de desenvolvimento econômico e social. Em substituição a essas últimas, começam a ganhar corpo as concepções mais integrativas entre saúde pública e atenção médica curativa, e maior ênfase na instalação e na cobertura dos sistemas de saúde, uma preocupação que tornará próximas as orientações da OMS e do Fundo das Nações Unidas para a Infância (UNICEF). Nesses marcos, ocorreu a gênese das formulações mais completas da Atenção Primária à Saúde como fundamento para a organização dos serviços e da estratégia orientadora para sua expansão. No final do período, a Conferência Internacional sobre Cuidados Primários à Saúde, promovida por aquelas duas organizações internacionais, realizada em Alma-Ata, Cazaquistão, em 1978, é um evento terminal desse ciclo.

No plano político doméstico, o período corresponde à implantação, auge e decadência da Ditadura Civil-Militar brasileira. Nele, as políticas de saúde também experimentam inflexões, com implicações doutrinárias quanto à agenda prioritária e à organição dos serviços preventivos e curativos. O período assinala em seu início a reorganização centralizadora e a expansão da medicina previdenciária, essencialmente curativa, privilegiando a prestação privada de serviços contratados pelo Estado. A partir de 1974, o regime começava a demonstrar sinais de crise e o II Plano Nacional de Desenvolvimento vai ser concebido também para buscar promover uma recuperação das suas bases sociais desgastadas. Entre as políticas sociais imaginadas, a saúde teria o seu lugar, dando ensejo à formulação de um primeiro Sistema Nacional de Saúde, em 1975. Com ele, começam a ganhar maior densidade as ideias acerca de uma expansão da cobertura da assistência médica e com a formação dos recursos humanos necessários para tanto. O Programa de Interiorização das Ações de Saúde e Saneamento (PIASS), instituído a partir de 1976, seria um marco de um processo de ampliação das responsabilidades da assistência médica da previdência social no tocante ao atendimento das frações da população não inscritas no mercado formal de trabalho, sem carteira de trabalho assinada, sem matrícula no seguro social do Estado.

A CENA INTERNACIONAL: CRISE DA SAÚDE E GÊNESE DA ATENÇÃO PRIMÁRIA

No capítulo anterior, discutimos os aspectos genéticos das críticas à medicina, à organização e às práticas de saúde pública presentes desde meados dos anos 1950 e que ganharam corpo em âmbito internacional ao longo dos anos 1960. Nessa década, vários autores e obras aprofundam essa discussão, ao mesmo tempo em que formas alternativas de organização dos serviços de saúde são experimentadas e difundidas em várias regiões do planeta.

É digno de registro, por exemplo, que na OPAS, o ano de 1962 marca a primeira vez em que a ideia de assistência médica básica é discutida como pauta programática no organismo internacional. A XVI Conferência Sanitária Pan-Americana, realizada entre agosto e setembro daquele ano, adotou um dossiê intitulado *The present status of medical care in the Americas in relation to its incorporation as basic service in integrated health programs* (PAHO, 1962) como documento para orientar a discussões técnicas previstas no programa da reunião. Preparado por uma comissão *ad hoc*, esse texto procurou sintetizar contribuições provenientes de várias instâncias da OPAS, introduzindo alguma uniformidade conceitual. O volume constituiu-se de três documentos de trabalhos distintos, dando conta, em sequência, das condições atuais dos serviços de assistência médica e das políticas adotadas nas Américas; dos aspectos econômicos e financeiros pertinentes à prestação desses serviços; e da utilização apropriada dos meios disponíveis. Essa última seção, de caráter prescritivo no que concerne à organização e modos de prestação dos serviços de atenção médica nos países em desenvolvimento, foi explicitamente assumida como uma orientação conceitual para todo o trabalho da comissão. Sua elaboração ficou a cargo de John B. Grant, um sanitarista renomado, nascido na China, de origem canadense. Filho de missionários é considerado um precursor, naquele país, na década de 1920, de serviços rurais de saúde nas comunidades, experiência depois replicada na Índia e em Porto Rico e que, segundo algumas narrativas, seria inspiradora da saúde rural socialista chinesa e do modelo dos "médicos de pés descalços"[23] (Grant, 1962; Bu & Fee, 2008, pp. 628-9). Por isso mesmo, esse segmento do dossiê, em particular, merece aqui um exame com algum detalhe.

---

23 Na tradição chinesa, o Médico de Pés Descalços é um profissional de saúde que não tem formação em medicina. Sua escolarização, em sua maioria, era o equivalente ao ensino médio, o que permitia acesso à seleção para um treinamento específico, com duração de 3 à 6 meses, com vistas à sua integração a um programa governamental nacional para o enfrentamento dos principais problemas de saúde rural do país. Sua origem mais remota se situa no contexto da fundação da República Popular da China, em outubro de 1949. À esta época, 80% da população chinesa era camponesa e sofria de doenças facilmente evitáveis, havendo, em especial, altos índices de mortalidade infantil. Os primeiros esforços para o enfrentamento dos problemas envolveram a implantação de serviços médicos na zona rural, com resultados considerados insuficientes. A partir de 1968, em meio à chamada Revolução Cultural, o governo chinês muda sua orientação e passa a focar na criação de cursos populares de saúde. A formação centrava-se nos cuidados de saúde básicos e no controle de epidemias. Nascia, assim, o médico de pés descalços (Gong & Chao, 1982).

Grant inicia por definir seis princípios norteadores a partir de ideias sobre filosofia da saúde; administração; organização; planejamento; integração e educação. Ao final do trabalho esses temas são retomados organizando o conteúdo programático do documento. Ao apresentar a sua concepção filosófica de saúde, Grant defende que a saúde é tanto um problema social, quanto uma questão puramente médica, "se não for mais" (Grant, 1962, p. 1) e que um programa nacional de saúde deveria tornar acessível à totalidade da população todos os serviços essenciais no que concerne à promoção, prevenção, cura e reabilitação (idem, p. 16).

Para fazer frente a esta responsabilidade, a administração de saúde deveria atentar para as seguintes necessidades: de uma unicidade administrativa a partir de um mesmo ente governamental; de uma correspondência entre as tarefas a serem desempenhadas e o volume de recursos disponíveis para o atendimento de um dado território; da adoção de métodos e técnicas economicamente reprodutíveis e cientificamente eficientes; e da importância da pesquisa operacional como forma de fundamentar a adoção de métodos cientificamente informados (idem).

Quanto aos princípios de organização, deveria prevalecer, segundo Grant, uma organização regional sistêmica, em uma dada extensão do território, que deveria ser capaz de prover "entre outras coisas, a educação continuada do pessoal e a avaliação periódica do próprio sistema" (idem, p. 2). Esse enfoque regional é suplementado por uma ênfase na *performance* do atendimento em nível local. Desse modo, se a direção deveria ser centralizada, a atividade deveria ser descentralizada, devendo ser assegurada uma coordenação entre as "esferas de serviços". Assim, a "coordenação iniciada no nível local promove a regionalização e esse é o ponto de partida para a integração nacional". Para além dessa dimensão setorial, o esforço de coordenação deveria considerar também a integração com outros campos da atuação pública, e que o sucesso no desenvolvimento de serviços de atenção à saúde requer certo nível de avanço social geral em áreas como política, economia e educação (idem, p. 2).

Dentre os princípios orientadores assinalados por Grant, a programação das ações deveria envolver previamente um abrangente levantamento dos recursos existentes, de modo a constituir as bases de funcionamento de uma agência permanente de planejamento. A preocupação com a aplicabilidade econômica das propostas é evidente, assim como o potencial de crescimento real do sistema, inclusive quanto à disponibilidade de recursos humanos. A eleição de prioridades estratégicas é considerada imperativa, tendo por alvo o êxito em ações de forte efeito demonstrativo (Grant, 1962, p. 2). Por seu turno, as necessidades de instalações deveriam ser aquilatadas para uma utilização apropriada, segundo as condições socioeconômicas de cada país, o que deveria ser definido a partir do desenvolvimento de pesquisas específicas (idem, p. 15). A instalação de hospitais deveria ser criteriosamente avaliada. Um plano de obras seria pouco efetivo se orientado apenas para a provisão de leitos hospitalares, sem uma simultânea instalação de centros de saúde comunitários locais, e sem considerações em torno da duração e custo das internações desnecessárias e de serviços ambulatoriais mais efetivos, associados às atividades preventivas e de promoção da saúde (idem, pp. 25-6).

Uma desejada integração seria obtida mediante a estreita coordenação entre ações preventivas ou coletivas e aquelas de caráter curativo, devendo ambas serem incluídas nas responsabilidades do médico generalista, e presididas por uma abordagem orientada para a saúde e não apenas para a doença (idem, p. 2). Uma fragmentação de serviços entre uma saúde pública geral e os serviços médicos previdenciários é considerada um sério obstáculo a uma melhor organização (idem, p. 15), refletindo uma posição que cada vez se tornava mais presente nos círculos da saúde internacional interamericana.

No tópico Educação, que finaliza o elenco de princípios defendidos, Grant afirma que a educação profissional em saúde, a pesquisa e o desenvolvimento dos serviços são "um todo inseparável", sendo que uma atenção estratégica deveria ser concedida a formação de lideranças segundo esse novo ideário e que cada unidade, hospital ou centro de saúde, deveria ter suas próprias regiões comunitárias como campo de prática (idem, pp. 2-3). Quanto a esse ponto, as prescrições presentes no documento são extensas e dão conta de temas como as necessidades de uma educação continuada; de uma formação profissional alinhada às reais demandas nacionais, regionais e locais; de maior sensibilidade e qualificação no que tange às questões ambientais e sociais; de mais intenso treinamento de campo junto aos serviços na comunidade; de identificação das carências de profissionais e de pessoal auxiliar em conexão aos reais recursos nacionais disponíveis; da configuração adequada das equipes de saúde, da promoção de uma distribuição planejada de pessoal no território, entre outros. Bem ao estilo da época, enormes expectativas são colocadas nas possibilidades da formação profissional e da educação continuada introduzirem uma modificação no comportamento e nas práticas do pessoal de saúde, com impacto estrutural na qualidade da organização e prestação dos serviços (idem, p. 26).

Ao tecer suas considerações, Grant convoca, a título de exemplo de práticas eficazes, iniciativas em andamento de países em desenvolvimento, uma tendência que se tornaria frequente nos documentos da saúde internacional. Tais exemplos são mencionados em áreas como formação e treinamento integrado de pessoal de saúde — Taiwan e Iugoslávia — (idem, p. 17) e da constituição de áreas ampliadas de treinamento de campo, sob a responsabilidade de centros universitários — China, Japão, Filipinas, Índia, Colômbia e São Paulo, no Brasil — (idem, p. 20).

Para além desta ampla e engenhosa arquitetura de sistema de saúde e de um programa de trabalho para sua implantação, Grant teve pelo menos uma outra contribuição importante para este debate no âmbito da saúde pan-americana: ele fez traduzir e publicar, pela OPAS, o Relatório Dawson, de 1920, uma das referências doutrinárias da organização daquele que seria o serviço nacional de saúde inglês no pós-Segunda Guerra (Kuschnir & Chorny, 2010).

Nas décadas de 1960 e 1970, na saúde internacional, ao mesmo tempo em que a assistência médica e o planejamento e a organização de sistemas de saúde se tornam crescentemente objeto de atenção programática, vêm à luz uma sucessão de trabalhos que ora aprofundam a crítica à medicina e suas práticas, ora discutem as possibilidades de novas abordagens em saúde pública. Marcos Cueto (2004) nos informa sobre essas contribuições, seja quanto àquelas produzidas no interior do campo propriamente sanitário (Bryant, 1969; Taylor, 1976; Newell, 1975; McKeown, 1976); seja no que tange às desenvolvidas em outros domínios (Ilich, 1975). Algumas dessas publicações merecem ser comentadas aqui em algum detalhe. A primeira delas é *Health and the developing world*, assinada por John Harland Bryant.[24] Essa publicação é, em realidade, o resultado de um comitê assessor e de um grupo de trabalho mobilizados, em 1964, por iniciativa da Fundação Rockefeller em cooperação com a *United States Agency for International Development*. Na composição do comitê figuravam representantes das instituições de ensino de medicina, enfermagem e saúde pública norte-americanas, europeias e de Israel, alguns com passagens pelas áreas oficiais de cooperação internacional dos Estados Unidos e no Reino Unido, e do primeiro e segundo escalões da OMS. Entre os seus 19 membros, apenas um estava na condição de membro de uma instituição do mundo em desenvolvimento: Fred Sai, professor de medicina social na Universidade de Gana (Bryant, 1969, pp. VII-XIX).[25]

A apresentação da publicação, assinada por John M. Weir, diretor de Ciências Médicas e Naturais, da Fundação Rockefeller, assinala os propósitos da empreitada. Segundo o pensamento de Weir, marcado pela perspectiva das sociedades dos chamados países desenvolvidos, as novas nações independentes do pós-Segunda Guerra, ao mesmo tempo em que assumiam a tarefa de ofertar ser-

---

24 John Harland Bryant (1925-2017), médico e sanitarista norte-americano, teve atuação destacada na saúde internacional dos anos 1960 até a sua morte. Depois de atividades no Suriname e no Líbano, foi convocado pela direção da Fundação Rockefeller para dirigir a preparação da obra em questão. Depois, atuou junto ao Escritório de Saúde Internacional, no Departamento de Educação, Saúde e Bem-Estar dos Estados Unidos, tendo liderado a delegação daquele país à Alma-Ata. Ver: Erwin, 2017, pp. 1.747-9.

25 Entre os membros figuraram, entre outros, Pierre Dorolle, vice-diretor-geral da OMS e John Weir, diretor de Ciências Médicas e Naturais, da Fundação Rockefeller. O brasileiro Ernani Braga participava como diretor da Divisão de Educação de Treinamento da OMS. Outro nome foi Thomas McKeown, como professor de medicina social em Birmingham, Inglaterra.

viços de qualidade às suas populações, se viram sem os recursos que eram disponibilizados pelas metrópoles coloniais. As tentativas de instalar escolas de medicina e enfermagem seriam capazes apenas de arranhar a superfície de uma demanda colossal por profissionais formados adequadamente. Por outro lado, a utilização de pessoal não profissional era tentada sem a clareza quanto às habilidades requeridas e às responsabilidades compartilhadas com o pessoal médico e de enfermagem. Como agravante, os países desenvolvidos tinham pouco a ofertar em termos de cooperação técnica, já que tinham escassa experiência sobre como organizar os serviços e preparar pessoal de saúde para enfrentar problemas dessa ordem. De fato, segundo o dirigente da Fundação Rockefeller, havia até mesmo algo a aprender, já que os países desenvolvidos enfrentavam sim problemas similares, embora "em outra escala". Desse modo, Weir esperava que, apesar de os membros do comitê não compartilharem de modo unânime o conjunto de proposições do relatório, ele seria uma contribuição relevante para o debate sobre o futuro dos serviços médicos (Weir, 1969, pp. VII e VIII).

Para os nossos propósitos aqui, é interessante examinar o conjunto de recomendações reunidas no último capítulo da obra sob o título *Overview*. Segundo esse relatório, o desafio a ser assumido expressamente era prover cuidado efetivo em saúde para toda a população de cada nação. Portanto, era necessário encontrar as maneiras para, com recursos escassos, prover serviços efetivos para o maior número de pessoas possível. Para alcançar esse resultado seria preciso arranjar de forma adequada uma cadeia de "conceitos, técnicas, pessoas, decisões e eventos que abarcavam desde a reserva de conhecimentos biomédicos até a necessidade das populações" (Bryant, 1969, p. 311).

Uma vez que aspectos críticos não estavam sendo observados, a maior fração da humanidade restava desassistida ou atendida de maneira que não respondiam às suas reais necessidades. As poucas melhorias no quadro geral eram lentas e era preciso atenção, porque agora os povos se mostravam capazes de fazer ouvir e valer os seus anseios. Se a escassez de recursos era uma questão central; se muitos problemas advinham do nível de desenvolvimento, da mudança social e da pressão populacional, a área de saúde tinha baixa capacidade de intervenção quanto a eles. Mas, algumas questões podiam ser enfrentadas caso fossem concebidas ações capazes de afetar positivamente esses aspectos e alterar de fato as condições de saúde. Todavia, as iniciativas para tanto sofriam vários constrangimentos decorrentes "da tradição, dos interesses profissionais e da falta de criatividade" (Bryant, 1969, pp. 311-7). E, nesse ponto, vale chamar a atenção do nosso leitor para as semelhanças importantes entre essa abordagem que orienta, a esse respeito, o relatório do grupo de trabalho reunido nos Estados Unidos, em 1964, e as considerações de ordem geral que presidiram a realização da III Conferência Nacional de Saúde, realizada no Brasil, no final do governo João Goulart, no ano anterior. Ela sinaliza o quanto as concepções de cunho desenvolvimentista, acerca da prevalência dos fundamentos econômico-sociais sobre as condições de saúde, tinham circulação e adesão consideráveis em alguns círculos da saúde internacional.

Na sequência do seu capítulo final, o relatório defende que seria preciso reexaminar a relação entre saúde, desenvolvimento e crescimento populacional. Evidências indicavam que o investimento em recursos humanos era tão importante quanto o investimento nos meios físicos como estradas, portos e represas e que a saúde não poderia ser isolada do processo geral do desenvolvimento. Seria preciso, no entanto, estabelecer uma estratégia que produza essas conexões, e que atribua importância para as reformas institucionais e políticas. Se o aumento da população era considerado um dilema, qualquer forma de controle da fertilidade a ser adotada deveria ser igualmente aceitável também para os cidadãos das nações mais ricas. Serviços de saúde abrangentes e bem desenhados seriam, quanto a esse ponto, essenciais para a introdução de meios de controle (Bryant, 1969, pp. 312-3).

No tocante à tecnologia médica, o relatório considerou que as principais causas de adoecimento e morte não são adequadamente enfrentadas pelos "pacotes de recursos biomédicos disponíveis", sendo principalmente decorrentes "da cultura, dos costumes e dos modos de vida das populações". Por outro lado, não estavam disponíveis métodos consolidados para fazer com que o acervo de conhecimentos se tornasse acessível aos mais pobres (idem, p. 313).

A carência de recursos humanos era enorme, mas era também notória a preferência dos profissionais de saúde pelos postos de trabalho nas maiores cidades, o que era atribuído a uma deficiência administrativa em distribuir melhor os recursos no território e o "nosso desconhecimento sobre como organizar e usar os recursos limitados" (idem, p. 315). Esse era o problema dominante e decorria de motivos em que se combinavam: sistemas mal concebidos ou geridos; a resistência entre os profissionais de saúde em delegar parte das suas funções tradicionais para o pessoal auxiliar; ou a ausência de formação e treinamento adequados. Todos esses aspectos mereciam ser estudados (idem, pp. 315-6).

As decisões quanto à organização, às políticas, ao pessoal, e às instalações deveriam ser presididas pela necessidade de atendimento nos lugares em que os serviços pudessem ser mais eficientes, próximos aos lares e às comunidades, assim como nos centros de saúde e nos hospitais gerais, de modo a enfrentar tanto as causas como os efeitos das enfermidades. Entretanto, na prática, nas unidades de saúde a assistência era basicamente curativa, mesmo nos lugares onde os recursos eram mais razoáveis e a pressão da demanda não era muito grande (idem, pp. 318-9). Sempre segundo o relatório, nos países em desenvolvimento era comum ver uma unidade, que pouco pode ofertar, atender a centenas de pessoas, algumas com problemas sérios, outras com agravos simples. De todo modo, apenas 15% ou 20% da população rural usavam os serviços. Mesmo em uma cidade como Nova York, entre a população não branca, aparecem dificuldades semelhantes, seja devido ao fato de algumas pessoas não recorrerem aos serviços, seja pela "inabilidade de outras em penetrar o sistema quando elas tentam alcançar cuidado efetivo". As respostas à questão de por que uma pessoa procura ou não cuidado de saúde implicam em conhecer...

> o que é considerado uma doença; quando se considera necessário procurar socorro e a quem recorrer; o quanto conveniente

esse cuidado é; o quanto é efetivo; quais as distâncias sociais entre as pessoas e os profissionais; e quais os recursos nativos disponíveis na comunidade e como eles são avaliados em relação à moderna medicina (idem, p. 318).

As atitudes dos profissionais quando se trata de delegar responsabilidades para pessoas menos treinadas assumiam as maiores implicações na formatação de um serviço de saúde. Uma coordenação cuidadosa das atividades de uma equipe de saúde é essencial, mas ela seria frequentemente bloqueada pelas atitudes dos profissionais. Esse seria um comportamento geral. Mas, um dos aspectos mais graves identificados era a resistência dos médicos em delegar tarefas de diagnóstico e trato das doenças mais simples. E apenas delegando, defendia o relatório, eles teriam a energia para tratar os casos graves e liderar a equipe de saúde para ofertar cuidados integrais. Ao esboçar um desenho de serviço de saúde rural, em que deveria ser colocada a maior atenção, Bryant estima que com recursos modestos[26] seria possível contratar uma equipe de um médico, uma enfermeira e um contingente não especificado de paramédicos e pessoal auxiliar, responsável por um atendimento na razão de uma a duas visitas/ano por habitante (idem, pp. 320-3).

Na comunidade estariam os problemas mais importantes, "os determinantes cruciais" segundo a expressão então adotada. O desafio era, portanto, colocar o serviço ao alcance daquelas pessoas, resolver a maior parte dos problemas localmente e movimentar apenas os casos mais complexos. Isso seria de interesse econômico e para um bom cuidado de saúde. Desse modo, o adequado funcionamento das equipes de saúde seria essencial e sua composição deveria ser sempre adaptável às necessidades locais. Os médicos deveriam ser preparados para compreender a saúde como um sistema total

---

26 Com um gasto de 25 centavos de dólar americano por pessoa para a montagem de uma equipe para o atendimento de uma população de 50 mil indivíduos, não computados os gastos com a manutenção de uma unidade hospitalar de 40 ou 80 leitos para referência dos casos mais complexos (Bryant, 1969, pp. 322-3).

e a gerenciá-lo. A enfermagem é considerada criticamente importante, principalmente em um contexto de escassez de médicos. Aos profissionais de saúde cabe a liderança das equipes, com a necessária delegação de funções aos não profissionais e estes precisam estar suficientemente instruídos para serem proativos. Essa solução pode ter um caráter temporário, admitindo-se que no futuro profissionais de formação superior poderiam substituir gradativamente os trabalhadores auxiliares. Um sistema assim desenhado seria sensível e adaptável aos recursos disponíveis nacionalmente, inclusive nos países mais afluentes, onde os custos e a demanda estavam crescendo, enquanto segmentos da população não receberiam atendimento adequado (idem, pp. 323-4).

Para avançar em um processo de mudança, seria preciso apoiar aqueles em posições de liderança, em especial em temas como planejamento e avaliação; conhecimento organizacional; relações com os níveis mais altos de governo e gestão dos níveis intermediários, como secretarias de saúde, por exemplo. Outras competências requeridas incluíam a integração com as universidades e a realização de pesquisas operacionais; e a experimentação de modelos em busca do melhor desenho de sistemas. Seria igualmente fundamental promover mudanças na formação de profissionais, o que não poderia ser suprido por cursos de curta duração, tais como os comumente oferecidos pelos ministérios. As mudanças deveriam ocorrer no nível da graduação de forma a modificar atitudes e desenvolver habilidades específicas. Outra estratégia postulada era desenvolver modos de cooperação intersetorial entre áreas como agricultura, educação e desenvolvimento de comunidade, em busca de novas tecnologias de saúde (idem, pp. 324-5).

Uma boa formação médica deve habilitar o profissional a "perceber o grande desafio da comunidade circundante" (idem, p. 328). O ensino clínico baseado nos hospitais universitários é criticado, tomado como distante da realidade das comunidades, promovendo uma expectativa distorcida entre os estudantes acerca de qual vai ser o seu trabalho após a formatura. Seria preciso formar adequadamente tanto o médico do hospital, quanto o médico de comunidade. Uma educação adequada para uma modalidade é distinta daquela para a outra e a transição entre as duas "especialidades", no exercício da profissão, não é simples (idem, p. 328).

O envolvimento da universidade com as necessidades nacionais de saúde é um objetivo legítimo, inclusive no tocante à pesquisa e deve ser feito sem perda de envolvimento em outros temas de fronteira. A tendência, no entanto, tem sido deixar estas questões para os departamentos de medicina preventiva, geralmente com baixo prestígio, tornando-se mais o desenvolvimento de outra disciplina acadêmica "do que um canal para o engajamento de toda a escola". Como agravante, as demais escolas de formação de profissionais de saúde desenvolvem-se de modo independente, refletindo a baixa importância em forjar uma unidade na equipe de saúde (idem, pp. 329-30). Para um aumento do engajamento da universidade nas pautas dos serviços de saúde é preciso que ela se torne partícipe dos processos de tomada de decisão e orientação, na condição de uma instância consultiva, eventualmente assumindo ações executivas em áreas específicas, entendidas como espaços docentes e lugar de experimentos de organização de serviços, segundo os parâmetros orçamentários definidos regional ou nacionalmente para os distritos rurais (idem, p. 330-1). Os mecanismos administrativos adotados, por seu turno, devem empreender a integração de toda a escola de medicina e de todas as profissões da saúde, assim como conceber formas de contemplar pessoal auxiliar não profissional. Os problemas de saúde devem ser enfrentados sob a forma de "cuidados de saúde totais", distribuindo atenção equilibrada ao ensino dos conceitos preventivos, às ações de saúde pública e de medicina de família (idem, p. 332).

Ao concluir o relatório, Bryant identifica uma enorme necessidade de mudança. Tais transformações iriam reclamar "novas etapas de desenvolvimento tecnológico; novas formas de capacitação profissional; novas relações entre profissionais de saúde; novas abordagens para problemas educacionais; e novas atitudes nos quadros profissionais e acadêmicos". Um elenco de questões complexas. Mas, em um argumento final, depositava as responsabilidades sob os ombros dos processos de formação, das universidades e faculdades, do campo da educação médica e em saúde. Segundo Bryant, naqueles tempos, os próprios fundamentos das escolas médicas estavam em discussão e cabia indagar como poderiam ser substancialmente alterados os seus propósitos. Manifestava, portanto, uma característica do período, de valorização de uma imaginada capacidade transformadora de uma formação médica renovada, que uma literatura crítica iria combater sem descanso (Garcia, 1972; Arouca, [1975] 2003).

O exame desta publicação, produzida sob a liderança de uma organização filantrópica norte-americana, sugere que discorremos um pouco mais sobre os debates ocorridos nos Estados Unidos e no Canadá, nos anos subsequentes. No primeiro, em boa medida como desdobramento das iniciativas de saúde comunitária empreendidas durante a administração Lyndon Johnson, a partir de meados da década de 1960, tem início um debate mais difundido sobre a saúde como direito social e explicitamente orientado para a discussão da APS. Em junho de 1973, por exemplo, o *Sun Valley Forum on National Health*, organizou um simpósio intitulado *Primary Care: where medicine fails* e fez publicar os seus anais no ano seguinte. Àquela altura, segundo essa publicação, existiam naquele país, 1.754 vagas para residentes em saúde da família, com foco nos cuidados primários, e 145 programas de treinamento nessa área e outros 49 em vias de se iniciarem. Além disso, as escolas de Harvard e Stanford tinham recém-começado programas dedicados à qualificação em serviços de Atenção Primária, ao mesmo tempo em que a Associação Americana de Escolas de Medicina, por meio do seu Conselho Coordenador de Educação Médica, recomendava um rápido incremento das vagas de pós-graduação médica em Atenção Primária. No parlamento, congressistas davam curso às eventuais proposições legislativas capazes de promover, mediante incentivos, a alocação de pessoal médico nas áreas rurais e urbanas mais desassistidas (Andreopoulos, 1974, p. 2).

No Canadá, em 1974, a administração pública nacional de saúde lançou o relatório *A new perspective on the health of canadians: a working document*, que imediatamente ganhou a alcunha de Relatório Lalonde, em referência ao então ministro da Saúde Marc Lalonde. Esse relatório propunha uma abordagem que organiza os fatores com impacto sobre a saúde a partir de quatro eixos ou campos, a saber: Biologia Humana, Ambiente Social e Físico, Estilos de Vida e Organização de Sistemas de Saúde. Enfatizou, ainda, a ideia de públicos preferenciais e de ações de alto impacto sobre indicadores selecionados (Lalonde, 1974). Em meados da década esse documento exerceu considerável influência sobre os contingentes da saúde pública norte-americana e na saúde internacional e integra o conjunto de eventos que, segundo alguns, conformam os antecedentes da APS como estratégia e da Conferência de Alma-Ata (Cueto, 2004).

Alguns anos depois, quando teve início a administração Jimmy Carter (1977-1981), Joseph A. Califano Jr. e Julius B. Richmond assumiram, respectivamente, como secretário de Educação, Saúde e Bem-estar e subsecretário de Saúde. Richmond, um pediatra, professor e administrador de saúde pública, havia desempenhado, durante o governo Johnson, um papel de liderança na condução de ações de saúde e bem-estar no âmbito do *Office of Economic Opportunity*, uma agência da união voltada para a promoção das condições de vida das regiões mais desfavorecidas e suas populações, nos marcos dos programas da *Great Society*. Em meados da década de 1960, Richmond instituiu um programa de promoção da educação básica para crianças em desvantagem social e liderou a instalação de uma série de Centros de Saúde de Vizinhança que pretendiam articular desenvolvimento econômico local com a mobilização supervisionada da comunidade na prestação de serviços de saúde. Esses centros foram durante algum tempo a menina dos olhos daqueles mais engajados com as propostas de mudança nos serviços públicos de saúde nos Estados Unidos (Starr, 1991). Uma década depois, no posto de cirurgião geral dos Estados Unidos, e partícipe direto da Conferência de Alma-Ata, no Cazaquistão, Richmond explicitaria uma adesão às metas de "Saúde para Todos no ano 2000" e à APS como sua estratégia, fazendo publicar, ao final do seu período no cargo um programa nacional para o desenvolvimento da saúde norte-americana (Richmond, 1979; EUA – Department…, [1978]). Todavia, a elaboração desse documento e os desenvolvimentos posteriores dessas diretivas, segundo alguns dos responsáveis diretos pela sua formulação, vinculavam-se muito mais às teses e às prescrições do Relatório Lalonde, com ênfase em públicos e agravos prioritários, na legislação preventiva em matérias de ambiente e consumo, assim como em objetivos quantificáveis e passíveis de monitoramento, do que nas perspectivas de expansão e reorganização estruturais dos serviços tal como presentes nas recomendações de Alma-Ata (Green & Fielding, 2011, p. 452). Essas avaliações sugerem que as conexões entre a emergência no Canadá do debate sobre promoção da saúde tenham ligações muito menos imediatas com o ideário de Alma-Ata. Ou, por outra, avançando um tópico tratado mais adiante, em nosso próximo capítulo, pode-se intuir que esse viés norte-americano possa ter muito a ver com a formulação de uma Atenção Primária seletiva de saúde, em 1980, sob a liderança da Fundação Rockefeller e de outras organizações, como pretensa alternativa tática para a implementação da APS.

No âmbito institucional da OMS, a primeira metade da década de 1970 é marcada por uma sequência de eventos e um conjunto de documentos que revelam uma crescente atenção para as alternativas de organização da saúde mais eficazes e adequadas às necessidades dos países em desenvolvimento, em especial para as suas populações mais fragilizadas e, naqueles tempos, principalmente as comunidades rurais.

Em 1971, a direção da OMS encomendou a elaboração daquele que alguns consideram "o primeiro documento sobre cuidados primários de saúde", a ser submetido à discussão no Comitê Executivo da organização (WHO, 2008, p. 126), em janeiro de 1972. Os debates de então ensejaram a criação de um grupo de trabalho que elaborou no ano seguinte o *Organizational Study on Methods of Promoting of Basic Health Services*, apresentado à discussão na instância colegiada executiva da OMS em janeiro de 1973. A documentação então examinada incluía, como anexos, um glossário de termos e o documento base do ano anterior. Esse conjunto de documentos é especialmente elucidativo de um acúmulo conceitual e doutrinário, ainda que não consensual, em torno da necessidade da implementação do que era denominada uma infraestrutura de saúde capaz de alicerçar a provisão de serviços essenciais para a população desassistida (Cueto, 2004; WHO, 2008, p. 117).

Nesta espécie de dossiê é explicitada e reforçada a ideia de uma dupla e combinada hierarquização: no âmbito dos níveis de gestão da atenção à saúde e na prestação do cuidado. Os níveis considerados são denominados *periférico*, *intermediário* e *central*. O documento de 1972, estabelecendo os serviços básicos como "usualmente" gratuitos e de responsabilidade pública e recomendando máxima flexibilidade para adequação do sistema a cada circunstância local, definiu o nível periférico como aquele da prevenção e do cuidado ambulatorial, sem a internação de pacientes, exceção feitas aos casos mais urgentes, à espera de remoção, ou a alguns cuidados a gestantes. No nível intermediário estariam alocados a administração regional, as atividades de supervisão e os serviços de internação. Geralmente, esse nível comportaria o suprimento de equipamentos e medicamentos e de ações de treinamento em serviço e de atualização. É também o nível do hospital geral, dos laboratórios de diagnóstico e dos especialistas. O nível central, por seu turno, seria o âmbito da administração superior dos serviços, como parte da estrutura de um Ministério da Saúde. (WHO, 1972, pp. 2-3).

No anexo ao documento de 1973, que se propõe a definir e uniformizar noções, é explicitada uma "possível" hierarquia de níveis de cuidados: primário, secundário e terciário, em termos muito próximos à concepção hoje vigente. Concebida como a porta de entrada do sistema de saúde, a Atenção Primária envolveria tanto cuidados individuais como coletivos, curativos e preventivos, inclusive quanto à educação sanitária. Em graus diferenciados, segundo cada contexto, atenderia também ao saneamento do meio. A extensão das tarefas exigia constituição de equipes de saúde, de composição variável contando com auxiliares, em que as responsabilidades seriam compartilhadas entre médicos e outros trabalhadores. Esse nível de cuidado poderia ser ofertado por trabalhadores individuais, em uma busca ativa pelos usuários, ou em unidades organizadas sob a forma de dispensários ou centros de saúde, dotados de uma rede de subpostos. Essas ações seriam ofertadas no chamado nível periférico daquela hierarquia explicitada anteriormente (WHO, 1973, pp. 16-7).

Os cuidados secundários incluíam os serviços de consulta especializada ou de referência, normalmente ofertados no nível intermediário, em um estado, província ou região. Englobaria a maior parte dos serviços de internação. É o nível da supervisão regional dos serviços. O nível terciário, por seu turno, corresponde às atividades de alta especialização, normalmente atribuídas a um hospital de ensino e de alcance regional ou mesmo nacional, dependendo do tamanho do país. Sua administração deveria estar a cargo de uma autoridade sanitária central, como um ministério, com responsabilidades de planejamento, direção técnica, gestão e avaliação (WHO, 1973, p. 17).

Este documento de 1973, segundo a síntese proposta por Socrates Litsios, foi desenvolvido em torno de cinco princípios. No primeiro, destacava-se a ênfase nas necessidades do usuário. No segundo princípio, entendia-se que os resultados deveriam ser considerados segundo a melhoria das condições de saúde dos indivíduos. O terceiro propunha uma abordagem integrada, tanto em termos intersetoriais, quanto em níveis hierárquicos de gestão e prestação do cuidado, de modo a enfrentar uma natureza "normalmente fragmentária dos serviços". No quarto princípio, a avaliação da *performance* deveria ser feita no que tange às condições de saúde, quanto à cobertura e uso efetivo dos serviços, à pertinência das tecnologias empregadas e dos custos envolvidos, assim como à aprovação dos usuários. Por fim, em um quinto princípio, pensava-se como improvável ou mesmo improdutiva a proposição de um modelo ou padrão de sistema a ser adotado nos países, defendendo-se a busca por formulações adaptadas às condições nacionais e locais (WHO, 2008, pp. 118-9).

Dois aspectos adicionais foram também destacados por Litsios. Um primeiro foi a ênfase dada pelo documento à busca por uma nova consciência internacional ou coletiva em torno das questões de saúde. Nesse sentido, caberia aos organismos internacionais um papel destacado na sua propagação pelas instituições nacionais e junto às suas lideranças. No segundo, importante aqui, registra-se o abandono da noção de "serviços básicos", em favor de enunciados com um viés mais integrado. Assim, segundo Litsios, esses documentos marcariam uma viragem, da noção de *serviços básicos de saúde* para aquela de *Atenção Primária à Saúde*. As recomendações que foram aprovadas pela Assembleia Mundial da Saúde, em maio daquele ano de 1973, indicavam a importância da ampliação da cobertura dos serviços para toda a população dos países, especialmente para alcançar aqueles contingentes até então desprovidos de atenção (WHO, 2008, p. 119).

Se a noção de serviços básicos de saúde, cuja definição não havia alcançado um consenso, estava sendo abandonada, a ideia de *necessidades humanas básicas* e de *necessidades básicas de saúde* permaneciam vigentes. No primeiro caso, para um conjunto de agências multilaterais especializadas, entre as quais podemos incluir pelo menos a própria OMS, a UNICEF e a OIT. No segundo caso, em um exemplo, como tema de ações da Comissão Conjunta UNICEF/OMS voltadas para o estudo de soluções alternativas orientadas para as necessidades básicas de saúde das populações mais carentes que pudessem ser implementadas nos países de renda mais baixa (Pires-Alves & Cueto, 2017, pp. 2.137-43; WHO, 2008, p. 120).

A presença da UNICEF como partícipe destes processos merece comentários adicionais. Conflitos entre o mandato da OMS e as ações da UNICEF, no tocante às condições de saúde de crianças e mães, ocorreram desde a primeira hora de funcionamento dessas organizações. O estabelecimento, a partir de 1948, de uma instância conjunta formada por membros dos comitês executivos das duas instituições foi a forma encontrada para aparar arestas, definir responsabilidades e iniciativas nesse terreno. No decorrer dos primeiros anos da década de 1970, sob a liderança de Henri Labouisse, a UNICEF irá explicitamente adotar uma abordagem orientada às necessidades básicas, também no terreno da saúde, e a compartilhar muito proximamente com a OMS a elaboração de estudos prospectivos sobre atenção primária e a própria realização da Conferência de Alma-Ata (Cueto, 2004; WHO, 2008, pp. 33-4). Como examinaremos nos próximos capítulos, a UNICEF permanecerá como uma organização especialmente atuante nos acontecimentos subsequentes, seja por exemplo, participando do processo de formulação do que se convencionou chamar de Atenção Primária Seletiva, ou como promotora de iniciativas que se tornaram modelares no tocante à mobilização de agentes comunitários de saúde, inclusive no Brasil (Andrade, 1998; Fernandes, 2018; Lavor, 2018; Santana & Castro, 2016).

A partir de 1974, a proposta de realização de uma conferência internacional com o tema da organização dos serviços de saúde começou a ser discutida nos fóruns diretivos da organização, por iniciativa de representantes da União Soviética, ao mesmo tempo em que seu diretor, Halfdan Mahler passou a defender um novo padrão de atuação da organização a fim de promover efetivamente mudanças estruturais na prestação de serviços. Nesse mesmo ano, o Comitê Conjunto OMS/UNICEF providenciou a elaboração de um amplo estudo sobre abordagens alternativas empreendidas nos países em desenvolvimento para atingir uma ampliação efetiva da cobertura de saúde junto às suas populações. Presidia a elaboração do documento o diagnóstico já conhecido sobre a ineficácia, quanto a esse propósito, dos modelos assistenciais adotados nos países desenvolvidos, e a imperativa tarefa de atender ao que seriam as "necessidades básicas de saúde" das populações (UNICEF/WHO, 1975, p. 3; Litsios, 2002; WHO, 2008).

As recomendações do documento restabeleceram como público-alvo de um futuro programa as parcelas então desassistidas no meio rural, nas favelas e os contingentes nômades. Diante da escassez de recursos, admitia-se a necessidade de abordagens seletivas, em que os governos tivessem decidido por adotar a APS em iniciativas com possibilidade de posterior expansão. Além dessa orientação geral, foram estabelecidos nove princípios a serem adaptados às condições locais. Entre eles figuravam: considerar a APS parte de projetos de desenvolvimento de maior amplitude empreendidos para o atendimento das populações-alvo; o planejamento cuidadoso dos programas e projetos de APS; reorientar os demais níveis de atenção para o suporte de referência, de treinamento, de assessoria, de supervisão e de logística nas ações de APS; a mobilização da comunidade nos processos de desenho, de composição de equipes e de funcionamento dos centros de saúde; e a utilização de trabalhadores auxiliares devidamente treinados e selecionados entre a população local. Por fim, as atividades deveriam dar ênfase às medidas preventivas; à educação para a saúde e à nutrição; à saúde materno-infantil; à utilização de formas simplificadas de tecnologias médicas e de saúde; à associação com os saberes e as práticas médicas tradicionais e ao respeito aos demais padrões culturais (UNICEF/WHO, 1975, pp. 7-8).

Como desdobramento dos trabalhos deste comitê, a OMS fez publicar, em 1975, *Health by the people,* organizado por Kenneth Newell, diretor da Divisão de Fortalecimento de Serviços de Saúde, da OMS. Essa obra reuniu relatos e avaliações sobre programas de serviços de saúde em vários países do mundo em desenvolvimento. Nos países contemplados estavam incluídos: China, Índia, Indonésia, Irã, Níger, Tanzânia e, na América Latina, Cuba, Guatemala e Venezuela, em iniciativas classificadas então sob denominações variadas como "atenção básica", "saúde rural integral", "desenvolvimento comunitário", "equipes de saúde comunitária rurais", "necessidades básicas de saúde e medicina simplificada" (Cueto, 2004; Newell, 1975, p. III).

Entrementes, a ideia da realização, sob os auspícios da OMS, de uma grande conferência internacional sobre a organização de serviços de saúde foi proposta pela delegação da União Soviética, em 1974, quando da realização da Assembleia Mundial da Saúde. Todavia, somente na assembleia do ano seguinte, uma resolução formal foi aprovada acenando com a possibilidade da realização de uma conferência com esse escopo, ainda que o próprio Halfdan Mahler, diretor da OMS, estivesse reticente quanto a real pertinência da sua realização naquele momento (WHO, 2008, p. 293; Litsios, 2002).

No comitê executivo da organização, membros da direção e representantes da União Soviética, da China e dos Estados Unidos discutiram os encaminhamentos a serem dados à proposta, enquanto o Egito e a União Soviética se apresentavam para sediar o evento. Os chineses insistiram que o evento deveria ser realizado em um país em desenvolvimento, o que explica que tenham ficado ausentes da Conferência de Alma-Ata, em um momento em que as relações sino-soviéticas eram conflituosas (WHO, 2008, p. 294).

Naquele momento, seguindo a sugestão do representante estadunidense, decidiu-se por instituir um comitê *ad hoc* com a tarefa de melhor precisar os objetivos da reunião. Esse comitê pronunciou-se, em março de 1975, recomendando que o encontro deveria ter caráter governamental, com delegações oficiais, e intersetorial, admitindo-se representantes de organismos internacionais e da sociedade civil. Seus principais objetivos seriam a troca de experiências em torno da implementação da Atenção Primária à Saúde nos marcos de sistemas nacionais de saúde abrangentes e promover o conceito de cuidado primário em saúde entre os países membros da organização. A agenda de trabalho deveria ser orientada para as questões conceituais da APS e das suas relações com o desenvolvimento econômico e social nos países, além de aspectos operacionais. A essa altura, a Costa Rica apresentou sua candidatura para hospedar o evento, sem, no entanto, garantir um apoio financeiro substancial. Ao final dos debates, a União Soviética foi escolhida como sede. No ano seguinte, em 1976, a Assembleia Mundial de Saúde formalizou a condição da UNICEF como correalizadora da conferência, ainda que essa orientação não tenha recebido apoio unânime nos círculos dirigentes da OMS. Em janeiro de 1977, o comitê executivo da organização decidiu pela realização da conferência em Alma-Ata, a então capital do Cazaquistão (Cueto, 2004; WHO, 2008, pp. 294-6).

Na preparação da conferência, uma extensa lista de aspectos críticos foi elaborada, organizada em torno de três eixos principais: (1) a temática geral da APS e das suas relações com o desenvolvimento; (2) os aspectos organizativos e operacionais da APS como parte de sistemas nacionais; e (3) as estratégias nacionais e a cooperação internacional na promoção das iniciativas de APS nos países.

Esse elenco de temas foi gradativamente depurado e refinado à proporção que eram recepcionadas as observações e contribuições dos escritórios regionais da OMS, da OPAS inclusive, e da UNICEF. Os escritórios regionais da OMS e os principais países foram orientados a elaborar relatórios, além das representações das organizações não governamentais, dos profissionais de saúde e das comunidades (WHO, 2008, pp. 294-5 e 299).

Na região das Américas, que nos interessa mais de perto, foram organizados três encontros, realizados no México, na Costa Rica e nos Estados Unidos, versando respectivamente sobre a organização de sistemas de saúde, as tecnologias de saúde e a organização e administração de serviços. A OPAS dedicou uma reunião especial de ministros da Saúde para debater o tema e preparou um documento intitulado "Extensão da cobertura de serviços de saúde usando as estratégias da Atenção Primária à Saúde" (PAHO, 1977; WHO, 2008, pp. 300-1).

Em seu formato final, os objetivos da conferência foram assim sumarizados por Socrates Litsios:

> (1) promover o conceito de Atenção Primária à Saúde em todos os países; (2) trocar experiências e informações sobre o estabelecimento de cuidados de saúde primários no âmbito de sistemas e serviços nacionais de saúde abrangentes; (3) avaliar a situação atual da saúde e dos cuidados de saúde em todo o mundo, na medida em que se relacionam e podem ser melhorados pela Atenção Primária à Saúde; (4) definir os princípios da Atenção Primária à Saúde, bem como os meios operacionais de superar problemas práticos para estabelecê-la; (5) definir os papéis dos governos e das organizações nacionais e internacionais na cooperação técnica e no apoio ao estabelecimento da APS; e (6) formular recomendações para o estabelecimento de Atenção Primária à Saúde (WHO, 2008, p. 299).

Resultam da conferência internacional dois documentos centrais: a Declaração de Alma-Ata e o Informe da Reunião, englobando considerações gerais e recomendações. Em uma possível síntese desses dois registros, podemos estabelecer um roteiro com base em seis eixos organizadores de diretrizes e recomendações, sendo eles: (1) Saúde, direitos e responsabilidades; (2) Modelo de atenção; (3) Organização dos sistemas de saúde; (4) Recursos Humanos; (5) Participação da coletividade; e (6) Financiamento.

Toma-se, como um princípio básico, que a saúde é um direito humano fundamental, sendo que a desigualdade política, social e econômica, entre povos, nações e grupos sociais é considerada inaceitável. O desenvolvimento econômico, nos marcos do que era então definida como uma desejada Nova Ordem Econômica Internacional,[27] foi afirmado como condição necessária para a obtenção de um maior grau de bem-estar coletivo. O alcance de condições de saúde dignas deveria ser assumido como uma obrigação dos governos (OMS, 1978, pp. 2-3, 43-5, 51-3).

Na atenção à saúde seriam priorizados os principais problemas de saúde e os grupos populacionais em pior condição, com uma perspectiva integral, contemplando a promoção, a prevenção, a recuperação da saúde e a reabilitação. Nesse sentido, deveria ser mais que a mera extensão de serviços básicos, incluindo ações em educação para saúde; alimentos e nutrição, água e saneamento, saúde materno-infantil, planejamento familiar, imunização, prevenção e controle de doenças endêmicas, tratamento de doenças e lesões comuns e provimento de medicamentos essenciais. As tecnologias empregadas deveriam ser apropriadas, de modo a serem cientificamente consistentes, absorvíveis financeiramente pela coletividade, ajustadas culturalmente, adequadas aos problemas identificados e, sempre que possível, recorrendo-se à produção no país e a serviços locais de manutenção. É atribuída importância ao intercâmbio de informações e experiências e à pesquisa sobre a prestação de serviços (idem, pp. 4, 44-5, 61-9).

---

27 A VI Sessão Especial da Assembleia Geral da ONU, de 1974, decidiu por recomendar o estabelecimento do que seria a Nova Ordem Econômica Internacional. Tendo por fundamento os princípios de equidade entre países, igualdade com soberania, interdependência, interesse comum e cooperação, pretendia o estabelecimento de um novo regime internacional no que tange às trocas econômicas, com impactos positivos nos ambientes políticos e sociais, propiciando o desenvolvimento do chamado mundo periférico. Ver: Pires-Alves & Cueto (2017).

No que concerne à organização dos sistemas de saúde, as recomendações de Alma-Ata dão ênfase à uma descentralização administrativa, em favor dos níveis intermediários como base para uma hierarquização coordenada da atenção nos níveis primário, secundário e terciário e para a integração com outras instâncias de prestação de serviços pertinentes às condições de saúde. Dessa forma, recomenda uma abordagem multissetorial para o atendimento a necessidades como moradia e saneamento, além do estabelecimento de políticas para a produção de alimentos, que eventualmente poderiam alterar o regime de propriedade da terra, e de desenvolvimento da economia doméstica (idem, pp. 5, 41-67).

Para apoio e qualidade do processo decisório, a conferência propõe a constituição de comitês ou comissões compostas por gestores, trabalhadores de saúde e usuários. Por fim, estabelece que o funcionamento do sistema deveria apoiar-se em rotinas consistentes de referência entre os níveis de prestação do cuidado (idem, pp. 5, 61-3, 74).

A força de trabalho a ser mobilizada pelos programas fundamenta-se, no nível local, nos médicos, nos enfermeiros, nos enfermeiros práticos, nos auxiliares e nos agentes de saúde. As parteiras e os conhecedores das práticas tradicionais deveriam ser igualmente valorizados, uma vez adequadamente capacitados. É recomendada a utilização de agentes de saúde recrutados na comunidade, uma vez submetidos a uma instrução elementar em assistência sanitária para a realização de atividades sob supervisão (idem, pp. 5, 70-3).

A participação popular no planejamento e na aplicação da APS é reiteradamente valorizada como sendo tanto um direito, quanto uma obrigação. Nesse sentido, seria necessário promover um grau ótimo de responsabilidade coletiva diante tanto das necessidades identificadas, quanto das soluções tentadas. Deveria ser dada uma atenção especial à família e às associações femininas, considerando-se o papel desempenhado pelas mulheres na educação doméstica (idem, pp. 3, 5, 57-60, 73).

O planejamento das ações e a alocação de recursos deveriam integrar e refletir políticas, estratégias gerais de ação, em sintonia com os planos nacionais de desenvolvimento. Recomendou-se uma destinação preferencial de recursos, de forma a atender às necessidades daqueles mais vulneráveis. Quanto aos recursos financeiros, a conferência admitiu múltiplas e variáveis formas de financiamento, ainda que tenha considerado inadequada a adoção de sistemas de seguro social — por eventualmente favorecerem setores específicos da sociedade — e as formas de pagamento direto pelo usuário (idem, pp. 6, 61-3).

Por fim, mas igualmente importante, os documentos de Alma-Ata exortavam os países e as sociedades a cooperarem entre si e no seu interior, em uma perspectiva solidária e uma lógica distributiva, sob a liderança dos governos, com recursos mobilizáveis pelos Estados e as organizações internacionais do desenvolvimento (idem, pp. 6, 85-90).

Alguns meses antes da realização da conferência, Mahler redigiu um artigo no qual procurou precisar o sentido e as suas expectativas ao propor a meta global de "Saúde para Todos no ano 2000" e afirmar a centralidade da APS como a estratégia para alcançar este objetivo. Em suas próprias palavras,

> O objetivo deste desafio não é proclamar que todas as doenças podem ser eliminadas por volta do ano 2000. Essa possibilidade é inimaginável; as vicissitudes da vida são grandes demais para sonhar com tal utopia. Não. Esta meta visa focar a atenção mundial sobre as graves desigualdades hoje existentes e na possibilidade de atingir um nível de saúde aceitável, distribuído equitativamente por todo o mundo no tempo de uma geração. Isto é um objetivo realista apenas se medidas urgentes forem tomadas agora. A Atenção Primária de Saúde é uma alternativa viável para a concretização deste objetivo. [Se] fizemos tão pouco progresso [até] agora, isso não deve ser tomado como evidência da impossibilidade da tarefa. [...] Eu acredito que esta geração está à altura da tarefa de tomar as decisões necessárias para corrigir esta injustiça (Mahler, 1978, p. 113).

A Atenção Primária e as políticas de saúde no Brasil[28]

No ano de 1972, em Santiago do Chile, os ministros da Saúde das Américas se reuniram para discutir e dar formato final ao Plano Decenal de Saúde para as Américas, o sucedâneo do Plano Decenal de Saúde Pública da Aliança para o Progresso, que havia sido deliberado em 1961, em Punta del Este, Uruguai. Em Santiago, decidiu-se que o principal objetivo da década que se iniciava seria realizar a extensão da cobertura de saúde no meio rural. Para realizar essa empreitada, recomendava-se a oferta de serviços básicos de saúde de modo progressivo, considerando como objetivo remoto o atendimento a toda a população, assumindo-se a saúde como um direito de indivíduos e coletividades. Entre os cuidados a serem oferecidos, recorrendo a auxiliares de saúde e à mobilização da comunidade, figuravam a oferta de serviços "elementares" de saúde, o que incluía as emergências, a saúde materno-infantil, a informação de saúde essencial e a referência dos casos mais complicados aos demais níveis de uma explicitamente desejada rede de atenção (OPAS, 1972, p. 75).

Naquela primeira metade da década de 1970, organizações como a OPAS e fundações filantrópicas como a Kellogg e a Milbank, vinham patrocinando a difusão dos preceitos da medicina comunitária na América Latina. Tratava-se de atualizar, para as condições regionais, as concepções nascidas no contexto norte-americano como tentativa de proporcionar atenção de saúde para os bolsões de pobreza rural e urbana quando da crise social e dos direitos civis de meados dos anos 1960. Nos Estados Unidos, a medicina comunitária buscou, no atendimento às populações empobrecidas, superar a dicotomia entre atenção curativa e de saúde pública, introduzir as ideias de simplificação tecnológica e de utilização de pessoal local, atribuindo relevância para questões do meio social — da inscrição

---

[28] Parte desta seção foi originalmente publicada no artigo "Entre a ausência em Alma-Ata e o Prevsaúde: a atenção primária à saúde no ocaso da ditadura". *História, Ciências, Saúde-Manguinhos*, 2021, vol. 28, n.º 3, pp. 643-59, de nossa autoria. Agradecemos aos editores a autorização para sua inclusão aqui.

neste âmbito da organização e práticas dos serviços de saúde — e da mobilização e participação comunitária. Na América Latina, a Federação Panamericana das Associações de Faculdades e Escolas Medicina (FEPAFEM) atuou fortemente, com apoio da Fundação Kellogg, na difusão da medicina comunitária no meio universitário, com implicações, inclusive no Brasil, no que concerne ao desenvolvimento de programas docentes extramuros e experiências locais de reorganização de serviços de atenção básica à saúde. Mais tarde esses movimentos locais teriam seu impacto na própria configuração de políticas nacionais de expansão dos serviços básicos (Andrade, 1995, pp. 57-9).

No plano doméstico nacional brasileiro, em meados da década de 1970, a atenção básica, como serviços essenciais para populações rurais desassistidas em municípios de até 20 mil habitantes, é introduzida nas políticas federais de saúde a partir da elaboração e implementação do Programa de Interiorização das Ações de Saúde e Saneamento do Nordeste, em 1976. Esse programa logo extravasou esse limite territorial inicial, alcançando também a região Norte e adotando a sigla PIASS. *A posteriori*, Francisco de Assis Machado, um dos seus coordenadores nacionais, entende que o PIASS, àquela altura, "[...], era a grande experiência oficial brasileira na organização da Atenção Primária" (Machado, 2010, p. 184).

Com a criação do Sistema Nacional de Saúde, de 1975, o PIASS é, no âmbito da saúde, parte da orientação estratégica assumida pelo regime militar, quando do lançamento do II Plano de Nacional de Desenvolvimento, que pretendia recompor a desgastada base social do regime na altura do fim do chamado milagre econômico (Escorel, 1999; 2008, pp. 333-47; Escorel, Nascimento & Edler, 2005).

O PIASS propunha-se, entre outras diretrizes, utilizar pessoal de nível auxiliar mobilizado nas próprias comunidades a serem atendidas; e desenvolver ações de saúde consideradas de baixo custo e alta eficiência, com base em uma rede de mini postos apoiada por unidades de maior porte e integradas ao sistema regional de saúde, de maneira que fossem atendidas as patologias mais frequentes, com ênfase na prevenção de doenças transmissíveis.

Idealmente, o programa previa uma ampla participação das comunidades e uma integração entre os diversos organismos que faziam parte do recém-instituído Sistema Nacional de Saúde, ainda que subordinados a diferentes pastas ministeriais (Brasil, 1976, p. 11.241; Escorel, 1999).

Para operação e financiamento do PIASS concorreram o Ministério da Saúde, o Instituto Nacional de Previdência Social (INPS), o Fundo de Assistência e Previdência do Trabalhador Rural (FUNRURAL), além do Instituto de Alimentação e Nutrição (INAN), entre outras agências e fontes de recursos. A coordenação do programa ficaria a cargo de um comitê, presidido pelo Ministério da Saúde, um indicativo da complexidade da interação interinstitucional pretendida (Brasil, 1976, p. 11.241). Para a provisão dos trabalhadores requeridos para a expansão imaginada foi iniciado o Programa de Preparação Estratégica de Pessoal de Saúde (PPREPS), uma cooperação entre o MS e a OPAS. Seus objetivos incluíam a preparação em massa de pessoal de nível médio, técnicos e auxiliares da área da saúde, com metas quantitativas especialmente ambiciosas; a constituição, no país, de dez regiões docente-assistenciais de saúde; e a criação do que era denominado "sistema de desenvolvimento de recursos humanos para a saúde" em cada um dos estados da federação brasileira (Pires-Alves & Paiva, 2006, p. 43; Castro, 2008, pp. 128-34).

O PIASS pode ser considerado a variante oficial, em escala ampliada, de um conjunto de iniciativas de alcance local que em vários municípios e regiões vinham sendo implementadas, com configurações e embocaduras ideológicas variáveis, por prefeituras, secretarias de estado, organizações da sociedade civil, organizações filantrópicas e programas universitários de extensão.[29] Entre elas é possível citar, como algumas das mais expressivas, as iniciativas de Planaltina, no Distrito Federal; de Paulínia e Campinas, no estado de São Paulo; de Londrina, no Paraná; de Montes Claros e do norte

---

29 A esse respeito, é importante registrar, por exemplo, que Francisco de Assis Machado, o Chicão, foi sucessivamente responsável pela implementação do Programa de Saúde para o Vale do Jequitinhonha; do Projeto de Montes Claros e, mais tarde, do PIASS. Ver: Machado, 2010.

de Minas Gerais; de Murialdo, em Porto Alegre, Rio Grande do Sul; de Niterói, no Rio de Janeiro; e de Vitória de Santo Antão, em Pernambuco. Algumas delas se tornariam quase icônicas na tradição reformista brasileira a partir do último quarto do século XX (Santos, 1995).

Portanto, é possível estabelecer que um relativo consenso técnico-programático, ainda que sob diferentes inspirações ideológicas e eventualmente em conflito, vinha se formando no ambiente sanitário brasileiro em torno das chamadas soluções alternativas para a expansão da prestação de serviços de saúde.

No sertão e na metrópole: experiências locais pioneiras

No âmbito deste capítulo examinaremos em maior detalhe duas dessas iniciativas, representativas de dois contextos exemplares: o projeto Montes Claros, de Minas Gerais, em uma região essencialmente rural, pobre, marcada pelas dificuldades típicas da agricultura de subsistência nas regiões do semiárido; e de Campinas e Paulínia, no estado de São Paulo, nas regiões periurbanas desses municípios, nas zonas de formação da hoje macrometrópole de São Paulo, em tempos de avassaladora concentração urbana no país.[30]

A implementação do Sistema Integrado de Prestação de Serviços de Saúde do Norte de Minas, mais conhecido como Projeto Montes Claros (PMC), é parte do contexto de expansão e crise do modelo previdenciário no país. Ao mesmo tempo em que o modelo da Previdência Social é institucionalmente reforçado — entre outras coisas, com a criação, em 1974, do Ministério da Previdência e Assistência Social —, de outro lado, abria-se caminho, dentro da ordenação institucional vigente, para movimentos que experimentassem

---

30 No 4.º capítulo tratamos das experiências de Curitiba e Nova Iguaçu (RJ). No 5.º capítulo examinamos o caso de Niterói (RJ). Ambas as trajetórias também se iniciaram nos anos 1970, ou mesmo antes. Nesses capítulos, no entanto, estas experiências são mobilizadas principalmente na especificidade dos processos ocorridos ao longo dos anos 1980 e 1990.

novas formas de ofertar, de organizar e de formar profissionais para o que seria um renovado sistema de saúde (Santos, 1995, p. 20; Escorel, 1999, pp. 134-5).

Àquela época, alguns princípios doutrinários e organizacionais alicerçavam diferentes iniciativas reformistas, sendo eles: a oferta de uma atenção à saúde de base integral, a vigência de mecanismos de planejamento na administração dos serviços, a introdução de formas de cogestão entre instituições do serviço público e, por fim, a participação de profissionais e usuários na gestão dos serviços de saúde.

A circulação dessas ideias, ao se depararem com um ambiente institucional razoavelmente favorável, permitiu o desenvolvimento de experiências inovadoras. Em Minas Gerais, por exemplo, Dario de Farias Tavares, secretário estadual de Saúde, sob a gestão do governador Aureliano Chaves (1975-1978), desempenhou papel importante na implementação de uma gestão comprometida com reformas setoriais. Tavares conduziu o que é comumente referido na literatura como um significativo processo de modernização político-administrativa da Secretaria Estadual de Saúde do Estado. Com o apoio da OPAS, então responsável pelo planejamento das ações de modernização, introduziu-se na gestão local mecanismos de planejamento e de racionalização dos recursos financeiros para a saúde (Santos, 1995; Pereira & Jones, 2016).

A criação do Centro Regional de Saúde do Norte de Minas, empreendimento que recebeu apoio técnico da Escola Nacional de Saúde Pública (ENSP/Fiocruz) e da OPAS, tinha como principal base de sustentação técnica e política um grupo de técnicos instalado na Secretaria de Estado de Saúde. Eles, segundo nos conta uma integrante da equipe, alinhados à agenda programática da expansão da cobertura e da medicina simplificada, viabilizaram a construção de bases institucionais sólidas para o desenvolvimento destas ideias e práticas na forma do Projeto Montes Claros[31] (Santos, 1995, p.

---

31 A literatura refere à existência de uma primeira fase do projeto, relacionada às atividades do enfermeiro e missionário adventista norte-americano Leslie Charles Scofield Jr. no norte de Minas Gerais. Na década de 1960, durante seis anos, ele e sua esposa atuaram na região prestando assistência religiosa e de saúde à

34). No seu percurso, o projeto contou ainda com o suporte da Faculdade de Medicina da Universidade Federal de Minas Gerais sob a forma de um ativo internato rural (Campos, 1995).

Entre os anos de 1975 a 1977, o PMC contou com a cobertura de um convênio firmado entre os governos brasileiro e norte-americano por intermédio do *United States Agency for Internacional Development* (USAID), o que permitiu a abertura de uma linha de crédito ao governo brasileiro, a fim de financiar projetos de serviços de saúde em Montes Claros (MG), Patos (PB) e Caruaru (PE) (Santos, 1995, p. 22; Escorel, 1995, p. 151). O projeto tinha como meta a instituição de um sistema de prestação de serviços de saúde em cerca de 50 municípios da região, contando com a operação de postos de saúde nas comunidades rurais e a atividade de auxiliares de saúde nesses mesmos territórios. Eles teriam a função de prover cuidados básicos de saúde e de organizar a participação comunitária local (Santos, 1995, p. 54; Escorel, 1995, p. 153). Tal rede de postos contaria ainda, com uma unidade de saúde de referência e um hospital regional em Montes Claros, responsável pelo acolhimento das situações clínicas que exigiam ação especializada.

Ao considerar as ações e a implementação efetiva da política, Van Stralen (1995) observou que o projeto enfrentou severas resistências políticas e institucionais, vindas dos mais variados interesses e que não se coadunavam com a construção de um arranjo institucional considerado inovador. Tais limites fizeram o mesmo autor considerar que o projeto não teria saído do módulo básico, essencialmente voltado para a construção dos postos de saúde nas cidades do norte de Minas. A esse respeito, Silva (1995, p. 54) nos

---

população local. No início dos anos 1970, o enfermeiro e missionário desenvolve o doutorado que subsidiaria conceitualmente a criação do Instituto de Preparo e Pesquisa para o Desenvolvimento da Assistência Sanitária Rural. O Instituto é considerado como parte de um processo embrionário do que seria depois, o Projeto Montes Claros. Suas atividades se concentravam na assistência rural com objetivos de planejamento familiar e de controle de natalidade. Entre 1971 e 1974, a sede do Instituto foi o prédio da Fundação Universidade Norte-Mineira (FUNM), atual Centro de Ciências Biológicas e da Saúde (CCBS) da Universidade Estadual de Montes Claros (UNIMONTES) (Santos, 1995, p. 23).

lembra de que dos 42 municípios de fato envolvidos com o projeto, apenas um não teria cumprido os compromissos estabelecidos. Adicionalmente, nessa mesma região, a autora nos chama a atenção que, até o final de 1976, foram treinados 292 auxiliares de saúde e construídas 100 unidades auxiliares e 33 centros de saúde. Cerca de um ano depois, o PMC legaria 625 auxiliares formados.

Por outro lado, a construção prevista de um hospital regional, parte importante do sistema local, não saiu do papel tal como o programado. Apenas em 1980, o Hospital Clemente Faria (HCF), então pertencente à Fundação Hospitalar de Minas Gerais (FHEMIG), seria anexado ao projeto e transformado em hospital regional. Como lembram Pereira & Mendonça (2012), contudo, como faltavam recursos financeiros e uma estrutura física adequada, o HCF, infelizmente, não teria garantido acesso e atendimento adequados à população da região.

Gradativamente, o projeto foi sendo desfinanciado e desativado. Suas propostas, no entanto, foram absorvidas em projetos posteriores, os quais também lidavam com os desafios de reorganização dos serviços de saúde. De imediato, personagens então ligados ao PMC, como Francisco de Assis Machado, se dirigem para experiências como o Programa Nacional de Interiorização das Ações de Saúde e Saneamento, o PIASS. Outros, sobre o abrigo institucional do Programa de Preparação Estratégica de Pessoal de Saúde, o PPREPS, se dedicarão à construção do Programa Nacional de Serviços Básicos de Saúde, o PREVSAÚDE, de 1979 (Santos, 1995, p. 37). Para Pereira & Jones (2016), as implicações do PMC seriam mais longevas, encontrando ressonância em projetos como as Ações Integradas de Saúde (AIS) e o Sistema Unificado e Descentralizado dos Serviços de Saúde (SUDS), implementados a partir do início dos anos 1980, com implicações relevantes nos processos de regionalização e organização local dos serviços de saúde e na experimentação de modalidades de Atenção Primária à Saúde (Silva, 2015; Machado, 2010).

As ações extramuros da Faculdade de Ciências Médicas da Universidade Estadual de Campinas, mais precisamente do seu Departamento de Medicina Preventiva e Social (DMPS), tem sua origem em meados da década de 1960, quando a faculdade elegeu o bairro de Jardim das Oliveiras, em Campinas, como área de implementação de um programa extramuros, orientado para as famílias, que vencesse os limites docentes de um hospital universitário. Essa iniciativa implicou na criação de um posto de saúde local que manteve-se mais próximo dos interesses da disciplina de tocoginecologia e na condução de programas de planejamento familiar, apoiados por instituições como a Bemfam[32] (Andrade, 1995, pp. 82-3).

Por volta de 1970, as atividades docentes voltam a se concentrar no ambiente hospitalar, como forma de se adaptar aos interesses dos alunos em ingressar cedo nas práticas clínicas, em um movimento que também respondia às dificuldades de atuar de forma resolutiva em condições de carência absoluta de serviços coletivos na comunidade. Ao mesmo tempo, começaram a avançar as discussões internas sobre os modelos de ensino, as relações entre saúde e estrutura social (idem, p. 85).

Em um segundo movimento, com apoio mais substantivo da diretoria da faculdade, com maior integração com os demais departamentos e agora em estreita colaboração com a Secretaria de Saúde do Estado de São Paulo e a Prefeitura Municipal de Paulínia,[33] o DMPS adota esse município como território das suas atividades extramuros. Essa nova situação possibilita a criação de um Centro de Saúde-Escola no município. Entrementes a faculdade inicia negociações e estabelece um convênio com a Fundação Kellogg tendo em vista o estabelecimento de um programa de saúde da comunidade e a criação do Laboratório de Educação para Medicina de Comunidade (LEMC) e do Laboratório de Morbidade e

---

[32] A Bem-Estar Familiar no Brasil (Bemfam) foi instituída em 1965 com o propósito de apoiar o controle da natalidade no Brasil. Tratava-se de conter a expansão populacional entre os mais pobres, em tese como parte de estratégias de desenvolvimento e para fins de contenção da prática da interrupção ilegal da gravidez. Mais que distribuir meios anticoncepcionais, sua principal tarefa teria sido a construção e difusão na sociedade de um discurso de contenção da natalidade entre os pobres. Ver Délcio Fonseca Sobrinho. Estado e população: uma história do planejamento familiar no Brasil. Rio de Janeiro: Rosa dos Tempos, 1993. pp. 81-95.

[33] José Aristodemo Pinotti era então o diretor da FCM-UNICAMP. O secretário estadual de saúde era Walter Leser, e o prefeito de Vicente Amatte. Ver Andrade, 1995 (p. 90-93).

Atenção Médica (LMAM). Esse momento registra maior presença no departamento de um pensamento médico-social atento à estrutura social e à determinação das condições de reprodução das relações entre saúde e doença, da organização dos sistemas de saúde e da formação profissional, em proximidade com figuras de relevo da medicina social latino-americana, como Juan César García (idem, pp. 90-3, 99 e 118).

Apontava-se agora para a instituição, na Unicamp, de um Centro de Ciências da Saúde e para uma formação multiprofissional e desejadamente integrada. Esta orientação se ajustava a uma concepção político-pedagógica que dava centralidade à problemática social da saúde, à população como sujeito da relação ensino-trabalho-aprendizagem e aos serviços de saúde como objeto de intervenção (idem, pp. 99-101). Em um documento de referência de 1972, estabelecia-se uma hierarquização da atenção, da seguinte forma:

> Teremos um hospital de referência, o Hospital Universitário, contando com os mais modernos recursos [...]. Logo a seguir, o chamado Centro de Saúde de Paulínia [...] que atuará na área como um centro de atenção médica ambulatorial com recursos tecnológicos razoáveis. O nível seguinte será constituído de subcentros de saúde, situados em áreas de menor densidade demográfica, onde será efetuada uma medicina de primeira linha, por pessoal médico e paramédico. Finalmente, postos rurais, em que se resolverão os problemas mais correntes, por pessoal paramédico ou mesmo da comunidade. Desse modo, teremos uma escala iniciada pela medicina simplificada da zona rural e terminando com a sofisticação do hospital universitário de referência. O ensino e a pesquisa terão de ser, necessariamente, efetuados em todos os níveis (UNICAMP/FCM, 1972 apud Andrade, 1995, p. 103).

Esta hierarquização de níveis de atenção pode sugerir que aqueles que se viam como partícipes de uma corrente médico-social estavam plenamente alinhados às formulações que ganhavam corpo no debate internacional. Na verdade, aquela corrente de pensamento considerava essas últimas como um tipo de abordagem essencialmente tecnocrática, meramente "racionalizadora" da distribuição de recursos, confinada aos processos propriamente patológicos do adoecimento e de cunho médico-assistencial, e, no fundo, desinteressada dos aspectos sociais ou estruturais manifestos nas condições de vida e trabalho, nas relações de classe e exploração e nos limites interpostos à organização social e política das populações (Andrade, 1995, p. 120).

A corrente de pensamento médico-social não era, contudo, a única a se manifestar no interior do DMPS. Como nos conta Andrade (1995, pp. 114-8), também disputavam a orientação do departamento ou, pelo menos, a garantia de seus espaços próprios de atuação, tanto os aderentes daquelas ditas orientações racionalizadoras, quanto os adeptos de uma medicina preventiva mais tradicional com foco concentrado nas fases e níveis de prevenção e no modelo da medicina de família.

A corrente racionalizadora — é importante registrar aqui — na altura de 1974, contava com o apoio de consultores internacionais latino-americanos, contratados mediante o convênio com a Fundação Kellogg, para a formulação de seus documentos de posição. Esposavam ideias como a da saúde como um direito de populações e indivíduos e que os serviços de saúde deveriam ser acessíveis e ser ofertados de forma permanente, com qualidade. Defendiam, ainda, uma abordagem socialmente equitativa e que se pautasse pela participação das populações nos processos de planejamento e condução dos serviços, contemplando ainda preocupações com a alocação racional e custo-efetiva dos recursos disponíveis (Andrade, 1995, pp. 114-5).

Em que pese à diversidade de posições, algumas daquelas orientações e outras em torno de ideias como as de regionalização e hierarquização da atenção, com ênfase nos cuidados básicos; de oferta tanto de ações típicas de saúde pública, quanto de assistência aos indivíduos; e de integralidade do cuidado conformavam certo espaço de consenso (idem, ibidem). Variava, contudo, a profundidade que eram consideradas a questão democrática e as expectativas de transformação social associadas às práticas de saúde que se queriam consequentes e inovadoras.

Essas diferentes orientações políticas, combinando-se com concepções também distintas sobre o modelo assistencial a ser implementado na prática e sobre o papel propriamente pedagógico da iniciativa no interior da escola médica definiram as tensões no interior do projeto que opôs, principalmente, a corrente médico--preventivista à médico-social, marcando os conflitos que se mantiveram presentes na condução do projeto. De todo modo, como nos conta Andrade (1995 p. 143), ao fim do processo de formulação, o modelo assistencial que se pretendia adotado no município compreendia com as diferentes ênfases doutrinárias já comentadas,

> a configuração de uma rede de serviços regionalizada e hierarquizada, com integração interinstitucional e articulando os setores público e privado, para atendimento de toda a população urbana e rural da sua área de cobertura, incorporando ações preventivas e curativas e envolvendo a integração do ensino com os serviços, o trabalho coletivo, a formação de equipes de saúde e a participação da população (idem, ibidem).

Ao iniciar-se a segunda metade da década de 1970, o DMPS--FCM estreitava suas conexões com o movimento social e a prefeitura de Campinas, ao mesmo tempo em que começavam a surgir dificuldades internas para a condução institucional do projeto. Na universidade, o ambiente institucional geral se tornara mais hostil ao projeto em função de posições mais reativas dos representantes do autoritarismo institucional e da repressão política então vigentes, ao mesmo tempo em que profissionais do DMPS participavam ativamente dos movimentos pela redemocratização da universidade e da sociedade. Adicionalmente, no interior do projeto as tensões entre as diversas correntes se tornaram mais agudas. Nesse contexto de crise, vários pesquisadores do DMPS deixam a instituição e o projeto de medicina comunitária de Paulínia assume uma nova feição, com praticamente o abandono das atividades externas ao centro de saúde, passando a adotar um perfil mais tradicional de uma unidade básica da SES/SP (Andrade, 1995, pp. 149-59).

Em Campinas, durante a gestão do prefeito Francisco Amaral e do secretário de Saúde Sebastião de Moraes, tem início um programa de saúde comunitária em cooperação com o DMPS e ativa participação das comunidades de base da igreja católica. A estratégia adotada envolvia a criação de uma rede de postos de saúde regionalizada de baixo custo operacional voltada para a atenção básica. De caráter experimental em seu início, foi ampliada no ano seguinte. No final de 1979 eram 22 postos, em 1981 já eram 36 unidades (Queiroz et al., 1993, pp. 9-11).

Campinas e Paulínia eram, ao longo dos anos 1970, exemplos de um movimento de crescente atenção das administrações municipais em algumas cidades médias e de capitais de estados quanto à oferta de serviços e às condições de saúde, sobretudo das populações mais desassistidas. Segundo nos conta Nelson Rodrigues dos Santos (1987: 314), tratava-se, desde o início da década, de uma oposição incipiente a um modelo de serviços distribuído nas especialidades médicas, no pronto-socorro, no hospital público ou contratado, ou mesmo nos expedientes de remoção para cidades mais bem servidas, enquanto as redes dos estados estavam, em geral, limitadas ao público materno-infantil, com cobertura e eficiência reduzidas. As soluções tentadas buscaram inicialmente a

> simples desconcentração da atenção ambulatorial, em direção às periferias urbanas e, por vezes, às vilas rurais, através de pequenos postos avançados de atendimento intermitente, muitas vezes por especialistas, e até mesmo atendimento móvel, com viaturas especiais. Este início, apesar de extremamente precário e tímido, já era expressão e intuição, geradas pela sensibilidade do "poder local", do que viria a se constituir nas primeiras experiências de Atenção Primária à Saúde em nosso país, baseadas em postos comunitários e em profissionais não especializados (idem, ibidem).

Sebastião Moraes, ao discorrer sobre o movimento de Campinas, assinala que, naquele município, buscava-se fortalecer a atenção primária, "segundo os princípios da Medicina Comunitária" (Moraes, 1978, p. 80).[34] Para tanto se tomou como ponto de partida a expansão do atendimento ambulatorial público. Como desdobramento, previa-se a formação de equipes multiprofissionais, a mobilização de agentes na comunidade, um processo de qualificação dos trabalhadores médicos e não médicos e a promoção da participação social organizada. Era a tentativa de adoção de um novo modelo de atenção. Embora importante, seu êxito foi relativo.

Mesmo já alcançando uma cobertura de cerca de 20% da população, em 1981, eram reduzidos os impactos na prática médica e no modelo de cuidado no conjunto dos serviços oferecidos no município e remunerados com recursos da previdência social, mesmo quando ela reconhecia uma adequada relação custo/benefício na construção da rede de postos. Houve pouca inovação no atendimento, que permaneceu essencialmente de clínica individual, quase sempre curativa e em resposta à demanda espontânea. Com a rede no geral subfinanciada, houve pouca possibilidade de instituir ou mesmo manter a qualidade do serviço, na medida em que ocorria a expansão em um quadro de dificuldades para a contratação de pessoal. No mesmo ano de 1981, o projeto passou a enfrentar dificuldades principalmente quanto às propostas mais ambiciosas e alinhadas a uma perspectiva transformadora das condições sociais. A oposição vinha de várias frentes do conservadorismo: na universi-

---

34 É preciso registar que, à semelhança de "Atenção Primária à Saúde" nas décadas de 1980/1990, as expressões "Medicina Comunitária", "de Comunidade", ou ainda, de "Família e Comunidade" em meados dos anos 1970, e mesmo mais adiante, eram também objeto de disputa, colocando em lados opostos, de uma parte, uma concepção restrita, inspirada na experiência norte-americana, de orientação preventivista, a quem se atribuía um caráter meramente mitigador de péssimas condições de vida e, de outra, uma concepção que se pretendia emancipadora, mais alinhada a uma perspectiva médico-social e aos anseios de transformação social. Ali também se fizeram presentes as nuances entre essas posições polares. Para um registro histórico dessa disputa ver, por exemplo, *Revista Saúde em Debate*, Londrina, pp. 58-9, n.º 2, jan.-fev.-mar., 1977, 4 a 9 de abril, vem aí a IV SESAC. Ver também Falk, 2004, pp. 5-10.

dade, na corporação e no empresariado médico e na fisiologia política local (Queiroz et al., 1993, pp. 12-3).

Na vizinha Paulínia, o percurso não foi de todo diferente. Após um breve período de latência daquela iniciativa original, após a crise iniciada em 1974-1975, em 1978 assumiu a coordenação do CSE o médico Nelson Rodrigues dos Santos, que já vinha assessorando a prefeitura de Campinas e que havia sido o primeiro coordenador geral do PIASS. O programa no município ganhava então nova força, ainda que sujeito às investidas da política local tradicional que desejava ter maior controle sobre a rede de postos de saúde em formação com objetivos clientelísticos e eleitorais. Um pouco mais adiante, interesses mercantis pretenderam a construção, pelo poder público, de um hospital municipal a ser gerido pela iniciativa privada (Andrade, 1995, pp. 171 e 178-9).

A partir desta nova gestão, as diretrizes adotadas envolviam a ampliação da cobertura dos serviços de saúde pública e de urgências médicas a toda população a partir de uma rede básica; a integração entre serviços preventivos e curativos; e a atenção para as dificuldades de acesso aos serviços. Pretendia-se também a adoção de métodos reprodutíveis e tecnologias apropriadas à realidade dos recursos locais; a participação de toda equipe no processo de gestão; a delegação de funções ao pessoal não médico; a reorganização das atividades extramuros com a crítica à educação sanitária tradicional e um esforço de integração intersetorial com outras áreas da administração pública. Optava-se ainda por uma atenção primária de qualidade, com nível adequado de incorporação tecnológica, e integrada às outras instâncias do sistema local (idem, 174-5).

Ao começar a década de 1980 estas orientações se aprofundaram, ao mesmo tempo em que a prefeitura dava início à construção dos postos de saúde e o debate sobre o hospital municipal ganhava corpo. Não foram poucos os pontos de atrito entre a faculdade e a prefeitura, seja quanto ao caráter mais ou menos completo do atendimento nos postos, relativamente limitado ao pronto atendimento tradicional, ou quanto à discutida necessidade efetiva e o caráter público de um eventual novo hospital e à sua integração à rede básica (idem, p. 185).

Estes embates em Paulínia, como considera Andrade (idem, p. 231), indicavam os limites do projeto em um momento em que as transformações doutrinárias mais gerais apenas começavam a ganhar espaço nas formulações de uma política de saúde para o país e que teriam na década de 1980, como veremos no próximo capítulo, um período de extrema fecundidade. Em uma evidência da formação de um caldo de cultura promissor, ao mesmo tempo em que estas e outra iniciativas estavam em andamento, teve início uma mobilização entre os secretários de Saúde das cidades brasileiras de porte médio com o intuito de debater experiências, afinar seu entendimento quanto às suas necessidades comuns e expressar ao Legislativo e ao Executivo Federal as suas demandas. Seu marco inicial foi o ano de 1978 quando foram realizados o I Encontro de Secretários Municipais de Saúde do Nordeste e o I Encontro Municipal de Saúde da Região Sudeste, em Campinas, com a correalização das prefeituras de Londrina e Niterói. Nessa última ocasião, Nelson Rodrigues dos Santos, secretário em Paulínia, discorreu sobre a Atenção Primária à Saúde e a interiorização da saúde. Desde a primeira hora desses encontros ficava estabelecida a APS como uma das diretrizes orientadoras, indicando que a mudança no modelo de atenção entrava na ordem do dia dos gestores municipais e encontrava referência no debate internacional (*Saúde em Debate*, 1978).[35]

ALMA-ATA: O BRASIL SE FAZ AUSENTE

Uma vez que estas iniciativas locais e nacionais se desenvolviam, é interessante observar de que maneira o Ministério da Saúde brasileiro interagia com os acontecimentos da cena da saúde internacional nesta segunda metade da década de 1970 e que culminaram com a realização da Conferência Internacional sobre Cuidados Primários e a celebração da Declaração de Alma-Ata, em 1978.

---

35 Ver também o documento publicado ao final do capítulo.

Na altura da elaboração do Sistema Nacional de Saúde e instituição do PIASS, as ideias e as iniciativas de Halfdan Mahler eram muito bem recebidas pelas autoridades brasileiras, inclusive por Paulo de Almeida Machado, ministro da Saúde do governo Ernesto Geisel. Segundo o ministro, a ênfase nas soluções simples, de baixa densidade tecnológica; a mobilização de agentes locais nas comunidades; a organização hierarquizada das unidades de saúde no território, defendidas então pela OMS, estavam em plena sintonia com as diretrizes então adotadas pelo governo brasileiro no seu programa de expansão da cobertura. No segundo semestre de 1977, quando Mahler realizaria sua primeira visita ao Brasil, Almeida Machado o descreve como sendo talvez "o mais brilhante dos diretores da OMS", aliando "um profundo conhecimento técnico, uma larga visão humanística e uma habilidade política indispensável" para conduzir políticas pragmáticas, "preferindo procedimentos singelos e econômicos", de "caráter social e não elitistas". Na ocasião, Almeida Machado sugeriu a realização de um encontro entre o diretor da Organização Mundial e o presidente da República (Brasil-MS, 17-8-1977, s.p.), o que de fato aconteceu na tarde de 20 de setembro de 1977. Conduzido por Almeida Machado, Mahler foi recebido por Geisel, sendo acompanhado pelo diretor-geral da OPAS, Hector Acuña. Na noite do mesmo dia, Mahler proferiu uma conferência no Ministério da Saúde. A visita a Geisel e à conferência foram objeto de poucas notas, em colunas sociais inclusive (*Jornal do Brasil*, 1977). Sobre o conteúdo da conferência, nada.

Este silêncio acerca do pronunciamento de uma autoridade internacional que fora recebida pelo presidente, em tempos em que a saúde e a profissão médica eram objeto de preocupação pública,[36]

---

36 Durante os governos Médici e Geisel o país enfrentou uma severa epidemia de meningite que se tornou um tema nacional em que pese a censura às informações mais críticas. Também tiveram grande repercussão pública as denúncias acerca da venda no país de medicamentos proibidos nos Estados Unidos; os chamados "erros médicos"; os surtos de cólera e poliomielite, além das estratégias para a prevenção dessa última patologia, entre outros temas. Ver a esse respeito o farto noticiário de imprensa acessível a partir da Hemeroteca Digital Brasileira (<https://bndigital.bn.gov.br/hemeroteca-digital>).

causa certa espécie. Quem terminou por repercutir a substância da conferência, alguns meses depois, foi a *Saúde em Debate*, revista do Centro Brasileiro de Estudos de Saúde (CEBES), que a publicou na íntegra (Mahler, 1978). E, somente quando a censura à imprensa se tornava menos ameaçadora, nos inícios de 1979, a Agência Estado também a convocou. A matéria sob o título "Rompido o silêncio sobre os abusos da medicina no Brasil", assinada por Demócrito Moura, assinala que:

> [...] o rompimento de um longo bloqueio nas informações permite [...] divulgar melhor ao público o veemente pronunciamento de Halfdan Mahler [...] sobre os abusos e desvios da prática da medicina. [...]. [...] Um estranho bloqueio impediu que o público brasileiro tivesse acesso às variadas e vigorosas denúncias da maior autoridade mundial em proteção à saúde (*O Fluminense*, 1978, p. 4).

A conferência de Mahler foi mais um dos enfáticos pronunciamentos de um orador reconhecido pela sua veemência. Além de apresentar os princípios gerais que então balizavam a proposta de uma estratégia de Atenção Primária à Saúde, Mahler tratou das desigualdades entre países e no interior de uma sociedade como um escândalo inaceitável, além de advogar que a mudança social era um imperativo para a própria sobrevivência da espécie humana. Ele sinalizou que a consciência social tinha um peso sensivelmente maior que a intervenção médica direta na melhoria das condições de vida e que o ato terapêutico isolado e repetido era, nesse sentido, antieconômico. Ao mesmo tempo, a obsessão pelas tecnologias complexas era francamente considerada perniciosa (Mahler, 1978, p. 28). As distorções no processo formativo dos médicos e as estratégias da indústria produziam uma legião de "hipocondríacos sãos", em um ciclo vicioso. Desse modo, os médicos eram facilmente acusados de serem alienados e de promover essa condição nas populações e nas autoridades de governo no tocante às necessidades de saúde e às disponibilidades sociais para a sua promoção. Isso, no entanto, segundo Mahler, não impedia a categoria médica de prescrever "imperialmente" soluções normalmente baseadas em tecnologias complexas e de relações custo-benefício discutíveis (idem, pp. 29-30).

Nessa toada seguiu o pronunciamento do diretor da Organização Mundial da Saúde, naquela noite de setembro de 1977, na sede do Ministério da Saúde. É plausível considerar que a conferência de Mahler tenha sido especialmente mal recebida por Almeida Machado e maior circulação possa ter sido evitada ou mesmo censurada. De todo modo, as divergências entre Almeida Machado e as tendências dominantes da saúde internacional que Mahler representava tornavam-se gradativamente mais explícitas. Machado era um defensor da separação organizacional entre saúde pública e medicina curativa previdenciária que presidia o Sistema Nacional de Saúde e tinha aversão às ideias de integração que se faziam então presentes nos debates da OMS e na Organização Pan-Americana da Saúde. Uma aversão igual o ministro experimentava com relação às ideias de mudança social associadas ao enfrentamento das questões de saúde, tal como presentes nas formulações da medicina social latino-americana. Sua aversão alcançava o próprio estatuto das ciências sociais no campo da saúde, um papel que — vale dizer — foi valorizado no discurso de Mahler mencionado anteriormente (Brasil-MS, 17-8-1977, s.p.).

Este antagonismo de Almeida Machado se fez nitidamente presente quando da realização da VI Conferência Nacional de Saúde, do Congresso Brasileiro de Higiene, assim como das reuniões do Conselho Executivo da OPAS e nas Conferências Sanitárias Pan-Americanas. Almeida Machado chegou a defender, em despachos com o presidente da República, o esvaziamento dos departamentos de medicina preventiva e social e de medicina "comunistária" — na sua infeliz expressão —, ao mesmo tempo em que descrevia o que considerava a infiltração dessas formas de pensamento nas sociedades médicas (Brasil-MS, 17-8-1977, s.p.; Brasil-MS, 3-11-1977, s.p.).

Em um despacho provavelmente entre fevereiro e março de 1978, Almeida Machado discutiu com Geisel a participação do Brasil na conferência que se realizaria meses depois na União Soviética, em Alma-Ata. Segundo o ministro, a reunião seria eminentemente política com ênfase no papel da saúde nos processos de mudança social e seria dominada pela participação dos países socialistas, sendo reduzidas as possibilidades de uma participação efetiva de uma delegação brasileira. Informado por essas considerações, o presidente decidiu pela não participação brasileira no evento (Brasil-MS, 24-5-1978).

Em 14 de agosto de 1978, porém, Almeida Machado foi surpreendido pela expedição de um decreto pelo presidente da República, designando como representantes brasileiros na conferência o próprio ministro e Aldo Villas Bôas, o então presidente da Fundação SESP (Brasil-MS, 16-8-1978, s.p.). Essa mudança de posição parece ter sido fruto de entendimentos mantidos entre Antônio Azeredo da Silveira, ministro das Relações Exteriores, e Henry Labouisse, diretor-geral da UNICEF, quando da presença dele no Brasil durante a realização naquele mês de agosto do Congresso Internacional de Ciências da Nutrição, no Rio de Janeiro (Brasil-MRE, 24-5-1978). A UNICEF, uma correalizadora da Conferência de Alma-Ata, deve ter registrado com pelo menos alguma preocupação uma iminente ausência do Brasil.

Dias depois, em despacho com o presidente, Almeida Machado registrou a "situação delicada" em que fora colocado o Ministério e esforçou-se em enumerar os empecilhos a serem superados para que de fato uma viagem ao Cazaquistão pudesse ser organizada e empreendida em curto espaço de tempo. O ministro, porém, se prontificava a seguir as orientações a serem dadas pelo presidente e a elaborar em tempo hábil um documento brasileiro como contribuição à conferência (Brasil-MS, 16-8-1978, s.p.).

Como se sabe, esta viagem não se realizou. Ao fim e ao cabo, o único brasileiro presente à conferência na condição de participante oficial foi Juljan Czapski, polonês naturalizado, empresário de medicina de grupo, secretário-geral da Federação Brasileira de Hospitais, na condição de representante da Federação Internacional de Hospitais. A ausência brasileira foi mesmo uma anomalia, uma aberração. Entre os sul-americanos, apenas o Paraguai também não se fez representar e as demais ditaduras do Cone Sul não alegaram razões ideológicas e dificuldades logísticas para não viajar para a União Soviética (OMS, 1978). A presença na conferência de uma delegação de uma associação internacional das empresas hospitalares, de uma representação, portanto, dos interesses de capitais privados na saúde é, ela mesma, um indicativo do equívoco de se interpretar a realização da reunião de uma perspectiva ideológica estreita. O mesmo pode ser dito das representações oficiais de alguns países da Europa Ocidental e dos Estados Unidos. Nesse último país, por exemplo, nos círculos da saúde pública havia certa expectativa otimista com relação às possibilidades de desdobramentos da conferência (Gwatkin, 1978; Pires-Alves & Cueto, 2017, pp. 2.141-2). Mais do que isso, como já discutimos, nos Estados Unidos, desde os meados da década de 1960 (Andreopoulos, 1974; White et al., 1961), a Atenção Primária à Saúde era proposta ao debate e considerada, por segmentos importantes, uma concepção a ser, de fato, discutida e experimentada com o objetivo de ampliar e modelar a proteção à saúde dos cidadãos americanos, perspectiva que iria se enfraquecer, no entanto, nas décadas seguintes.

Como teremos a oportunidade de examinar no próximo capítulo, tão logo teve início um novo governo do ciclo do regime militar, a APS foi mobilizada pelos Ministérios da Saúde e da Previdência Social como matriz de orientação para a proposição de um plano nacional de atenção básica. Apesar das tensões que esta proposição iria acionar, os anos mais obscuros estavam ficando para trás.

Considerações finais

As resoluções da Conferência Internacional de Alma-Ata tiveram o mérito indiscutível de reordenar, sob a forma de uma macrodiretriz, em boa medida flexível para se ajustar às necessidades e às possibilidades nacionais, um conjunto de orientações programáticas e técnicas que vinham constituindo um acervo de soluções mais ou menos consensuais diante da tarefa de se fazer expandir a oferta de atenção à saúde para as populações desassistidas e de introduzir maior condição de racionalidade para a operação de sistemas de saúde. Essa região de consensos se fazia presente, ainda que fossem várias e em disputa às expectativas propriamente políticas e sociais quanto ao grau de radicalidade a ser empreendido quando da sua aplicação nos mais variados contextos.

Olhando através de uma grande angular, observando os vários domínios do debate internacional acerca do desenvolvimento, a conferência na União Soviética pode ser incluída em um ciclo mais ou menos extenso de conferências internacionais que buscavam definir os termos da cooperação internacional na última década do que se convencionou chamar a era de ouro do capitalismo do pós-guerra, de expansão dos direitos sociais e das expectativas envolvidas na instituição do que seria uma Nova Ordem Econômica Internacional, e das suas implicações sociais, a reger as relações entre países.[37] A rigor, a Conferência de Alma-Ata pode ser classificada como uma conferência relativamente tardia desse ciclo (Pires-Alves & Cueto, 2017).

Como se sabe, o final da década de 1970 e os primeiros anos de 1980 marcam o aprofundamento de uma crise sistêmica do capitalismo, sob o signo do segundo choque de preços do petróleo; das crises fiscais nos países centrais e da dívida externa no chamado terceiro mundo. Marca também a emergência de uma nova ordem neoliberal com a imposição dos ajustes macroeconômicos e das restrições no que concerne aos gastos com as políticas sociais. Nesse sentido, a partir de então, a aplicação das diretrizes de Alma-Ata enfrentaria um ambiente institucional e normativo crescentemente hostil.

Nos terrenos domésticos, em cada contexto nacional, a receptividade, as possibilidades e alternativas para aplicação destas mesmas diretrizes, dependeriam das ecologias institucionais nos contextos específicos. No Brasil, os déficits no atendimento às demandas sociais acumulados durante o regime militar, acirrados durante a

---

37 Entre as conferências internacionais da década de 1970 podemos incluir: Meio Ambiente (Estocolmo, 1972), Matérias Primas e Desenvolvimento (Nova York, 1974), População (Bucareste, 1974), Alimentos (Roma, 1974), Direito dos Mares (Caracas, 1974 e Genebra, 1975), Indústria (Lima, 1975) e Trabalho e Emprego (Genebra, 1976). Ver: Pires-Alves & Cueto, 2017.

sua crise terminal, iriam necessariamente pressionar por um bom tempo os gastos sociais em vários domínios. Por outro lado, como parte dos processos de resistência democrática, o redesenho da oferta de serviços públicos em várias circunstâncias e contextos locais desafiaram a criatividade e o ânimo militante daqueles engajados na melhoria das condições de vida das populações. As várias iniciativas de ampliação da oferta de serviços básicos de saúde, que tiveram lugar a partir da segunda metade da década de 1970, estavam inseridas nesse movimento maior da sociedade brasileira e estabeleceram, a seu modo, as conexões com as formulações da saúde internacional. Elas terminaram por fecundar a própria agenda de políticas sociais da ditadura nos seus últimos anos, como ficará mais claro no nosso próximo capítulo.

DOCUMENTO

"Histórico dos encontros municipais de Saúde"
Autoria não identificada
[1982]

Coleção Gilson Carvalho. Acervo da Reforma Sanitária, mantido pelo CONASEMS (<http://repositoriosanitaristas.conasems.org.br/jspui/>)

Na segunda metade da década de 1970, emergiu na cena setorial, como parte do processo genético maior da reforma da saúde no Brasil, um movimento municipalista da saúde de importância decisiva. Seus primeiros passos decorreram, em boa medida, do acesso de militantes a posições de direção em algumas poucas secretarias municipais de Saúde de cidades médias, a partir da eleição de oposicionistas do Movimento Democrático Brasileiro, quando do pleito municipal de 1976, ainda em plena vigência do regime militar. Nas regiões Sudeste e Sul, as secretarias de Campinas (SP), Londrina (PR) e Niterói (RJ) lideraram o movimento. Nos anos seguintes se somaram, entre outras, cidades como Piracicaba, Bauru, São José dos Campos, Santos, Diadema, Santo André, Piracicaba, Itu e Uberlândia. Marcos de expressão pública e alavancagem do movimento foi a realização de encontros municipais de saúde de caráter regional e nacional (Dowbor, 2018).

O documento transcrito a seguir apresenta um histórico ligeiro das agendas e recomendações dos primeiros encontros, provavelmente como subsídio para a realização de um "III Encontro Municipal do Setor Saúde" e do II Encontro Nacional de Secretários Municipais de Saúde, em São José dos Campos (SP). É um documento sem indicação de autoria, datado provavelmente de 1982. Originalmente integrava o acervo pessoal de Gilson Carvalho, um ativo participante do movimento e que seria mais tarde secretário municipal de Saúde de São José dos Campos e secretário executivo do Conselho Nacional de Secretários Municipais de Saúde (CONASEMS). Mediante doação de Carvalho, o documento faz hoje parte do Acervo da Reforma Sanitária, mantido pelo CONASEMS.

Para os propósitos deste livro, vale a pena destacar na narrativa apresentada no documento, entre outros aspectos, que já em 1978 o movimento manifestava uma adesão explícita às proposições da Atenção Primária à Saúde, para em seguida posicionar-se em favor das teses relativas ao aumento dos recursos tributários e da autonomia dos municípios, no tocante à saúde, e à necessidade da participação das municipalidades nos processos de formulação de políticas nacionais. Nesse sentido, o movimento se manifesta em oposição ao processo considerado excessivamente centralizado de elaboração do Programa Nacional de Serviços Básicos de Saúde (PREVSAÚDE).

O documento em pauta pode ser lido também como representativo de um processo de transição entre iniciativas e práticas locais e as pautas nacionais, seja no que se refere à crítica ao sistema de saúde vigente, seja no que tange à construção de alternativas para organização nacional dos serviços e para o estabelecimento de novos modelos de atenção à saúde.

HISTÓRICO DOS ENCONTROS MUNICIPAIS DE SAÚDE

A promulgação da Lei 6229 de 1975,que instituiu o Sistema Nacional de Saúde,e a eleição,em 1976,de prefeitos com plataformas políticas voltadas à melhoria das condições de saúde e de atendimento médico-sanitário nos Municípios de Londrina,Campinas e Niterói,tendo como secretários de saúde respectivamente o Dr.Márcio José de Almeida, o Dr.Sebastião de Moraes e Dr.Hugo Tomasini,foram fatos precursores dos Encontros Municipais de Saúde.

Neste mesmo período desenvolvia-se um intenso debate no seio dos sanitaristas sobre as possibilidades de se contribuir para o acúmulo de experiência na organização e funcionamento de serviços de saúde calcados no modelo de atenção primária à saúde.

Esse debate circulava,como ainda,circula,através do CEBES, das Associações de Sanitaristas e, principalmente,do conjunto de profissionais envolvidos nos trabalhos da Secretaria Estadual de Saúde de São Paulo.

O fato de terem sido convidados para levar à pratica,no campo de saúde,a plataforma política das adminstrações municipais acima citadas,propiciou aos responsáveis pelas secretarias de saúde,que já possuiam um certo grau de relacionamento mútuo, a oportunidade de discutir a aglutinação de um maior número de municípios no debate dos problemas,das propostas das experiências de atuação municipal no setor de saúde.

Campinas,em maio de 1978,sediou o I Encontro Municipal do Setor Saúde,com a participação de 62 Municípios,sendo que as principais conclusões foram:

1 - A prioridade da programação municipal de saúde deve estar voltada para a Atenção Primária.

2 - Os órgãos financiadores devem priorizar os pedidos dos municípios e outros órgãos públicos,em detrimento do setor privado.

3 - A política tributária precisa ser revista e as prefeituras municipais devem ampliar suas dotações para a saúde e obter do Estado e da União condições para o cumprimento das obrigações que lhe são conferidas pela Lei 6229.

4 - Há necessidade de integração do serviço municipal de saúde com os serviços das demais instituições locais.

5 - Não se deve dissociar a característica técnica dos programas de saúde de sua característica política.Assim sendo,a ampla participação da população nas decisões sobre política de saúde é fundamental para assegurar cumprimento dos interesses da comunidade.

No mesmo ano de 1978 foi realizado o I Encontro Nacional de Secretários de Saúde das Capitais do Nordeste,em Teresina,com a presença de Secretários de 8 capitais e onde se chegou às seguintes conclusões e recomendações:

A - CONCLUSÕES:

1 - Não há uniformidade de atividades nas diversas secretarias municipais de saúde, com exceção de assistência médico-odontológica que é desenvolvida por todas e absorve a maior parcela de recursos humanos e financeiros.

2 - A maior parte das secretarias não tem uma programação definida,não tem condições técnico-administrativas para avaliar e controlar suas atividades,não tem recursos humanos suficientes,nem condições de promovê-los.

Reprodução fac-similada.

3 - A participação do setor saúde n os orçamentos municipais é extremamente reduzida.
4 - Não há compatibilização entre as programações das secretarias municipais de saúde e demais órgãos ou instituições do setor.
5 - As secretarias municipais de saúde não vem pautando suas atividades de acordo com o que estabelece o sistema nacional de saúde em decorrência da não regulamentação da lei 6229,havendo incompatibilidades entre leis federais,estaduais e municipais.

B - RECOMENDAÇÕES:

1 - Desenvolver esforço no sentido de identificar as atividades básicas comuns às diversas secretarias,permanecendo as demais atividades segundo as peculiaridades ' locais.
2 - Transferência progressiva da atividade de medicina curativa para outras instituições de saúde,enfatizando-se,paralelamente, a medicina de massa.
3 - Empenho efetivo das Prefeituras visando a capacitação técnico-administrativa das secretarias municipais de saúde a fim de que possam atuar eficientemente.
4 - Obter maior porcentagem do orçamento municipal para as secretarias de saúde.
5 - Alterar o artigo 4º do Código Nacional de Saúde,atribuindo aos municipios o direito de legislar supletivamente no campo de saúde.
6 - Promoção de Encontro Nacional de Secretarias Estaduais e Municipais de Saúde,com o propósito de compatibilizar as programações federal,estadual e municipal.

Em outubro de 1979 realizou-se em Niterói o IIº Encontro Municipal de Setor.Saúde,com a participação de 67 municípios.As principais conclusões foram:

1 - As condições econômico-sociais são determinantes do nível de saúde.
Como o modelo de desenvolvimento nos últimos 15 anos tem se caracterizado por uma concentração de renda,houve uma queda na qualidade de vida da população de renda baixa e consequentemente uma queda no nível de saúde.
2 - Os municípios estão em crise devido à porcentagem pequena que recebem da arrecadação global,à centralização administrativa e à defasagem entre encarços recebidos e volta dos mesmos.
3 - A Política Nacional de Saúde previlegia o setor privado.
4 - A legislação existente não favorece a implantação efetiva de um sistema nacional de saúde de acordo com os interesses da população.
5 - A participação dos municípios na prestação de serviços de saúde é limitada por:
 a - situação fiscal e legal
 b - pequenos orçamentos
 c - investimentos em hospitais e serviços de urgência
 d - falta de apôio técnico e financeiro
 e - desinteresse de integração entre os vários níveis e tipos de serviços de saúde.
6 - A população pressiona para obter serviços de saúde e ela deve participar desde o planejamento inicial até a efetiva implantação destes serviços.
A reformulação da atual Política Nacional de Saúde depende do empenho de todos os setores sociais comprometidos com a democratização da saúde.
7 - Há necessidade de implantação de uma rede básica de atendimento,baseado na atenção primária à saúde,que deve ser a porta de entrada do serviço,viabilizando um

sistema único de saúde,integrado e hierarquizado,sem a participação da iniciativa privada.

8 - Para isso é preciso:

   a - reforma tributária

   b - alteração da legislação

   c - fusão dos ministérios da Saúde e Previdência Social

   d - convênios globais entre o INAMPS, Estado e Municípios

   e - reorientação quanto à política de formação de recursos humanos

   f - outras medidas que devem ser definidas de acordo com a realidade local

Dando continuidade às propostas de intercâmbio regional, le experiências no setor saúde,foram realizados, em 1980, dois encontros regionais: o I9 Encontro Regional de Atenção Primária à Saúde do Vale do Paraíba, em São José dos Campos e o Encontro de Saúde a Nível Municipal,em Campina Grande.

Em março de 81,realizou-se em Belo Horizonte,com a participação de 80 municípios, o I9 Encontro Nacional de Secretários Municipais de Saúde,cujo tema central foi a participação do município face à proposta do Prev-Saúde.Os seguintes pontos foram destacados como conclusões:

1 - O Prev-Saúde é um programa vertical,de cima para baixo,que não contou com a participação comunitária,a qual é imprescindível para a conquista da saúde da população.

2 - Devido à diversidade existente entre os municípios fica reconhecida a impossibilidade de um planejamento global de saúde para todos eles.

3 - Deve caber ao município o atendimento básico da população,sendo que o poder de decisão deve permanecer a nível local,com participação da comunidade.

4 - A União e o Estado devem repassar recursos aos municípios,sendo que aqueles que mantém atendimento secundário e terciário devem ser tratados em pé de igualdade com a rede particular.

5 - Devem ser organizados órgãos de planejamento a nível regional para os municípios que não tenham nenhuma possibilidade de executar um programa básico de saúde.Do mesmo modo os representantes de saúde dos municipios devem se organizar a nível local ou regional para junto com as organizações populares,constituir força de pressão que possibilite a conquista dos objetivos pretendidos.

6 - É necessária a representação formal dos municípios juntos às CIPES.Em Maio de 81 ocorreu o I9 Encontro Inter-municipal de Saúde do Estado de São Paulo,em Sorocaba.É preciso citar que nesses últimos dois anos realizaram-se vários mini-encontros no Estado de São Paulo,onde se discutiu tanto aspectos relacionados à política de saúde,como tecnologia de atenção primária.

Torna-se necessário manter este debate a nível municipal e duas correntes' de discussão precisam continuar sendo desenvovidas.De um lado,os Encontros Municipais

193

do Setor Saúde em que se visa abrir a discussão a todas as pessoas interessadas , a técnicos de todos os níveis do setor saúde,a leigos e políticos; de outro lado , a corrente que leva a discussão a nível dos secretários municipais de saúde,no encontro de secretários.

Diante desta necessidade São José dos Campos,por delegação de Assembléia Geral realizada em Niterói e depois ratificada em Belo Horizonte,assume a responsabilidade de conduzir estes dois eventos,sediando,com a participação de todos e com a colaboração mais direta dos municípios paulistas envolvidos no Movimento pela Municipalização dos Serviços de Saúde, o IIIº ENCONTRO MUNICIPAL SETOR SAÚDE e o IIº ENCONTRO NACIONAL DE SECRETÁRIOS MUNICIPAIS DE SAÚDE.

Estes dois eventos ocorrerão simultâneamente,em São José dos Campos, de acordo com a programação que se encontra em anexo.

4
Tempos de Reforma: a Atenção Primária à Saúde na formulação do Sistema Único de Saúde (1979-1990)

> *Eu acho que a academia deve passar por um processo de mudança. Os professores precisam ter ligação com o mundo e com o local. O professor Martins Filho dizia: "o universal pelo regional". Ou seja, a preocupação que as pessoas tivessem uma formação universal, mas que se ligassem aos problemas da terra. É fácil? Não. Temos muito que aprender. Não estou dizendo que a academia deve resolver as necessidades do serviço; quero dizer que é necessário reunir a universidade e a população.*
>
> *Carlyle Lavor, reflexões sobre programas de saúde no Ceará, a partir de 1987* (Santana & Castro, 2016, p. 45).

> *A revolução médica da Previdência, quem diria, começou em Nova Iguaçu. Lá, médicos atenciosos examinam longamente os doentes, não faltam ao trabalho e não deixam os consultórios vazios à tarde. Visitam pacientes em casa, fazem palestra sobre educação sanitária e se integram à vida comunitária. Tudo exatamente ao contrário do que costuma ocorrer nos postos do INAMPS.*
>
> Israel Tabak. Jornal do Brasil (RJ), 23 jul. 1987, p. 8.

A conjuntura que se abre a partir da década de 1980 é marcada por fortes tensões. De um lado, o país registrava uma das mais graves crises sociais e econômicas; de outro, diversos movimentos sociais surgiam e se articulavam em torno da real expectativa de superar o chamado entulho autoritário, saldar dívidas sociais e instituir uma democracia que fosse capaz de promover, via políticas públicas, melhores patamares de vida para o povo brasileiro (Souza, 1985; Sallum Jr., 1994). O desconforto com o cenário socioeconômico era enfrentado, portanto, com um imenso desejo coletivo por mudanças políticas.

Ainda que fecundados pela esperança, aqueles foram tempos especialmente difíceis. O esforço de promoção de uma ruptura com o passado foi constrangido por boa dose de continuidade, que se expressava no ritmo que se pretendeu adotar no processo de abertura política, conhecido pela fórmula "lenta, gradual e segura". Dessa forma, se atendia às expectativas e orientações daqueles que sustentavam o próprio regime e temiam pelo futuro (Fausto, 2000, p. 489).

Uma das arenas em que estas tensões se expressavam com importante vigor foi, sem dúvida, a da saúde. Como discutido nos capítulos anteriores, a arena setorial era palco de importantes iniciativas pela renovação de suas bases em várias frentes, que visavam: conceber uma nova engenharia político-institucional, que fosse capaz tanto de ampliar a cobertura da assistência, quanto de oferecer cuidados às doenças mais prevalentes (Paim, 2006); criar novas formas de cuidado e atenção à saúde (Cecílio, 2006); estabelecer novos padrões de formação e organização do trabalho em saúde (Castro, 2008; Campos et al., 2001; Amâncio Filho, 2004; Pires-Alves & Paiva, 2006; Paiva, Pires-Alves & Hochman, 2008; Dias et al., 2013); e por fim, de modo fundamental e jamais desconectado das demais agendas, instituir a saúde como um direito de cidadania (Escorel, 1999).

Em que pesem as numerosas conquistas, os esforços para que se promovessem as mudanças pretendidas logo se revelariam, em alguma medida, frustrados. A força do "continuísmo" se fazia sentir em boa parte das instituições que organizavam condutas e práticas no setor e na formação de pessoal de saúde. Não só a abertura democrática seria lenta e gradual, mas também, na melhor das hipóteses, as mudanças desejadas para a arena setorial da saúde. Isso, até mesmo, segundo as estratégias gradualistas que se tornaram hegemônicas na condução do que, mais tarde, se convencionou chamar Reforma Sanitária Brasileira (Escorel, Nascimento & Edler, 2005).

Neste capítulo, nos interessa em particular um destes "lugares" de mudança, a saber: a vigência de discursos e de práticas, expressa em programas e políticas, orientadas pela Atenção Primária à Saúde (APS). Preocupa-nos, em especial, indagar sobre as formas pelas quais a concepção de APS vigente em Alma-Ata e nas organizações internacionais especializadas dialogaram com a tradição brasileira; sobre a existência de um modo, propriamente brasileiro de conceber a APS; e sobre quais as experiências institucionais mais importantes no contexto nacional. Temas que também orientarão o desenvolvimento do capítulo seguinte.

Nosso ponto de partida é sempre a compreensão dos movimentos pela APS como parte de uma histórica e longeva tradição de experiências locais e nacionais de organização da atenção e do cuidado em saúde, tal como referida nos capítulos anteriores. Mas, nós também compreendemos os diferentes discursos e as práticas orientadas pelas ideias a esse respeito como parte de um processo mais amplo, contextual, de renovação da sociedade, do papel do Estado na sua relação com os direitos formais de cidadania e das garantias efetivas de sua realização. Dito de outra forma, a APS seria também expressão dos discursos e das disputas em torno de concepções acerca da sociedade, da cidadania, dos direitos sociais e, não poderia ser diferente, da saúde.

Considerando tais questões, discutiremos o processo histórico de conformação da Atenção Primária à Saúde no Brasil no contexto da década de 1980. No que concerne a esta agenda setorial específica, o período se inicia com o esforço de reorganização da assistência e do sistema de saúde por intermédio da formulação do Programa Nacional de Serviços Básicos de Saúde, empreendimento que ficou conhecido pela sigla PREVSAÚDE. Ainda que tal iniciativa não tenha sido de fato implementada, sua formulação e proposição formal merecem ser aqui objeto de análise detalhada. Nossa atenção se justifica pelo fato de o programa representar, àquela época, uma espécie de síntese brasileira para a organização de serviços nacionais de saúde, assumidamente segundo os preceitos da atenção primária. Aliás, é digno de registro que seu processo de construção se inicie poucos meses depois da prestigiosa Conferência Internacional sobre Cuidados Primários de Saúde, reunida em Alma-Ata, União Soviética, em 1978.

A iniciativa do PREVSAÚDE e os desenvolvimentos posteriores não só chamam a atenção por conta desta sua anunciada filiação à Alma-Ata, mas também, e especialmente, por ser, a rigor, parte do processo de luta pela reforma sanitária no país. Interessa-nos compreender as diferentes concepções, marcos teóricos e conceituais que organizaram os discursos acerca da APS, incluindo aquelas formulações produzidas por instituições internacionais, como é o caso da OMS, da UNICEF, da Fundação Rockefeller e do Banco Mundial (Cueto, Brown & Fee, 2011; 2019; Fausto & Matta, 2007). Pretendemos contribuir, sobretudo, para a compreensão, com foco no cenário principalmente brasileiro, da forma pela qual a temática da APS dialogará com o amplo movimento pela democratização da sociedade e instituição do acesso universal à saúde e que culmina com a Constituição de 1988, a criação do SUS e sua regulamentação concreta na passagem para a década de 1990.

O final do período abordado nesta seção registra, por intermédio das leis 8.080/90 e 8.142/90, a regulamentação de um renovado sistema de saúde, abrindo-se, a partir daí, novas questões e desafios para as iniciativas desenvolvidas no terreno da APS, tema do nosso próximo capítulo. Nesse sentido, importa-nos, aqui, construir as bases dos discursos, dos conhecimentos e das práticas, sobre as quais, na década seguinte, se assentarão experiências como o Programa de Agentes Comunitários de Saúde (1991) e o Programa Saúde da Família (1994), marcos relevantes, sem dúvida, da construção de políticas de alcance nacional no terreno da APS.

O Programa Nacional de Serviços Básicos de Saúde – PREVSAÚDE

Em maio de 1972, em Santiago do Chile, ainda sob o governo de Salvador Allende, os ministros da Saúde das Américas se reuniram para tratar do Plano Decenal de Saúde para as Américas para a década que se iniciava. Ficou decidido que o seu principal objetivo seria apoiar a extensão da cobertura de saúde no meio rural. Para tal, recomendou-se uma ampla e crescente oferta de serviços básicos de saúde, tendo em vista a assistência de toda a população e assumindo-se, ainda, que tais serviços constituíam-se como um direito dos indivíduos e dos povos. Atenção especial foi conferida ao papel de auxiliares de saúde na mobilização das comunidades, onde seriam ofertados serviços "elementares" de saúde, incluindo emergências, saúde materno-infantil, produção de informação de saúde e, por fim, a referência das situações clínicas mais delicadas para aos demais níveis de atenção (OPAS, 1972, p. 75).

Como visto no capítulo anterior, a segunda metade dos anos 1970 registra, no cenário brasileiro, o surgimento de variados movimentos em prol da democratização, mais ou menos articulados entre si, que se fizeram acompanhar da proposição de políticas públicas reformadoras, inclusive no campo da saúde. A criação de organismos como o Centro Brasileiro de Estudos de Saúde, o CEBES, em 1976; da Associação Brasileira de Pós-Graduação em Saúde Coletiva, a Abrasco, cerca de três anos depois; a realização, em outubro de 1979, do 1.º Simpósio sobre Política Nacional de Saúde na Câmara Federal são eventos exemplares desse processo (Brasil, 1980; Sophia, 2012; Lima, Santana & Paiva, 2015). Seja no campo acadêmico e das universidades, seja da militância popular e das associações profissionais, engrossava-se, assim, um caldo de cultura por mudanças que, na década seguinte, produziria consequências políticas e institucionais expressivas e duradouras (Escorel, 1999; Escorel, Nascimento & Edler, 2005).

É neste contexto dos primeiros sinais de ebulição reformista, ainda na vigência do regime militar, que se dá a proposta de criação do Programa Nacional de Serviços Básicos de Saúde – PREVSAÚDE, sob a liderança dos Ministérios da Saúde e da Previdência e Assistência Social. Nos termos de seu documento de proposição, de setembro de 1980, esse programa constituiria:

> ... a opção do governo brasileiro para reordenar de forma gradual e progressiva o modelo de prestação de serviços do setor, de modo a adequá-lo às necessidades prioritárias da população e aos meios disponíveis para o seu suporte (Brasil-MS-MPAS, 1980, p. 3).

Quando referido pela literatura que discute a Reforma Sanitária Brasileira e a construção do Sistema Único de Saúde — quase sempre de forma passageira —, o PREVSAÚDE costuma ser compreendido ora como uma espécie de "ensaio geral" dos esforços para se superar o então criticado Sistema Nacional de Saúde, o SNS (Bertolozzi & Greco, 1996), ora como parte das diligências que tinham em vista o seu aperfeiçoamento (Mota & Schraiber, 2011). Instituído em julho de 1975, por intermédio da Lei n.º 6.229/75, o Sistema Nacional de Saúde é, em geral, compreendido nos termos daqueles que redigiram o PREVSAÚDE, como um arcabouço institucional assentado em uma "multiplicidade de instituições" assistenciais, em atuação essencialmente descoordenada e não sistêmica. Segundo essa compreensão, como consequências práticas, teríamos a superposição de ações de saúde, concentradas nos níveis secundário e terciário de atendimento; baixa valorização ao chamado atendimento básico; aumento contínuo de custos e, por fim, importante concentração nas ações curativas (Brasil-MS-MPAS, 1980, p. 3).

Já em fins de 1979, um grupo de técnicos do Ministério da Saúde, do Ministério da Previdência e Assistência Social, contando com a assessoria da Organização Pan-Americana da Saúde (OPAS/OMS), se debruçava na construção de um projeto que pudesse representar uma alternativa ao quadro exposto anteriormente. A divulgação formal da iniciativa só viria ocorrer em março de 1980, durante a VII Conferência Nacional de Saúde, sendo então, segundo Gentile de Mello, muito bem recebida pela comunidade acadêmica e pela militância da saúde (Mello, 1981, p. 25).

Alberto Pellegrini, um dos integrantes do grupo técnico[38] e um dos idealizadores do programa, décadas depois, assim se referiu à iniciativa:

> o PREVSAÚDE era um projeto bem completo, buscava resgatar tudo o que a gente tinha acumulado naquela época, o reconhecimento. Tinha desde o detalhe arquitetônico das unidades básicas, o que é que elas iam fazer e que tipo de especialista teriam, a relação com os vários níveis do sistema, e tinha a parte financeira. Então, era um projeto bastante completo, que recuperava a experiência do PIASS, a experiência dos serviços básicos de saúde e da atenção primária. Tinha muito a ver também com o que estava acontecendo na OMS, com o movimento da atenção primária, em 78 (Pellegrini, 2005, s.p.).

As diretrizes de funcionamento do programa, em número de nove, dão a medida do alinhamento da proposta à agenda

---

38 Sob a supervisão do secretário-geral do MS, Mozart de Abreu e Lima, o grupo de técnicos do PREVSAÚDE era coordenado por Carlyle Guerra de Macedo. Não completamente formalizado, contou com a participação de, pelo menos: Marlow Kwitko, Alberto Pellegrini, José Agenor Álvares da Silva, Ricardo Freitas Scotti, Solon Magalhães Vianna; Ana Maria Barata e Antônio José Guerra. Agradecemos a José Agenor e José Paranaguá de Santana, as informações sobre essa composição (Pires-Alves & Paiva, 2021).

internacional, ao menos àquela de corte mais progressista. Além disso, o conjunto das iniciativas é especialmente capaz de expressar o quanto o programa representava, para usar a expressão de Pelegrini, um "acúmulo" de conhecimentos e orientações sobre a organização dos serviços de saúde vigentes naquela época.

Vejamos as diretrizes do PREVSAÚDE: regionalização; universalização do atendimento; tecnologia apropriada e procedimentos simplificados; utilização intensiva de pessoal generalista e auxiliar; reorganização administrativa, com foco na integração interinstitucional e na descentralização, com reforço do papel dos estados; máxima produtividade dos serviços, com foco na cobertura populacional; integralização das ações de saúde, compreendida como ações com foco integrado nas dimensões biológica, psíquica e social; participação comunitária, de forma a permitir a influência da comunidade no que concerne ao planejamento, à execução e ao controle dos serviços prestados; e, por fim, a articulação intrassistêmica, compreendida como o necessário estabelecimento de vínculos entre os níveis assistenciais do sistema de saúde (Brasil-MS-MPAS, 1980, p. 3).

Sua filiação aos preceitos de Alma-Ata é anunciada no documento institucional de formulação do programa, definindo-o explicitamente como uma estratégia de "privilegiamento da Atenção Primária à Saúde" (idem, p. 4). Noções como as de "bases do sistema de saúde" e de "porta de entrada regular" estão ali anunciadas, bem como seu suposto efeito "racionalizador" para o acesso aos demais níveis assistenciais. Nessa perspectiva, o PREVSAÚDE pode ser percebido tanto como tributário do movimento que se consagrou internacionalmente em Alma-Ata, como também de um processo histórico nacional — tal como descortinado no conjunto desta obra — de acúmulo de conhecimentos e de mudanças conceituais, teóricas e organizacionais para a gestão dos assuntos da saúde que, segundo determinadas perspectivas, concebeu um papel organizacional estruturante dos chamados serviços básicos na gestão do conjunto do sistema de saúde.

De todo modo, em que pese à existência de variadas orientações doutrinárias e teóricas, muitas das quais em disputa, se pode perceber na tradição brasileira, como uma espécie de ideia-matriz compartilhada, o domínio de uma percepção dita sistêmica e hierarquizada do funcionamento das instituições e aparatos sanitários. O PREVSAÚDE é, sem dúvida, expressão dessa ideia-matriz.

Nessa linha, pode-se observar que o PREVSAÚDE, como uma formulação para a organização dos serviços em saúde no Brasil, já concebia, em termos operacionais, uma atenção primária com papel "estratégico" na organização do sistema de saúde nacional. Essa proposição era, já então, um importante ponto de consenso técnico entre seus proponentes e, ao mesmo tempo, uma das ideias claramente presentes nos debates em torno de uma pretendida reforma sanitária. Dessa forma, a concepção segundo a qual as prioridades sanitárias, os fluxos assistenciais e as relações estabelecidas entre os diversos atores no interior de um sistema de saúde deveriam ser objeto de um esforço "racionalizador" por parte dos gestores constitui-se como uma das principais matrizes discursivas de quem a APS será tanto herdeira quanto uma das mais importantes manifestações.

No âmbito do programa, entendia-se conceitualmente por serviço de atenção primária o estabelecimento de um conjunto integrado de serviços de saúde destinados à promoção, prevenção e recuperação da saúde, sobretudo com foco nas doenças mais prevalentes. Com cobertura universal, a prestação de serviço seria realizada por "profissionais generalistas", por pessoal auxiliar e por agentes da comunidade, sempre sob a supervisão dos profissionais. Do ponto de vista do perfil dos serviços prestados, considerava-se a possibilidade de oferta de internação em unidades mistas, serviço de urgência e emergência, leitos de observação, atendimento ambulatorial, especialmente em quatro áreas básicas, a saber: clínica médica, clínica cirúrgica, ginecologia-obstetrícia e pediatria. Além disso, previa-se o estabelecimento de serviços de odontologia e outras especialidades médicas segundo as necessidades nosológicas locais. Adicionalmente aos serviços médicos, previam-se ações no campo do saneamento básico, melhorias das habitações populares e das condições ambientais gerais, bem como ações no campo da educação profissional tendo em vista melhorar tanto o atendimento prestado quanto a capacidade gerencial das unidades de saúde (Brasil-MS-MPAS, 1980, p. 8).

O ponto, por assim dizer, nevrálgico com relação à proposição do PREVSAÚDE dizia respeito ao debate que se estabeleceu entre as mais variadas correntes sobre estatização *versus* privatização da assistência à saúde, especialmente com relação àqueles grupos — situados fora do movimento pela reforma — que tinham posição eminentemente contrária a qualquer pauta de ampliação das responsabilidades estatais na prestação dos serviços. A Federação Brasileira de Hospitais, por exemplo, uma entidade associativa fundada em 1966, manifestou publicamente que "o documento [do PREVSAÚDE] é altamente estatizante, embora, por vezes, tente disfarçar" (Mello, 1981, p. 26).

Diante das hostilidades, vindas até mesmo da direção do INAMPS, em setembro de 1980 uma nova versão de anteprojeto vem a público, agora, segundo posição de Carlos Gentile Mello, "inteiramente descaracterizado" (1981, p. 26). Não só se mantinham as instituições privadas na prestação dos serviços de saúde, como também se retirava a possibilidade de participação social, como vimos, um importante componente da proposta original e da própria concepção de Atenção Primária à Saúde.

Um fato que bem ilustra as ambiguidades e controvérsias relativas ao PREVSAÚDE diz respeito às contradições estabelecidas entre técnicos e o chefe do MPAS. De um lado, no âmbito das VII CNS, técnicos do Ministério, em referência à economicidade e eficiência das mudanças propostas, eram muito elogiosos acerca da viabilidade da política. De outro, o ministro Hari Valdir Graeff partia tanto em defesa da criação de um seguro público para os socialmente mais abastados quanto de uma maior expansão da rede conveniada do instituto (Mello, 1980, s.p.). Especificamente com relação ao PREVSAÚDE, Graeff encaminhou ao ministro da Saúde Jair Soares um documento em tom crítico e, publicamente, chegou a dizer que o projeto era "estatizante, com recursos superdimensionados e que inexplicavelmente atribui apenas às secretarias estaduais a administração da assistência nos estados". Por fim, em referência direta aos interesses privados, entendeu que seria "incompreensível alijar a iniciativa privada" das ações da atenção primária (*Jornal do Brasil*, 1980, p. 15).

Até o final da década de 1970 pareceu prevalecer a corrente em favor de uma reforma sanitária que ampliasse, de imediato, a prestação de serviços públicos estatais no campo da saúde. E eram muitos aqueles que pretendiam uma provisão essencialmente estatal. A construção do PREVSAÚDE foi, em um só tempo, a expressão concreta dessa posição e, como podemos ver, também das suas estreitas possibilidades de implementação efetiva (Bertolozzi & Greco, 1996, pp. 390-1). Alvo de importante discussão e questionamento, o programa logo se converteria em uma espécie de campo de batalha entre beligerantes pró-estatização e os favoráveis à manutenção da operação de serviços privados no sistema de saúde. Diante desse cenário, a atenção primária como norte para uma reorganização do sistema de saúde fragiliza-se nos primeiros anos da década de 1980.

As várias e distintas versões do documento de proposição do PREVSAÚDE — um número total acima de dez! —, quase sempre vazadas para a grande imprensa, dão a medida das dificuldades que não só a instituição de uma rede de serviços de APS passaria, mas, sobretudo, dos limites que a reforma sanitária teria de necessariamente lidar (Escorel, 2008, p. 419). Muito provavelmente, a iniciativa frustrada do PREVSAÚDE desempenhou um papel pedagógico com relação aos passos seguintes, sobretudo naquilo que diz respeito às proposições e estratégias quanto ao grau de estatização do sistema de saúde (Menicucci, 2007).

Não nos parece, contudo, que se possa encarar, os debates sobre o PREVSAÚDE — pelo menos segundo a concepção contida no seu anteprojeto —, como o *front* de batalha por excelência para a construção da APS no Brasil, ou uma questão que se reduza ao debate público *versus* privado. Àquela altura, segundo nos informa a literatura especializada, o projeto de APS nos termos defendidos em Alma-Ata não se apresentava, para muitos, como uma alternativa viável. Novas leituras e perspectivas acerca da APS vinham a público e estabeleciam uma disputa com o modelo então defendido pelo carismático Halfdan Mahler. A seguir apontaremos alguns dos principais elementos desse embate.

Disputas conceituais e doutrinárias: APS ampliada versus APS seletiva

Cerca de um ano após a realização da Conferência Internacional sobre Cuidados Primários de Saúde, em Alma-Ata, ocorreu na cidade de Bellagio, Itália, em 1979, a Conferência Saúde e População no Desenvolvimento, um encontro promovido pela Fundação Rockefeller, com o apoio do Banco Mundial, do Fundo das Nações Unidas para a Infância, da Agência de Desenvolvimento Internacional dos Estados Unidos, da Fundação Ford e de outras organizações (Cueto, 2004).

Como nos informa Marcos Cueto (2004), para orientação das discussões foi adotado como documento de trabalho um artigo de Julia A. Walsh & Kenneth S. Warren intitulado "Selective Primary Health Care, an Interim Strategy for Disease Control in Developing Countries" (1979). O artigo explicitamente propunha, sem incorrer em uma crítica direta aos postulados de Alma-Ata, o que seria uma estratégia provisória ou intermediária para os serviços de saúde nos países em desenvolvimento. Recomendava o foco em agravos selecionados, com ênfase na saúde da infância e mediante metas realisticamente alcançáveis, passíveis de mensuração, a custos suportáveis.

A partir dos primeiros anos da década seguinte, a UNICEF, já sob a liderança de James P. Grant,[39] se tornaria uma promotora especialmente ativa das formas chamadas seletivas de Atenção Primária à Saúde. Se no artigo original de Walsh & Warren uma cesta

---

39 James P. Grant nasceu em Pequim, como cidadão canadense, em maio de 1922. Até completar 15 anos de idade viveu na China, onde seu pai, John Black Grant, graças ao suporte financeiro da Fundação Rockefeller, foi professor de Saúde Pública no *Peking Union Medical College*. James Grant graduou-se em Economia pela Universidade da Califórnia, Berkeley, em 1943. No pós-Segunda Guerra, já naturalizado norte-americano, formou-se também na *Harvard Law School*. No final dos anos 1940, iniciou suas atividades internacionais trabalhando na China com a Administração de Ajuda e Reabilitação das Nações Unidas. Nos anos 1960 ocupou diversos postos diplomáticos no Oriente Médio e Ásia pela USAID. Após um período como diretor-geral de um ativo *think tank* em Washington, o *Oversea Development Council*, exerceu o cargo de diretor-executivo do UNICEF, de 1980 a 1995 (Cueto, 2004).

variada de intervenções era proposta, entre as quais a distribuição de drogas antiamarílicas para o público infantil, o pacote de ações que efetivamente foram programadas, sob a liderança de instituições como a UNICEF e o Banco Mundial, incluíram restritivamente: (1) o monitoramento do desenvolvimento físico das crianças; (2) a reidratação oral, principalmente no caso das doenças gastrointestinais da infância; (3) o aleitamento materno; e (4) a imunização para as doenças mais prevalentes também na infância. Esse conjunto de propostas assumiu, na língua inglesa, o acrônimo GOBI, ao qual mais tarde adicionou-se FFF, correspondendo à suplementação alimentar, à alfabetização feminina e ao planejamento familiar (Cueto, 2004).

Desta forma, a Conferência de Bellagio, como ficou conhecida, costuma ser referida pela literatura como uma espécie de certidão de nascimento da chamada Atenção Primária Seletiva. Ao defender uma concepção de APS baseada na formulação de políticas e programas voltados para objetivos específicos e sempre relativos a grupos em situação de pobreza, seus organizadores abririam uma frente de disputa com relação ao projeto desenhado originalmente em Alma-Ata. Em termos mais gerais, sob a ótica de Bellagio, duas ambições de Alma-Ata estariam superadas: (1) a ideia da APS como um recurso para a promoção da universalização da atenção à saúde e do estabelecimento da saúde como um direito social; e (2) a ideia de que a APS cumpriria funções organizacionais e políticas, como coordenar os fluxos assistenciais no interior do sistema e promover a devida participação comunitária na gestão dos serviços de saúde (Rifkin & Walt, 1986; Cueto, 2004).

Fausto & Matta (2007, p. 49), contudo, sinalizam que desde o contexto da organização da Conferência de Alma-Ata as tensões entre duas distintas compreensões conceituais acerca da APS já estariam devidamente colocadas. Mesmo entre os organizadores da conferência, na então república soviética, havia quem defendesse, de um lado, a APS em um sentido ampliado e, de outro, atores que a compreendiam segundo uma perspectiva senão de todo seletiva, ao menos em um sentido relativamente assemelhado (Litsios, 2002; Pires-Alves & Cueto, 2017).

De todo modo, a posição crítica de Bellagio com relação aos enunciados que saíram vitoriosos de Alma-Ata parecia se apoiar em uma percepção supostamente pragmática, que passava a considerar como demasiado idealista as proposições que sustentavam a chamada APS ampliada. Dessa forma, entendia-se que as pretensões de Alma-Ata seriam inexequíveis e pouco práticas, sobretudo se consideradas sua aplicação em países com baixa disponibilidade de recursos, como são os países pobres e em desenvolvimento. Adicionalmente, se questionava a viabilidade do prazo estipulado — de um pouco mais de 20 anos — para a implementação da cobertura universal dos serviços de saúde, tal como estipulada pela XXX Assembleia Mundial de Saúde, realizada pela OMS, em 1977, com a insígnia "Saúde para todos no ano 2000" (Giovanella & Mendonça, 2012b, pp. 10-2). Para um autor como Kenneth Newell, um ativo participante da preparação e realização da Conferência de Alma-Ata, esse movimento teria sido em verdade, uma espécie de contrarrevolução, ao restringir o alcance transformador da APS tal como originalmente concebida (Newell, 1988).

As disputas conceituais em torno da APS ampliada ou seletiva se tornariam importante campo de batalha entre atores individuais e coletivos ao longo da década de 1980, inclusive, mas com boas doses de especificidade, no cenário brasileiro (Giovanella, 2008; Paim, 2012). Entre nós, há que se atentar que a derrota de um projeto como o PREVSAÚDE, tal como anteriormente mencionada, deve ser especialmente compreendida como resultado da beligerância a respeito de um conceito ampliado de saúde e de sua oferta e promoção como obrigação estatal. Dito de outro modo, a formulação ampliada da APS, no contexto da abertura democrática brasileira, foi capaz de condensar perspectivas e propostas progressistas que, caso implementadas, alterariam profundamente o papel do estado na sua relação com o cidadão e com as instâncias de mercado. Nesse sentido, não parece exagero concluir que a APS ampliada, em parte encarnada no PREVSAÚDE, carregava importante componente progressista em seu DNA. Assim percebido, foi mortalmente combatida pelos diversos interesses que não se alinhavam com o processo de mudança institucional e social ali representado.

No terreno das políticas e dos programas, Fausto & Matta (2007, p. 46) e Paim (2012) consideram, ainda, que o resultado da disputa entre defensores de uma APS ampliada e de uma APS seletiva acabou por ser favorável aos defensores da última corrente. Essa vitória, em boa medida, teria contado com o irresistível estímulo do dinheiro, uma vez que a criação de programas seletivos de APS em países pobres se deu com amplo apoio de agências internacionais, sobretudo em áreas rurais, sempre carentes de investimentos e recursos. A recepção de recursos estrangeiros contou, adicionalmente, com um ambiente econômico e ideológico global muito favorável.

De um lado, experimentava-se uma vigorosa crise econômica, que apontava para certa incapacidade dos estados nacionais financiarem políticas públicas mais extensivas; de outro, a emergência de governos orientados por uma perspectiva neoliberal em economia, que aderiram à formulação e implementação de políticas sociais de baixo custo, de resultados no curto prazo e com foco restrito nos mais pobres (Cueto, 2004).

Assim, no que concerne especificamente às ações de saúde, o cenário favoreceu a realização de políticas com base em tecnologias menos custosas, com ênfase nas orientações voltadas para a prevenção e promoção da saúde (Almeida, 1999; Buss & Carvalho, 2009; Fausto & Matta, 2007; Paim, 2012). Na prática, ao menos parte destes enunciados não parecia necessariamente se chocar integralmente com o discurso de determinadas correntes da saúde pública de viés mais progressista. A questão que se colocava, para elas, não envolvia estritamente uma crítica ao uso de tecnologias densas e mais custosas na saúde pública. Em primeiro lugar, a incorporação indiscriminada e acrítica de tecnologias crescentemente complexas e caras era combatida. Além disso, o problema era o uso daquelas efetivamente necessárias, apenas por aqueles com capacidade de financiá-las por intermédio de recursos privados e, por outro lado, a ideia de que as populações socialmente mais vulneráveis deveriam receber "uma medicina pobre para pobre".

Ao longo da década seguinte, em âmbito internacional, como discutiremos com mais detalhes no próximo capítulo, as tensões e disputas relativas a estas diferentes concepções também se revelaram com a tentativa de reafirmar, no âmbito da OMS, a APS abrangente como a principal estratégia para se alcançar a cobertura universal à saúde e para a melhoria dos patamares de qualidade de vida dos povos. Em maio de 1995, por exemplo, é lançado o que a Organização Mundial da Saúde chamou de "processo de Renovação da Estratégia Saúde para Todos" (OPAS, 2005; Lee & Fang, 2013, p. 29), entendido como um movimento capaz de organizar eventos e documentos que procurassem valorizar a APS abrangente. Todavia, como nos chama a atenção Paim (2012, p. 344), tais iniciativas atravessariam a década sem muito êxito, e novas tentativas de retomada foram tentadas nos anos 2000 através de documentos como o 25 Anos de Alma-Ata", em 2003, e a "Saúde para Todos Mais do que Nunca", de 2008.

Na década de 1980, como também nos informa Paim (2012, p. 344), referindo-se especificamente à realidade brasileira, a discussão sobre APS se "esmaece" após o PREVSAÚDE e a realização da VII Conferência Nacional de Saúde. Segundo ele, daí em diante, tomaria lugar uma discussão que "sistematizaria o projeto da Reforma Sanitária Brasileira", com foco especial nas Ações Integradas da Saúde (AIS). Todavia, instituídas em 1984, nos estertores do Regime Militar, as AIS tinham como principal objetivo promover a descentralização, a integração e a regionalização dos serviços públicos de saúde no país. Para tal, imaginava-se criar condições institucionais e de infraestrutura para consolidar uma "porta de entrada" para o sistema de saúde mediante a vigência de uma rede básica de serviços de saúde (Pimenta, 1993, p. 25).

O caso brasileiro impõe especificidades a este debate porque, naquele mesmo contexto, estava em curso um vigoroso movimento por uma reforma sanitária no país, cuja principal consequência foi a construção de um novo sistema de saúde (Escorel, 1999). Tal movimento foi capaz de tanto capitanear forças progressistas favoráveis à construção do que seria uma espécie de *welfare state* brasileiro, como também, estritamente no campo sanitário, representou um esforço de formulação e implementação de políticas e programas condizentes com o acúmulo de conhecimentos e práticas no campo da organização e da gestão das instituições e sistemas de saúde.

Em termos formais, no âmbito estritamente deste movimento, os enunciados de uma APS seletiva não foram bem recepcionados, uma vez que, como indicado anteriormente, contrariavam as bases comuns de parte importante e diversificada da militância sanitária, seja em seus princípios ditos conceituais (universalidade e integralidade); seja porque no terreno estritamente organizacional a proposta de uma APS seletiva não se revelava capaz de enfrentar os desafios impostos à construção da integração e à regionalização da saúde. A APS seletiva, portanto, era vista, em termos doutrinários, como ineficaz e parcial em sua capacidade de atender aos anseios da militância da saúde e, especialmente, às necessidades dos povos.[40]

As tensões que envolveram tais disputas produziram consequências institucionais importantes no cenário específico brasileiro. Conforme argumenta Giovanella (2018, p. 1), a adoção da expressão "Atenção Básica à Saúde", em contraposição ao uso internacionalmente consagrado de "Atenção Primária à Saúde", no emprego corrente das lideranças do Movimento Sanitário Brasileiro, se relacionaria com uma diferenciação de natureza ideológica no que se refere ao reducionismo presente na proposta de uma Atenção Primária (Seletiva). A rigor, as pretensões, os objetivos e o alcance imaginados para a reforma da saúde brasileira não seriam compatíveis com uma concepção seletiva de cesta restrita e focalizada das ações de saúde, concepção que, antes de tudo, não se alinhava aos princípios do direito à saúde.[41] De todo modo, precisamos reconhecer que não

---

40 É preciso registrar que nos primeiros esforços, tanto para responder ao dramático quadro sanitário, quanto para criar e conduzir, sob os imensos constrangimentos institucionais e financeiros, políticas, programas e ações nos marcos de um sistema único, as questões estritamente de ordem doutrinária nem sempre estiveram no centro das preocupações daqueles empenhados na implementação de soluções concretas e sustentáveis no terreno dos serviços básicos/APS. No próximo capítulo iremos compreender tais injunções menos como contradições dos atores, e mais como possibilidades e oportunidades geradas no processo de construção efetiva das políticas.

41 Mello et al. (2009, p. 205) chamam especificamente a atenção para questões que envolvem o emprego da linguagem. Ao mesmo tempo em que se registrou um entendimento de "básica" vindo de base ou fundamental; "primária" teria sido compreendida como algo elementar ou rudimentar. Tal concepção, portanto, seria considerada aquém das orientações e expectativas do movimento sanitário.

há evidências de que a partir dos primeiros anos da década de 1980, sobretudo após a derrocada do PREVSAÚDE, a questão da instituição de uma APS abrangente no Brasil tenha ido para o primeiro plano das preocupações do movimento sanitário. Sem dúvida, os esforços dos atores do movimento giraram em torno da gênese do Sistema Único de Saúde e, por esta via da construção de uma ruptura com relação à institucionalidade estabelecida pelo antigo Sistema Nacional de Saúde. A luta pela construção do SUS, contudo, não precisa ser necessariamente vista como uma espécie de decadência do debate acerca da APS no contexto brasileiro. Vejamos.

O LUGAR DA APS NO PROCESSO DE CONSTRUÇÃO DO SUS

O processo de construção do SUS é complexo e, em boa medida, por conta da amplidão que impõe, foge aos interesses de nosso texto. No entanto, é preciso reconhecer que boa parte das questões de fundo doutrinário, político e organizacional que constituiu o debate sobre a construção de um novo sistema de saúde envolveu a mobilização de doutrinas, saberes, noções, conceitos e práticas cuja interface com o debate da APS é considerável. A relevância que as noções de distrito sanitário e regionalização, por exemplo, ganhariam em políticas como as Ações Integradas de Saúde são exemplares da forma como os elementos discursivos de uma APS dita ampliada se faziam presentes na agenda da reforma sanitária e vice-versa.

Ribeiro (2007), seguido por Mota & Schraiber (2011, p. 840), tendo em perspectiva os intensos debates em torno da Atenção Primária na pauta da VII Conferência Nacional de Saúde (1980), cuja temática esteve oficialmente concentrada na expansão dos serviços básicos, reconhece que esta discussão, na VIII CNS (1986), cedeu relativamente lugar ao tema estruturante da criação de um novo sistema de saúde. Tal perspectiva acompanha apenas parcialmente a avaliação de autores como Paim (1993) que supõe um arrefecimento das questões em torno da APS no período.

Na mesma linha de Ribeiro, Fausto (2005) sinaliza que os conferencistas da VIII CNS, ao questionarem as mazelas do então vigente Sistema Nacional de Saúde, colocavam em pauta temáticas que convergiam para o debate acerca da APS, retomando, em boa medida, a pertinência que ele assumira na conferência nacional que a antecedeu. No âmbito da VIII CNS, as críticas endereçadas à centralidade e importância conferida ao subsistema hospitalar, e em particular a um considerado uso insustentável de alta densidade tecnológica na prestação da assistência à saúde, desaguariam nos moinhos das "ações básicas de saúde" (Ribeiro, 2007, p. 202).

Os debates sobre "tecnologia apropriada", extensão de cobertura e sobre o necessário reordenamento do sistema de saúde igualmente representavam, por assim dizer, tanto temáticas relativas ao macrofuncionamento do sistema, ao seu financiamento, à pactuação entre esferas de governo, aos papéis dos setores público e privado, quanto aos princípios organizadores, discursos e práticas associadas à uma APS abrangente. Eram, nesse sentido, vetores que apontavam para a mesma direção. A rigor, a Atenção Primária, como proposta, jamais esteve de todo fora da órbita de interesses e do universo semântico daqueles que conduziam o mais profundo processo de mudança institucional da saúde pública brasileira das últimas décadas. Cabe indagar sobre as eventuais políticas objetivas orientadas para a APS que tiveram lugar nos marcos da reforma sanitária posta em movimento.

Goulart (2004, p. 128), ao se ocupar das chamadas boas práticas em saúde da família, nos chama a atenção para as experiências de Curitiba (PR), Ibiá (MG), Niterói (RJ) e Vitória da Conquista (BA). Todas essas diferentes iniciativas, que tiveram o seu mais pleno desenvolvimento entre os anos 1980 e 1990, não tiveram contextos similares na sua formulação e implementação, mas foram objetos de largo reconhecimento público e oficial acerca de suas qualidades e importância em termos de introdução de políticas locais no campo da atenção primária no contexto anterior ao lançamento do Programa Saúde da Família.[42]

Tendo em vista os interesses deste capítulo, tomemos como exemplo a experiência desenvolvida em Curitiba, certamente interessante se tivermos em perspectiva seu processo de construção, que antecede a este contexto. Ela é uma das manifestações da importância das experiências locais na constituição do acervo de conhecimentos e práticas que, mais adiante, potencialmente informará a modelagem de uma política nacional para a APS.

Ribeiro, Chomatas & Caputo Neto (2004, p. 38) situam a origem remota da experiência curitibana no ano de 1963, quando por iniciativa conjunta da Secretaria de Estado de Saúde do Paraná e da prefeitura da capital inaugurou-se o Centro de Treinamento de Tarumã, com visível orientação para as questões de saúde e meio ambiente e uma abordagem multidisciplinar para enfrentamento de problemas de saúde. No ano seguinte, como parte dessa estrutura de ensino, foi criada a primeira unidade sanitária municipal, cuja equipe era formada por um engenheiro sanitarista, um médico, auxiliares de saneamento e visitadoras sanitárias (Bertussi, 2002, p. 90; Chomatas, 2019, p. 43).

Sob uma perspectiva integrada entre educação, saúde e serviço social, estabeleciam-se estruturas que "executavam a política de Serviço Social, Educacional e de Saúde, no âmbito das regiões onde se localizavam, através de uma construção que abrigava centro de saúde, escola e centro social" (Ribeiro, Chomatas & Caputo Neto, 2004, p. 39). Já no início da década de 1970, segundo esses mesmos autores, já existiam em Curitiba seis núcleos comunitários, todos localizados na periferia da cidade.

Na esteira de um processo histórico, portanto, cuja experiência tinha origem em projetos que dialogavam com a Medicina Comunitária, foi formulado, em novembro de 1979, o primeiro

---

42 Goulart (2007, p. 20) adotou para a seleção das experiências consideradas mais exitosas aquelas premiadas pelo Departamento de Atenção Básica do Ministério da Saúde na I Mostra Nacional do PSF, realizada em outubro de 1999; ou aquelas consideradas pelo CONASEMS, no Prêmio Experiências Municipais Exitosas, de dezembro de 2000.

Projeto de Atenção Primária de Curitiba. Nas palavras de Ribeiro, Chomatas & Caputo Neto (2004, p. 39):

Já se discutia naquela época que a implantação de unidades de saúde sob a responsabilidade dos municípios deveria garantir a facilidade de acesso para a população, a universalidade, o atendimento integral, o trabalho em equipe multidisciplinar e a participação da comunidade.

Sendo assim, no início da década de 1980, Curitiba já tinha parâmetros para o desenvolvimento de uma rede de postos de saúde orientada para a APS. Seu foco não se reduzia à extensão da cobertura, mas assumia também o desafio de democratizar a atenção médica; organizar a oferta de cuidado na forma de níveis de atenção e hierarquização da assistência; ofertar os serviços de uma medicina dita integral; promover a participação comunitária e a delegação de funções no interior da equipe de saúde. Graças à continuidade politico-administrativa e também às iniciativas nacionais, como as Ações Integradas de Saúde (AIS), no ano de 1986 o município alcançaria a marca de 40 centros de saúde em funcionamento. A essa época, já operavam em regime de três turnos, contando com uma equipe constituída por 3 pediatras, 2 clínicos gerais, 1 ginecologista-obstetra, 1 enfermeiro, 1 auxiliar administrativo, 1 vigilante, 1 auxiliar de serviços gerais e 14 auxiliares de saúde. As clínicas odontológicas foram em seguida sendo instaladas junto aos centros de saúde, que passaram a contar com 6 cirurgiões-dentistas, 11 auxiliares odontológicos e 1 técnico em higiene dental (Ribeiro, Chomatas & Caputo Neto, 2004, p. 41).

Nesse mesmo contexto, outras experiências importantes de organização de serviços básicos de saúde de base municipal, para além daquelas sinalizadas por Ribeiro et al. (2004), podem ser igualmente referidas, entre elas as de Londrina e de Campinas, essa última detalhada em nosso capítulo anterior (Campos, 2000; Gil et al., 2008).

Ao considerar, neste cenário, o processo de implementação de iniciativas de base municipal, Goulart (2004, p. 136) relativiza o papel indutor do Ministério da Saúde na formulação de políticas nacionais, como o faria mais tarde — veremos no capítulo 5 — com o Programa Saúde da Família (PSF). Para esse autor, diante de uma série de fatores perturbadores locais — políticos, institucionais e culturais — não seriam reproduzíveis em âmbito da localidade as condições de implementação da política supostamente imaginadas nos gabinetes de Brasília, de maneira que seria sempre necessário a construção de soluções locais — e até mesmo com a forte marca pessoal de suas lideranças — quando da formulação/implementação da APS em âmbito municipal.[43]

Se quisermos radicalizar a perspectiva de Goulart, poderíamos nos perguntar, sobre as relações possíveis entre o processo de construção do SUS e o desenvolvimento de políticas no terreno da APS. Em geral, somos inclinados a pensá-las como decorrentes da criação do primeiro. Ou seja, à medida que o processo de reforma sanitária se encaminha e um novo sistema de saúde ganha, gradualmente, institucionalidade, gestores nacionais e locais encontrariam mais apoio e espaço institucional para o desenvolvimento de políticas de Atenção Primária. Perguntamos: o inverso seria também verdadeiro? Isso significa pensar o SUS também como decorrência de práticas e orientações que se conformavam em âmbito local, conforme sustentam Ribeiro, Chomatas & Caputo Neto (2004, p. 39), quando afirmam — talvez em uma redação que mereça ser suavizada — que "foram os municípios que historicamente exemplificaram a possibilidade de redefinição de sistemas de saúde, tornando-os mais próximos e comprometidos com as necessidades de saúde da população brasileira".

Sem dúvida, como será aprofundado no próximo capítulo, as diferentes iniciativas de organização da APS já em curso ganharão, nos primeiros anos da década de 1990, um inegável impulso com os avanços no processo de municipalização e de construção do Sistema Único de Saúde. No entanto, no correr dos anos 1980, a incorporação de uma infraestrutura física de serviços, os esforços para

---

43 As discussões sobre as relações federativas na saúde, com foco na APS, serão especialmente consideradas no próximo capítulo, sobretudo quando da vigência de políticas nacionais, como o PACS e o PSF.

uma adequação dos recursos humanos às necessidades do sistema de saúde, o repasse de instalações, equipamentos e outros recursos do INAMPS para as prefeituras e estados, seguramente, irão também representar um importante passo em um processo histórico de iniciativas e experiências que, há décadas, dialogavam com a noção de serviços básicos de saúde e com a atenção primária.

Aliás, mais do que uma transferência simples de recursos materiais, os gestores locais lidavam com as pressões e expectativas dos usuários diante de uma reforma sanitária em curso. Era preciso produzir, portanto, respostas concretas às demandas que, a rigor, sempre são principalmente locais. Tendo em perspectiva esses processos, no próximo segmento, contemplaremos o aparato institucional de saúde pública disponível e em pauta no contexto da reforma sanitária. Na forma de centros de saúde, postos e diferentes concepções organizacionais e arranjos político-institucionais, tal acervo constituirá um importante legado com o qual o nascente SUS terá de lidar e, em boa medida, negociar.

O SISTEMA DE SAÚDE BRASILEIRO EM TEMPOS DE FORMULAÇÃO DE UMA POLÍTICA NACIONAL DE ATENÇÃO BÁSICA

Como vimos, a partir dos anos 1930 se constituíram, na trajetória da saúde pública brasileira, duas estruturas institucionais paralelas organizadoras da oferta e da prestação de serviços de saúde no país. De um lado, uma estrutura médico-hospitalar institucionalizada na esfera do Ministério do Trabalho, Indústria e Comércio; de outro, os diferentes serviços de saúde pública, inclusive centros e postos de saúde, abrigados no Ministério da Educação e Saúde (Fonseca, 2007).

Tal "dualidade institucional", expressão adotada por Cristina Fonseca (2007), será um ponto de sensibilidade na agenda de discussões daqueles que militavam na saúde pública brasileira, pelo menos, a partir dos anos 1940. Como vimos no capítulo 1, o enfrentamento da separação entre ações curativas e preventivas não se constituía como uma temática irrelevante nas preocupações de sanitaristas como João de Barros Barreto, então diretor do Departamento Nacional de Saúde do Ministério da Educação e Saúde. A partir dos anos 1950, outro eminente sanitarista, o paulista Samuel Pessoa, em manifestações públicas, também vocalizou preocupações quanto à separação entre os serviços preventivos e curativos (Paiva, 2015). Como mostraram, ainda, Hamilton & Fonseca (2003), o tema esteve também presente nas discussões que envolveram a criação de uma pasta exclusiva para a saúde na mesma década. A rigor, portanto, o tema da chamada dualidade institucional não era novo nas agendas de reforma da saúde brasileira, de maneira que esteve também presente nas preocupações daqueles que militavam pela reforma na saúde no país no correr das décadas de 1970 e 1980.

No contexto dos anos 1970, até a vigência do Sistema Único de Saúde em 1990, as críticas de boa parte dos sanitaristas a esse respeito se voltavam, em termos institucionais, contra o Sistema Nacional de Saúde. Instituído pela Lei n.º 6.229, em julho de 1975, ele se configurava como a primeira tentativa concreta para racionalizar, em perspectiva sistêmica, o aparato institucional da saúde no país (Schechtman et al., 2002; Levcovitz, 2003, p. 35; Torres, 2019). No entanto, ele consagrava aquela dualidade da saúde brasileira ao conceber, no Ministério da Saúde, o lugar para as ações coletivas e preventivas; e no Ministério da Previdência e Assistência Social, ações tendo em vista a cura e a reabilitação da saúde, essencialmente de perfil hospitalar.

Já na segunda metade da década de 1970, portanto, segundo a perspectiva de diversos atores da reforma sanitária, tratava-se de criar meios que viabilizassem a unificação das instituições e serviços de atenção à saúde na figura institucional do Ministério da Saúde, que deveria ser o responsável pela coordenação de uma política nacional unificada. Fortalecia-se, assim, a ideia de um "sistema único" e, conforme salienta Luz (1991), o tema da unificação institucional de serviços é então vigorosamente retomado, mas, é claro, a partir das questões colocadas em seu tempo. A possibilidade de superação da dicotomia entre saúde pública e atenção médica curativa deveria envolver muito mais do que práticas profissionais integradas ou ampliadas, ou mesmo a existência de aparatos institucionais — notadamente o centro de saúde — com vocação específica para tal. O enfrentamento do problema exigiria a construção de um novo modelo, que integrasse a saúde pública e os cuidados médicos individuais (Menicucci, 2007).

As discussões em torno de um novo modelo intensificaram debates também de outra ordem, que frequentavam igualmente há tempos os círculos acadêmicos e os escritórios dos gestores da saúde pública nacional. Trata-se aqui da importância atribuída ao tema da hierarquização dos atos médicos segundo sua complexidade e especialização e a prioridade a ser dada a cada um, desde os mais simples e gerais aos mais complexos e especializados (Luz, 1991; Cordeiro, 2004, p. 349). Assim, naquele contexto dos anos 1980, ganhavam centralidade não só a priorização dos cuidados primários de saúde, considerados mais pertinentes no atendimento das necessidades de saúde da maioria da população, mas também os aparatos institucionais que teriam um papel-chave na construção, na oferta e na articulação da rede de serviços que definiriam o novo modelo. A figura do centro de saúde — o "postinho" — passa a ocupar, pelo menos na perspectiva dos idealizadores da reforma, um lugar de prestígio na esperada reorganização da saúde pública brasileira.[44] Na primeira metade dos anos 1980, a cobertura previdenciária fora estendida de forma a abranger a quase totalidade da população urbana e parte da população rural (Teixeira, 1985, p. 48). Segundo Teixeira, em 1963, apenas 23% da população brasileira era coberta pelos serviços médicos previdenciários. Em 1981, esse número saltaria para 87% dos brasileiros com acesso à rede assistencial do INAMPS. Inversão semelhante se vê também com relação aos gastos federais no sistema

---

44 Considerando o que seria um crescente prestígio do posto e do centro de saúde no contexto dos anos 1980, Fausto (2005) identifica um processo de aproximação da APS ao campo da organização dos serviços de saúde, segundo os termos da reforma sanitária em curso. Concordamos que a vigência de uma "APS abrangente", em especial, será importante aliada do processo da reforma sanitária, mas procuramos demonstrar, no caminho traçado por Mello (2012), que o que se poderia chamar de uma agenda organizacional já se fazia presente em algumas das propostas de organização de serviços básicos de saúde, pelo menos, desde o início dos anos 1940.

hospitalar e nos serviços básicos de saúde. Em 1965, cerca de 35% dos gastos federais públicos com saúde eram destinados para os serviços assistenciais médico-hospitalares; cerca de 64% do mesmo orçamento se dirigia para os serviços básicos de saúde. Em 1982, a situação orçamentária se transforma: cerca de 84% para o sistema hospitalar; e apenas 15% para a rede básica (Teixeira, 1985, p. 50).

Como parte deste contexto, em 1981, em uma ação compartilhada entre o Ministério da Saúde e o Ministério da Previdência e Assistência Social, é criado o Conselho Consultivo de Administração de Saúde Previdenciária (CONASP). Seu objetivo foi investigar e propor orientações adequadas à prestação de assistência à saúde da população previdenciária, bem como indicar a alocação de recursos financeiros necessários à operação da rede de serviços. Seguindo tal orientação, no ano seguinte, se estabeleceu o Plano de Reorientação da Assistência à Saúde no âmbito da Previdência Social, conhecido como Plano CONASP. O plano organizava-se tendo por metas melhorar a qualidade da assistência à saúde e a cobertura dos serviços, considerando uma igualitária distribuição dos serviços às populações urbanas e rurais; e instituir o planejamento da assistência à saúde em conformidade com o aumento da produtividade e com a racionalização da oferta dos serviços. Entre as propostas de intervenção do plano destaca-se o Programa das Ações Integradas de Saúde (PAIS), que preconizava a regionalização progressiva do sistema de saúde (Giovanella & Mendonça, 2012b, p. 43; Noronha & Levcovitz, 1994; Paim, 1986).

Poucos anos depois, já na Nova República, no correr do governo Sarney, as Ações Integradas de Saúde (AIS), tomadas como estratégia de reorganização do sistema de saúde, passaram a estimular maior integração das diferentes instituições de atenção à saúde localizadas no âmbito do Ministério da Saúde, do Instituto Nacional da Assistência Médica da Previdência Social (INAMPS) e das diversas secretarias estaduais e municipais de saúde.[45] Nesse

---

45 Monika Dowbor (2009, p. 199) nos aponta que a expansão das AIS foi também possível em um quadro político que, a partir das eleições de 1982 para os governos dos estados e municípios, contava com diversas lideranças de oposição ao regime militar eleitas no país.

contexto, a organização de um primeiro nível de atenção, no qual as unidades básicas de nível local passavam a ser responsáveis por ações tanto de caráter preventivo quanto de assistência médica, tornava-se uma política fundamental para a necessária integração entre o sistema de saúde pública e a assistência médica então conduzida pelo INAMPS.

Assim, vinha se acelerando um processo que, desde finais dos anos 1970, em um contexto, portanto pré-SUS, vinha se conformando, mais do que uma cultura organizacional, um conjunto de ações institucionais específicas que superavam a ideia de atenção à saúde estritamente dependente da contribuição financeira à previdência social. No âmbito dos primeiros anos 1980, na perspectiva de Giovanella & Mendonça (2012b), as AIS, em particular, teriam representado uma importante ampliação da cobertura de serviços básicos, com o reforço das unidades de saúde em grande parte das prefeituras brasileiras. Todavia, como primeiro nível de atenção, a articulação com o restante da rede era, ainda, muito precária (idem, p. 43).[46]A esta época, o sistema de saúde era constituído por uma ampla rede hospitalar privada, conveniada ou não ao INAMPS; por hospitais estatais próprios desse instituto, por Postos de Atendimento Médico (PAM) e, ao redor deles, uma rede de ambulatórios que supostamente servia como porta de entrada ao sistema. Tal rede ambulatorial contava com médicos generalistas e especialistas, especialmente gineco-obstetras e pediatras (Salles, 1985, pp. 112-3).

Quanto à antiga rede de centros e postos de saúde sob a responsabilidade do Ministério da Saúde — cuja gênese foi tratada no capítulo 1 — manteve-se mais ou menos estagnada no correr dos anos 1950, 1960 e parte dos 1970, revelando assim uma perda

---

46 As mesmas autoras consideram ainda que, no mesmo período, outros programas de atenção primária direcionados a grupos específicos, como os Programas de Atenção Integral à Saúde da Mulher (PAISM) e da Criança (PAISC), foram também importantes no processo de formatação de uma rede de serviços básicos de saúde. Lançados paralelamente ao processo de instituição das Ações Integradas de Saúde, entre 1984 e 1987, eles teriam servido de modelo para os demais programas de atenção integral criados posteriormente, voltados a grupos de risco: idosos, adolescentes, portadores de doenças crônicas, como hipertensão e diabetes, entre outros (Giovanella & Mendonça, 2012, p. 43).

de prioridade relativa nas políticas oficiais do período. Campos (2006a, pp. 135-6) considera que a aposta na implementação de uma assistência à saúde de perfil previdenciário teria transformado o antigo centro de saúde em "uma organização mais conservadora, atuando de maneira rígida e quase ritualista", ou burocrática, essencialmente curativa, sem uma abordagem condizente com o que seriam as melhores tradições da saúde pública tal como concebida nos anos 1940.

Na perspectiva desse mesmo autor, uma retomada do investimento e do crescimento da rede de centros e postos de saúde só se dariam ao longo da década de 1980, tanto em decorrência do processo de abertura democrática, que permitiu maior pressão social por melhoria das condições de vida, quanto pelo avanço da descentralização de base municipal e consolidação institucional do movimento pela reforma sanitária. Campos chama a atenção, em especial, para a vigência de ideias e fortes medidas de racionalização do gasto em saúde, que teriam privilegiado a atenção primária (Campos, 2006a, p. 136).

O exemplo de Nova Iguaçu, na região da Baixada Fluminense, revela que este processo de retomada do "investimento e do crescimento da rede de centros e postos de saúde" produziu resultados incertos, pois esteve, na prática, necessariamente articulado às condições sociais e políticas locais. Desde meados dos anos 1970, o município contava com um Programa Comunitário de Assistência Materno-Infantil, operado pela diocese católica. Chegou a administrar 18 ambulatórios na cidade e estimulou a realização de encontros periódicos, inclusive com a Pastoral Operária e os poucos movimentos sociais existentes, lançando assim as bases de um processo de formação de associações de moradores em vários bairros (Zancan et al., 1993; Pires-Alves, Paiva & Lima, 2018, p. 1.850).

Em meados dos anos 1980, o Movimento de Amigos de Bairros (MAB) era uma realidade e, ao mesmo tempo, uma instância muito atuante no nível local, funcionando como uma entidade importante de coordenação e interlocução com as instituições públicas. Em 1986, sob o duro impacto da epidemia de dengue que fez numerosas vítimas na região, o MAB abraçaria como prioridade o enfrentamento das condições sanitárias locais (Pires-Alves, Paiva & Lima, 2018, p. 1.855).

O INAMPS, à época sob a condução de Hésio Cordeiro, em resposta às demandas do MAB referentes às circunstâncias impostas pela pandemia de dengue, tomou a iniciativa de criar um programa específico para a região da Baixada Fluminense, o SOS Baixada. Entre os objetivos, constava a criação do que foi então anunciado como o "primeiro distrito sanitário do Brasil" (*Jornal do Brasil*, 1986, p. 6). Propunha-se, ainda, uma reorientação da rede de serviços de saúde, de forma a melhor constituir uma rede de serviços, em tese, articulada. O programa tinha em vista criar 4 novos postos do INAMPS e o credenciamento de 35 consultórios médicos populares, assim reforçando a antiga rede da diocese. Tais serviços se articulariam, ainda, com 1 hospital e 4 unidades de pronto atendimento do INAMPS, 20 postos de saúde municipais e 1 centro de saúde estadual já existentes (idem).

Os primeiros dois anos de vigência da iniciativa teveram reconhecimento público (*Jornal do Brasil*, 1987). As boas perspectivas assentavam-se, em termos políticos, na coligação liderada por Moreira Franco, recém-eleito governador de estado, e pelo seu partido, o PMDB. Sergio Arouca assumia a Secretaria Estadual de Saúde, tendo entre seus assessores Antônio Ivo de Carvalho. Em Nova Iguaçu, Lucia Souto, ex-secretária do MAB, teria papel de destaque na coordenação das ações locais.[47]

Tal conformação política, que passou a marcar maior presença da autoridade estadual, conferiu novas bases e perspectivas para a iniciativa, convertendo-a no Programa Especial de Saúde da Baixada (PESB). Os objetivos tornaram-se ainda mais ambiciosos com a criação de 14 unidades mistas, 2 hospitais gerais e 10 postos ambulatoriais concebidos para operar a partir do conceito de demanda adstrita, de maneira que o cidadão manter-se-ia vinculado a uma equipe de saúde multiprofissional. Em março de 1988, contudo,

---

47 José Noronha, outra importante liderança do movimento sanitário, assumiu em 1985 o comando da Secretaria Estadual de Saúde quando da saída de Sérgio Arouca, que se encaminha para a presidência da Fiocruz (Souto, 2012; Zancan, Magalhães & Souza, 1993).

o que seria uma favorável conformação política, que articulava lideranças do INAMPS, da Secretaria Estadual de Saúde e locais, dá lugar a um ambiente político-institucional menos acolhedor. A exoneração de Hésio Cordeiro da presidência do INAMPS foi o primeiro ato de um movimento que, daí em diante, produziria amplas consequências políticas e institucionais para o processo de reforma sanitária e, em particular, para a reforma da rede municipal de Nova Iguaçu (Pires-Alves, Paiva & Lima, 2018, p. 1.856).

Em que pesem as dificuldades políticas, parte expressiva dessas ideias ganhariam apoio e respaldo com a iniciativa do Sistema Unificado e Descentralizado de Saúde (SUDS), implementado no país a partir de julho de 1987. O SUDS teve como principal objetivo a transferência de recursos materiais e financeiros aos estados federativos e aos municípios que se propusessem a criar conselhos municipais ou estaduais de saúde e elaborassem planos tendo em vista a reorganização da saúde. Tal processo, como sinaliza Costa (2002, p. 52), foi essencialmente marcado pelo encerramento das atividades dos escritórios regionais do INAMPS e a consequente transferência das suas atribuições para as Secretarias Estaduais de Saúde.

Na prática, o processo de construção dos convênios do SUDS teve também de lidar com distintas realidades e capacidades técnicas e políticas locais. Um processo de avaliação da política realizado cerca de dois anos depois, por exemplo, encontrou estados da federação em diversos estágios de desenvolvimento e do movimento de mudança do setor, seja do ponto de vista da crítica ao modelo assistencial configurado nas décadas anteriores, seja do ponto de vista da reorientação prática da capacidade instalada e das estruturas gerenciais necessárias à implementação de uma nova concepção de prestação de serviços de saúde (Inojosa, 1990, p. 26).

Voltando ao exemplo de Nova Iguaçu, o que se viu ali, a partir da reconfiguração do cenário político-institucional, foi uma importante dificuldade para instituir o SUDS na região e, mais adiante, o próprio Sistema Único de Saúde. Em fevereiro de 1991, por exemplo, o *Jornal do Brasil*, que até então compreendia de forma positiva os esforços iniciais de reforma da saúde municipal, com base em uma entrevista de Hésio Cordeiro, divulgava uma perspectiva muito desalentadora. Cordeiro, entre outras coisas, queixava-se sobre o abandono de um projeto que estava orientado pelas ideias de integralidade do cuidado e de ações tanto junto aos indivíduos quanto junto às famílias.

Apesar de todas as dificuldades vividas para uma efetiva implementação do SUDS no país,[48] conforme sinalizam Mello et al. (2011, pp. 857-8), a política foi parte importante de um processo em que os estados federativos deixavam a posição de receptores das políticas federais para se tornarem interlocutores na construção das iniciativas. Como parte das atribuições dos estados se passou, então, a valorizar ações no campo do planejamento, da coordenação e da direção das atividades de prestação de serviços de assistência à saúde no âmbito de determinadas áreas geográficas.[49]

Assim, a década de 1980 representou, em boa medida, um período da história da saúde pública brasileira em que diversas ideias e práticas gradualmente se institucionalizaram e redefiniram o discurso sanitário, estabelecendo os termos do próprio processo de formulação do SUS e das políticas a ele associadas. A partir de então, de uma forma clara e vigorosa, estabelece-se um vocabulário articulado em torno de termos como integralidade; atenção básica/primária; descentralização e regionalização; hierarquização e porta

---

[48] Avaliação do SUDS, realizada em agosto de 1989 pelo Conselho Nacional de Secretários de Estado da Saúde (CONASS), apontou a existência de um processo de estrangulamento financeiro da política, sinalizado por todos os estados participantes da avaliação. Tal processo teria representado um importante impedimento para uma efetiva construção do SUDS. Muitos estados, segundo referem os avaliadores, contando com os repasses federais vindos da União, teriam retraído recursos orçamentários locais. Por outro lado, os repasses federais também foram menores do que o acordado, frequentemente atrasados. Desse modo, nas palavras de Inojosa, "os orçamentos para o SUDS, em cada estado, que já eram escassos para a implementação de um novo modelo de saúde, universalizado, integral e equânime, foram insuficientes até mesmo para mera manutenção de compromissos assumidos" (Inojosa, 1990, p. 27).

[49] Com foco na realidade do estado de São Paulo, Mello et al. (2011) consideraram que tanto as AIS quanto o SUDS trouxeram importantes contribuições para melhor articulação sistêmica entre a rede serviços de atenção básica, hospitalar e das ações tradicionais da saúde pública em geral. Paim (1989, p. 374), ao discutir o papel do SUDS na reforma da saúde no estado da Bahia, concluiu que "esta política teve como diretriz básica deflagrar o processo da Reforma Sanitária…"

de entrada. Ainda que tais noções não sejam de todo novas, agora passaram a constituir fração relevante dos textos e discursos oficiais que definiriam a reforma da saúde brasileira.

Considerando esse processo e seus condicionantes, no próximo capítulo passaremos em revista a formulação e a implementação de algumas políticas fundamentais para a dinâmica de construção doutrinária de uma política nacional para a APS no Brasil. Sua potência, bem como seus limites, em boa medida são compreensíveis a partir destes percursos institucionais que acabamos de contemplar.

Considerações finais

Foram tempos de luta, mas, sobretudo de esperança. Como vimos, o contexto emitia sinais trocados quanto à viabilidade de uma reforma sanitária que fosse tanto capaz de responder aos principais dilemas legados pelo regime autoritário, quanto, ao fazê-lo, imprimir novo rumo na organização da saúde pública e da seguridade social brasileiras. Mesmo em um contexto econômico especialmente degradado e hostil, o vigor da organização daqueles comprometidos com o processo de mudança progressista era tal que, era de se imaginar, algum avanço seria possível.

O discurso da reforma, com boa dose de razão, apontava para uma ruptura com o passado. Todavia, a rigor, foi justamente o virtuoso encontro entre antigas tradições de pensamentos e de práticas na saúde pública, em um contexto específico de radicalização de ideias, que permitiu que os avanços se estabelecessem como possibilidade concreta. Vários movimentos entrelaçados, a partir de temáticas específicas, repercutiram um amplo processo de luta pela instituição da saúde como um direito de cidadania e pela reinstalação da democracia (Escorel, 1999). Entre eles figuram, por exemplo, aqueles em torno dos debates e iniciativas no tocante à formação profissional e gestão do trabalho, e da instituição de novos padrões de educação profissional e de organização do trabalho em saúde (Pires-Alves e Paiva, 2006; Paiva, Pires-Alves & Hochman, 2008; Castro, 2008); as correntes que militavam em favor da instituição de novas formas de cuidado e atenção à saúde (Cecílio, 2006); e os grupos que lutavam por uma reorganização político-institucional que fosse capaz tanto de ampliar a cobertura da assistência quanto de oferecer cuidados às doenças mais prevalentes (Paim, 2006). Davam assim início à constituição de campos, ou subcampos especializados da saúde coletiva, mais tarde reunidos em torno de grupos de trabalho, reuniões científicas e comissões mais ou menos institucionalizadas.

Em que pesem as numerosas conquistas e a força deste encontro virtuoso, os esforços para que se promovessem as mudanças desejadas logo se revelariam, em alguma medida, frustrados. Havia fortes barreiras que implicaram tanto na contenção dos processos de mudanças mais amplos ou radicais, quanto nas dinâmicas setoriais da saúde (Escorel, Nascimento & Edler, 2005). Tentamos mostrar que, em termos internacionais e nacionais, a discussão em torno do conceito de APS também foi objeto desses mesmos fluxos e contrafluxos de ideias. As disputas conceituais acerca do que se convencionou chamar APS ampliada ou seletiva foram especialmente significativas no cenário brasileiro da reforma sanitária e da instituição do Sistema Único de Saúde. A começar, pelas contendas que culminaram na derrota do projeto do PREVSAÚDE no início dos anos 1980.

Em nossa perspectiva, o processo de formulação e morte desta política deve ser compreendido em uma dimensão tanto simbólica quanto prática. No que tange à primeira, no contexto de formulação do que seria uma nova organização para a saúde pública brasileira, o PREVSAÚDE assumia formalmente como questão central, ao menos em suas primeiras versões, doutrinas e enunciados referidos como parte das orientações provenientes da Conferência de Alma-Ata. Alma-Ata apresentava-se, assim, em sua primeira hora, como uma espécie de farol que iluminaria os caminhos de antigos movimentos setoriais da organização da saúde no cenário brasileiro.

Como discutimos, a construção deste símbolo se deu com forte contestação tanto por aqueles que enxergavam em Alma-Ata mais uma iniciativa meramente racionalizadora de recursos já escassos e apenas mitigadora das condições sociais que, de fato, levavam ao adoecimento, quanto por aqueles que enxergaram na conferência, não um farol lúcido, mas sim a ilusão das orientações inviáveis em um cenário de escassez de recursos e que, ao mesmo tempo, reclamavam por soluções urgentes, ainda que seletivas, para os problemas mais graves de populações específicas. Nesse sentido, a derrocada do PREVSAÚDE também pode ser percebida como a dificuldade estrutural em se levar adiante uma reforma sanitária com a profundidade que muitos dos seus proponentes imaginavam na altura da segunda metade dos anos 1970.

Em termos práticos, o PREVSAÚDE parece ter fornecido algumas lições importantes ao movimento sanitário em curso, aprendizado que eventualmente repercutiu na mudança das estratégias e táticas do próprio movimento no início dos anos 1980. Coincidência ou não, a proposição de uma imediata estatização dos serviços de saúde seria flexibilizada com proposições mais conciliatórias com os interesses privados. A ideia — jamais posta de fato em prática — de uma estatização gradual foi adotada como recurso tático por uma parte da militância e viabilizou acordos que sustentaram a criação do SUS. Mas, de forma presumível *a posteriori*, tornou possível a criação de um sistema público de saúde no limite vulnerável aos interesses privados (Menicucci, 2007).

Apesar do aparente silêncio em torno de uma política nacional para a APS após a falência do projeto do PREVSAÚDE, o processo de construção do SUS — mesmo com todas suas contradições — representou a institucionalização, ao fim e ao cabo, de orientações que, pelo menos em termos formais, na melhor tradição de Alma-Ata, se aproximavam dos enunciados de uma APS ampliada.

Esta aproximação, porém, experimentou os seus percalços. A emergência à primeira hora de propostas, internacionalmente orientadas, para a implementação de políticas nacionais de APS seletiva produziram, como vimos, importantes inflexões e conflitos no âmbito setorial. Em termos formais, a militância pela reforma sanitária, que se pretendia radical nos termos de uma ruptura com o passado, logo compreendeu que o emprego de políticas de perfil focal era algo incapaz de corresponder às suas expectativas, uma vez que era preciso instituir ações, políticas e programas intersetoriais que alterassem, como chamou a atenção uma importante liderança, os diferentes modos de produção social e econômica da saúde (Arouca, 2003).

Na prática, as disputas pela hegemonia de uma proposta de modelo assistencial para o sistema de saúde que se formulava no contexto dos anos 1980 atravessaram os marcos institucionais de sua implementação formal, em termos nacionais, a partir do final da década. Nesse processo, gradualmente, seremos testemunhas de uma aproximação, uma espécie de *pax salutem*, que envolverá o reconhecimento e a incorporação da Atenção Primária, pela militância mais aguerrida da reforma sanitária, como uma estratégia válida, eventualmente de síntese das ideias e possibilidades de construção de um modelo assistencial com pretensão de hegemonia no SUS. Como nos chama a atenção Giovanella & Mendonça (2012b), o processo de construção do SUS foi atravessado por diferentes propostas de modelos assistenciais. A crescente (re)incorporação da atenção primária — em uma chave positiva — na agenda da militância da reforma implicará no investimento em uma APS fundada na noção de direito à saúde, afastando-se, pelo menos no plano doutrinário, das formulações que, no mesmo processo, apontavam para ações de saúde mais focalizadas; para práticas centradas na doença e no pronto atendimento, em oposição à integralidade; para serviços organizados em atenção apenas às demandas espontâneas; e para uma concepção de gestão que não prevê a participação dos trabalhadores e dos usuários, entre outras orientações.

Estas expectativas, em termos doutrinários, definiriam a configuração possível de uma APS que poderíamos chamar de "à brasileira", afinada com os mais caros princípios da reforma sanitária. Uma APS que pretende responder ao menos duas ordens de problemas. De um lado, às questões colocadas no âmbito do exercício do cuidado profissional. Nessa região de problemas, ela nos chama a atenção para a instituição de formas de cuidado que contemplem não só a necessária recuperação da saúde das pessoas, mas também os diferentes fatores que afetam a saúde dos povos por intermédio de ações de promoção e prevenção, segundo princípios como os de integralidade e longitudinalidade. De outro lado, em uma segunda região de problemas, ainda que articulada à primeira, a APS se volta para as questões relativas à coordenação da rede e do sistema de saúde. Em uma perspectiva crítica, para alguns, ainda que apenas à boca pequena, em uma APS à brasileira, a palavra "abrangente" pode também assumir um sentido totalizante, ao confundir a APS com o próprio sistema de saúde.

Seja como for, o final do período registra, por intermédio das leis 8.080/90 e 8.142/90, a regulamentação da reforma sanitária possível. Por "possível" devemos entender avanços nada desprezíveis, mas também a manutenção de uma lógica pouco afinada com a ideia de seguridade social, que se expressou, dentre outras formas, pela existência de um orçamento público quase sempre abaixo das necessidades. Ainda assim, a APS brasileira, sempre sob importantes contradições, encontrará um contexto institucional formalmente mais alinhado. No plano dos discursos, das práticas e dos conhecimentos, sem dúvida, a década de 1980 foi capaz de reunir um acervo sobre o qual se assentarão experiências como o Programa de Agentes Comunitários de Saúde (1991) e o Programa Saúde da Família (1994), os marcos imediatos mais relevantes da construção de políticas de alcance nacional no terreno da APS no país. Tal processo será objeto do capítulo que se segue.

DOCUMENTO

"Programa Nacional de Serviços Básicos de Saúde – PREVSAÚDE: 1981-1986"

Ministério da Saúde/Ministério da Previdência e Assistência Social

Documentos on-line, Observatório História e Saúde
COC - FIOCRUZ
<http://observatoriohistoria.coc.fiocruz.br/lildbi/docsonline/ Bras_Minis_da_Saude_1981_1986_ID634.pdf>.

A trajetória do PREVSAÚDE, como ficou conhecido o Programa Nacional de Serviços Básicos de Saúde, se inicia nos últimos meses de 1979, quando um grupo de técnicos instalados no Ministério da Saúde e no Ministério da Previdência e Assistência Social, sob a condução respectivamente de Waldir Arcoverde e de Jair Soares, assumiu a responsabilidade de formulação e implementação de um programa que fosse capaz de reorganizar as Unidades Básicas de Saúde no país e a sua integração aos outros níveis e outras instâncias do sistema, amparados pelos Ministérios do Interior e da Economia e também pela Organização Pan-Americana da Saúde.

Em termos globais, o documento do PREVSAÚDE mantinha explícitos pontos de contato com os resultados da Conferência Internacional sobre Cuidados Primários de Saúde, conhecida simplesmente como Conferência de Alma-Ata, realizada no Cazaquistão, em setembro de 1978, e com o desenvolvimento mais geral das temáticas associadas à Atenção Primária à Saúde que ganhavam terreno nos cenários internacional e nacional.

O documento que divulgamos aqui é uma peça que permite ao leitor ter acesso a um conjunto de proposições para uma reorganização do sistema de saúde brasileiro que, no contexto da passagem da década de 1970 para a de 1980, mobilizava certo nível de consenso em termos organizacionais e operacionais tanto entre diferentes burocracias do Estado brasileiro, quanto em parte do movimento social de reforma da saúde. Sua leitura, portanto, introduz o leitor em um conjunto de ideias e propostas sobre organização do sistema de saúde, com foco na Atenção Primária, por assim dizer, razoavelmente compartilhadas no cenário brasileiro daquele período.

Como indicado no capítulo, o projeto foi objeto de sucessivos posicionamentos críticos que estimularam um processo de revisão da proposta por técnicos e, por conseguinte, a redação de diferentes versões. Além daquela distribuída no contexto da VII CNS, foi-nos possível identificar menções a uma versão de julho de 1980, outra em agosto, e uma terceira de setembro desse mesmo ano. A derradeira versão do projeto, ao que tudo indica, teria sido elaborada em dezembro de 1980. Há, contudo, divergências com relação à quantidade de versões que foram produzidas, provavelmente mais de dez. A versão publicada aqui é de setembro de 1980 e nos foi proporcionada por Alberto Pellegrini Filho, membro do grupo técnico de elaboração da proposta.

PROGRAMA NACIONAL DE SERVIÇOS BÁSICOS DE SAÚDE

PREVSAÚDE

1981 – 1986

MINISTÉRIO DA SAÚDE

MINISTÉRIO DA PREVIDÊNCIA E ASSISTÊNCIA SOCIAL

Reprodução fac-similada.

Í N D I C E

Página

1. INTRODUÇÃO 1
2. ABRANGÊNCIA, OBJETIVOS E PRIORIDADES 5
3. DIRETRIZES GERAIS 11
   3.1. Regionalização 12
   3.2. Universalização do Atendimento 12
   3.3. Tecnologia Apropriada e Procedimentos Simplificados 12
   3.4. Utilização Intensiva de Profissionais Generalistas e Pessoal Auxiliar 12
   3.5. Reorganização Administrativa 13
   3.6. Máxima Produtividade dos Serviços 13
   3.7. Integralização das Ações de Saúde 14
   3.8. Participação Comunitária 14
   3.9. Articulação Intra-sistêmica 14
4. CARACTERIZAÇÃO DO MODELO DE PRESTAÇÃO DE SERVIÇOS .. 15
   4.1. Organização da Rede de Serviços Básicos 16
      4.1.1. - Níveis de Atenção 17
      4.1.2. - Tipos de Unidades 19
   4.2. Elenco de Atividades 19
      4.2.1. - Segundo Tipos de Unidade 19
      4.2.2. - Segundo Áreas Programáticas 21
   4.3. Desenvolvimento de Recursos Humanos 32
      4.3.1. - Pessoal de Nível Elementar 32
      4.3.2. - Pessoal de Nível Médio 33
      4.3.3. - Pessoal de Nível Superior 33
      4.3.4. - Administração de Pessoal 34

4.3.5. Supervisão e Educação Continuada 35
4.4. Sistemas de Apoio 36
4.5. Estudos e Pesquisas 37
5. ESTRATÉGIA DE DESENVOLVIMENTO DO PROGRAMA 39
   5.1. Aspectos Prioritários 40
   5.2. Responsabilidades Institucionais 41
   5.3. Mecanismos de Integração, Coordenação e Gerência.. 45
       5.3.1. Administração Financeira 48
   5.4. Articulação com outros Programas e Instituições... 49
6. METAS, CUSTOS E FINANCIAMENTO 51
   6.1. Metas 53
       6.1.1. Serviços Básicos de Atendimento às Pessoas.. 53
       6.1.2. Saneamento e Habitação 55
       6.1.3. Recursos Humanos 56
   6.2. Custos 56
       6.2.1. Investimentos 56
       6.2.2. Operação 57
   6.3. Financiamento 58
       6.3.1. Do Investimento 58
       6.3.2. Da Operação 59

1. INTRODUÇÃO

.1.

O objetivo síntese do III Plano Nacional de Desenvolvimento enfatiza a necessidade de construção de uma sociedade desenvolvida e livre, em benefício do povo, dentro do princípio de que o objetivo democrático é indissociável da idéia básica de melhorar a qualidade de vida de todos os brasileiros.

Para a consecução desses propósitos da política de desenvolvimento, o setor saúde tem especial contribuição a oferecer, particularmente traduzida no aperfeiçoamento dos seus serviços e instrumentos de ação, reorientando-os para o atendimento preferencial das necessidades básicas de saúde da população.

No contexto geral da administração pública brasileira, a intensificação das medidas voltadas a esse aprimoramento teve um de seus grandes marcos no Decreto-Lei nº 200, de 1967, que definiu as diretrizes para a reforma administrativa na área federal e os instrumentos racionalizadores da atuação governamental. Dentre esses, sobressai o da descentralização administrativa, preconizando, inclusive, a transferência da execução das atividades da administração federal para as Unidades Federadas, os Municípios e as entidades privadas, reservadas ao nível federal as funções de definição de política e de coordenação e supervisão da execução de atividades.

A criação do Conselho de Desenvolvimento Social, em 1974, representou outro evento significativo para o aprimoramento da ação do governo na área social, como instrumento de compatibilização dos vários planos setoriais às diretrizes da política nacional de desenvolvimento.

Mais recentemente, nos termos da Lei nº 6.229, de 1975, foi estabelecido o Sistema Nacional de Saúde, com a definição das competências dos diversos componentes que o integram. Considera-se importante salientar, no contexto da referida Lei, a inequívoca disposição de utilizar a colaboração de Estados e Municípios, mesmo naquelas ações ainda consideradas de responsabilidade federal, e de conjugar os esforços e recursos da União, dos Estados, dos Municípios e das entidades privadas, especialmente na área de atenção às pessoas.

Além da firme disposição do Governo Federal em reorganizar e racionalizar o setor saúde, foram realizadas iniciativas específicas nesse sentido, tais como: a unificação das atividades de assistência médica, no âmbito da Previdência Social, através do INAMPS; a instituição do PLANASA, no campo do saneamento básico; a instituição da CEME, com o seu programa de assistência farmacêutica; a criação do Fundo de Apoio ao Desenvolvimento Social - FAS; o advento de programas de largo espectro social, como o PIASS e o PRONAN, e as sucessivas reestruturações do Ministério da Saúde, em busca de melhor produtividade, ao lado de numerosas outras iniciativas a nível do Congresso Nacional, dos Governos Federal, Estaduais e Municipais e de entidades privadas.

Não obstante os esforços referidos e o significativo volume de recursos, inclusive de natureza financeira, colocados à disposição do setor, os resultados alcançados ainda revelam-se insatisfatórios, em termos de cobertura de serviços e de redução da magnitude das doenças e danos de maior significação sócio-sanitário.

Exemplos marcantes dessa situação evidenciam-se nos seguintes pontos:

. a melhoria dos indicadores de mortalidade é lenta e não se distribui equitativamente entre as diversas regiões e estratos sociais;

. permanecem as altas incidências de doenças transmissíveis evitáveis ou redutíveis, enquanto aumenta a importância das doenças degenerativas e dos problemas decorrentes da intensificação da concentração populacional e da atividade econômica moderna, sobretudo pela deterioração do ambiente;

. a mortalidade infantil continua elevada, mantendo-se o seu coeficiente em torno de 100 óbitos por mil nascidos vivos, com diferenças regionais ainda expressivas;

. a periferia das grandes cidades e as pequenas localidades rurais continuam à margem dos benefícios representados pelos serviços de abastecimento de água e de esgoto sanitário;

os recursos e serviços disponíveis para a atenção direta às pessoas apresentam-se extremamente concentrados, com níveis de complexidade e sofisticação em grande parte inadequa dos às necessidades básicas de saúde da população em geral e à estrutura nosológica prevalente. Paralelamente, constata-se significativa ociosidade da capacidade instalada do setor pu blico.

As deficiências de desempenho e os insuficientes re sultados obtidos pelo setor saúde, malgrado o significativo es forço empreendido pelo governo, decorrem fundamentalmente da multiplicidade de instituições atuantes e de sua persistente descoordenação, ambos os fatores levando à superposição de ações, ao desperdício de recursos, à baixa produtividade e, fi nalmente, ao desprestígio social do setor

A oferta de serviços faz-se, caracteristicamente,com predomínio das ações de recuperação da saúde, concentradas nos níveis secundário e terciário de atendimento, em detrimento da integralização das ações praticadas em vários níveis e do forta lecimento do atendimento básico de saúde.

Em decorrência, acentua-se a tendência ao progressi vo e incontrolável aumento de custos e gastos das ações desen volvidas, tal como ocorre em outros países, inclusive mais de senvolvidos, que adotam modelo assistencial semelhante.

A viabilidade do modelo atual depende da remoção das distorções que atualmente apresenta, pois, persistindo essas, as exigências de recursos poderão onerar, a níveis insuportá veis, o custeio das ações de saúde, a menos que se prejudiquem outros direitos e benefícios sociais já conquistados pela popu lação brasileira.

O Programa Nacional de Serviços Básicos de Saúde — PREVSAÚDE constitui a opção do Governo Brasileiro para reorde nar de forma gradual e progressiva o modelo de prestação de serviços do setor, de modo a adequá-lo às necessidades prio ritárias da população e aos meios disponíveis para o seu supor te.

Representa uma adaptação, à problemática brasileira, das recomendações formuladas na Conferência de ALMA-ATA, promovida pela Organização Mundial da Saúde, onde se consagrou o privilegiamento da atenção primária de saúde.

O PREVSAÚDE traduz uma tomada de posição consciente para a efetiva implementação do Sistema Nacional de Saúde; os seus serviços constituirão a base do Sistema e sua porta de entrada regular, no campo do atendimento básico à saúde das pessoas, desempenhando também o papel de instrumento racionalizador do acesso aos níveis secundário e terciário, onde, além dos serviços públicos incluídos no PREVSAÚDE situa-se a atuação do setor privado (gráfico 1).

REPRESENTAÇÃO DO PREVSAÚDE NO SISTEMA NACIONAL DE SAÚDE

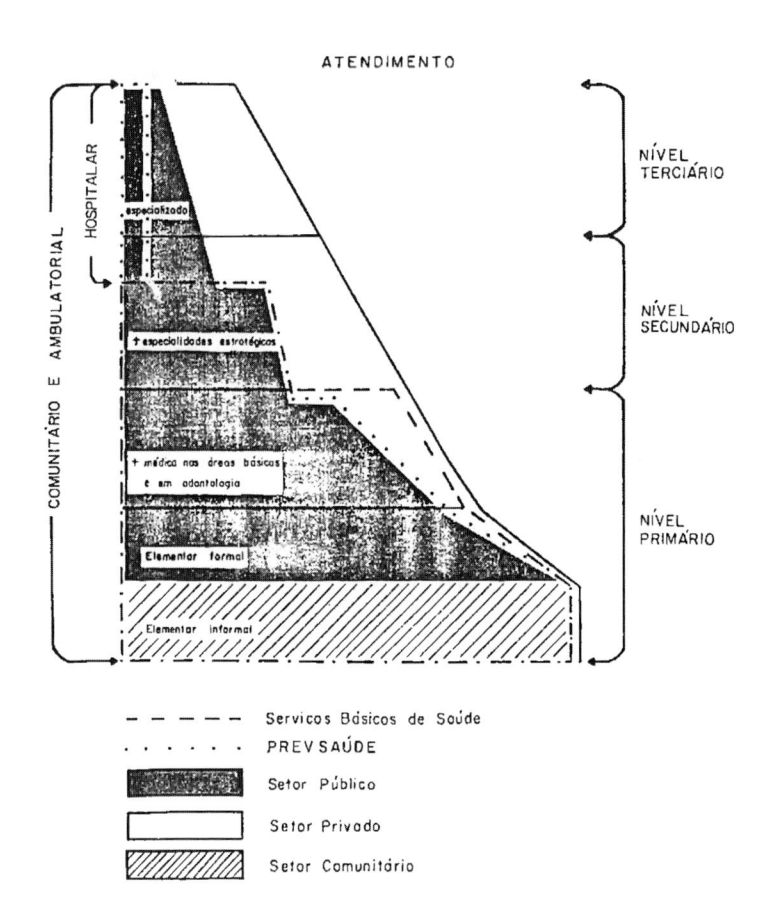

ATENDIMENTO

HOSPITALAR
COMUNITÁRIO E AMBULATORIAL

especializado

+ especialidades estratégicas

+ médica nas áreas básicas e em odontologia

Elementar formal

Elementar informal

NÍVEL TERCIÁRIO

NÍVEL SECUNDÁRIO

NÍVEL PRIMÁRIO

– – – – – Serviços Básicos de Saúde
· · · · · · PREVSAÚDE
Setor Público
Setor Privado
Setor Comunitário

2. ABRANGÊNCIA, OBJETIVOS E PRIORIDADES

São seus objetivos principais:

a) Estender a cobertura por serviços básicos de saú de a toda a população;

b) Reordenar a atuação do setor público, promovendo a efetiva articulação das diversas instituições fe derais, estaduais e municipais;

c) Racionalizar a oferta de serviços do setor públi co, com vistas ao aumento da produtividade dos re cursos disponíveis;

d) Promover a melhoria das condições sanitárias do ambiente, através da implantação de sistemas de abastecimento d'água, de destinação adequada dos dejetos, e de melhorias da habitação, particular- mente nas áreas de maior prevalência de endemias,& de grande densidade populacional.

.7.

3. CONCEITO E ABRANGÊNCIA

O PREVSAÚDE é constituído pelo conjunto integrado de serviços de natureza pública prestados às pessoas, às comunidades e à melhoria do ambiente, destinados à promoção da saúde, à prevenção das doenças, e à recuperação, com ênfase no tratamento das afecções e traumatismos mais comuns e reabilitação básica de suas consequências.

Seu campo de ação abrange todo o território nacional, estando seus serviços voltados ao atendimento da totalidade da população brasileira e envolvendo todas as instituições públicas que objetivam a prestação de serviços de saúde.

Os serviços pertencentes ao programa compreendem, prioritariamente, no âmbito da atenção às pessoas, os cuidados primários à saúde por profissionais generalistas, por pessoal auxiliar e por agentes da comunidade sob supervisão; o internamento em unidades mistas; o atendimento em serviços de urgência e/ou emergência, providos de leitos de observação; a atenção ambulatorial, especialmente a diferenciada nas quatro áreas básicas (clínica médica, clínica cirúrgica, gineco-obstetrícia, pediatria), em odontologia e em especialidades estratégicas definidas de acordo com a nosologia local prevalente. Compreendem, ainda, as medidas simplificadas de saneamento básico, de melhoria da habitação popular e das condições ambientais gerais.

.9.

4. PRIORIDADES

Mantida a abrangência nacional e a universalização do acesso aos serviços básicos, a implantação progressiva do Programa dar-se-á em conformidade com as seguintes prioridades:

a) atendimento de áreas carentes e grupos sociais mais desprotegidos, destacando-se, especialmente, as populações das periferias urbanas, das zonas rurais, das áreas de valorização econômica, de interesse da segurança nacional e destituídas de serviços primários de saúde;

b) controle de doenças transmissíveis, de outras enfermidades de ampla prevalência e tecnologia de resolução desponível, em especial as diarréias infecciosas, a cárie dentária, e a desnutrição;

c) atendimento dos grupos biologicamente expostos a maiores riscos, em especial crianças e mulheres em estado gestacional e de pós-parto;

d) desenvolvimento institucional e de recursos humanos, com vistas ao aperfeiçoamento das capacidades gerencial e operacional das instituições executoras e, também, da capacidade resolutiva dos serviços.

.11.

3. DIRETRIZES GERAIS

3.1. REGIONALIZAÇÃO

A organização dos serviços e o estabelecimento dos modelos de atendimento deverão estar orientados segundo os princípios de regionalização de serviços.

A idéia geratriz é a de que a rede de serviços básicos esteja organizada em níveis de complexidade crescente, e que estejam articuladas funcionalmente.

3.2. UNIVERSALIZAÇÃO DO ATENDIMENTO

O acesso aos serviços básicos de saúde providos pelo PREVSAÚDE efetivar-se-á exclusivamente em função das necessidades da população, sem discriminação de qualquer ordem, assim como categoria social, nível de renda, vínculo previdenciário, etc.

Nesse sentido, estará prevista a universalização do atendimento à clientela em todos os serviços ambulatoriais e unidades mistas - federais, estaduais e municipais - participantes do Programa.

3.3. TECNOLOGIA APROPRIADA E PROCEDIMENTOS SIMPLIFICADOS

Os recursos físicos e materiais pertencentes ao Programa, bem como os procedimentos diagnósticos e terapêuticos utilizados, devem corresponder ao nível de complexidade dos serviços, privilegiando a adoção de tecnologia simples, de modo a permitir o atendimento das necessidades de saúde da população ao menor custo possível.

3.4. UTILIZAÇÃO INTENSIVA DE PROFISSIONAIS GENERALISTAS E PESSOAL AUXILIAR

As equipes de saúde pertencentes ao Programa serão compostas por elementos cuja capacitação corresponda ao grau de complexidade das atividades desenvolvidas em cada nível de atendimento. Será dada ênfase à utilização de profissionais generalistas e de pessoal auxiliar de nível médio e elementar.

3.5. REORGANIZAÇÃO ADMINISTRATIVA

O desenvolvimento do PREVSAÚDE deverá proporcionar uma mudança de mentalidade na administração dos serviços de saúde, de tal forma a aliar a eficácia social dos serviços à máxima eficiência possível no uso dos recursos, mantendo-se um bom nível de qualidade do atendimento:

São componentes deste processo:

a) Integração Interinstitucional

A reorganização da oferta de serviços implica no desenvolvimento de um processo de integração das instituições pertencentes ao Programa, a partir de sua coordenação funcional; com isso, racionalizando a utilização e distribuição dos recursos e eliminando, progressivamente, a dualidade de ações e superposição de esforços.

b) Descentralização

Visando uma maior adequação dos serviços às necessidades de saúde, o processo de planejamento e execução deve ser descentralizado, de modo a permitir a participação da comunidade beneficiada e dos elementos envolvidos nos vários níveis de atenção.

3.6. MÁXIMA PRODUTIVIDADE DOS SERVIÇOS

A organização das atividades, a distribuição e a utilização dos recursos do Programa, serão orientadas para a obtenção de um nível de produtividade que possibilite elevada cobertura populacional. Entende-se por cobertura não apenas a simples proporção numérica entre população atendida e população geral, mas o resultado de uma oferta eficaz e sistematizada de serviços que satisfaçam as suas necessidades essenciais, e que estejam dispostos em locais acessíveis e em forma por ela aceitável.

3.7. INTEGRALIZAÇÃO DAS AÇÕES DE SAÚDE

A compreensão global do homem em suas dimensões biológica, psíquica e social concretiza-se, na prática dos serviços de saúde, através da prestação de ações integrais de saúde. Entende-se por ações integrais de saúde o conjunto articulado das medidas prestadas de promoção, proteção, recuperação e reabilitação.

3.8. PARTICIPAÇÃO COMUNITÁRIA

Ao nível do setor saúde, uma maior aderência dos serviços às necessidades da população é garantida na medida em que todo o potencial dos próprios beneficiários seja absorvido através de uma efetiva participação comunitária. O processo decisório referente às ações desenvolvidas pelo Programa deve ser orientada de modo a permitir a influência da comunidade no planejamento, execução e controle dos serviços que lhe são prestados, através de suas lideranças e formas organizativas próprias.

A participação da comunidade referentemente às ações de saúde locais, será canalizada através das entidades representativas da população, e estimulada por mecanismos de informação e divulgação de conhecimentos sobre saúde.

3.9. ARTICULAÇÃO INTRA-SISTÊMICA

A rede básica, entrada regular do sistema, se articulará com os níveis mais complexos, de modo a possibilitar o acesso, a esses serviços, a todos que efetivamente deles necessitem.

4. CARACTERIZAÇÃO DO MODELO DE PRESTAÇÃO DE SERVIÇOS

4.1. ORGANIZAÇÃO DA REDE DE SERVIÇOS BÁSICOS

O modelo assistencial proposto está estruturado em níveis de atenção articulados entre si, desde o elementar até o especializado, incorporando os níveis secundário e terciário ambulatoriais de atendimento do Setor Público. As unidades de saúde de cada nível deverão ter perfis funcionais e de recursos suficientes para a completa resolução dos problemas pertinentes a esse nível; cada unidade dentro de seu grau de complexidade deverá assumir a responsabilidade de atendimento integral de uma área e de uma população determinada, recebendo apoio dos níveis mais complexos e prestando-o aos de menor complexidade, em seu âmbito de atuação. Promover-se-á também, a adscrição de clientela às respectivas unidades.

As unidades deverão estar distribuídas segundo modelo que atenda aos princípios de regionalização de serviços, dentre os quais pode-se destacar:

a) Suficiência

A região sanitária deve conter, dentro de seus limites, os serviços necessários à atenção das necessidades básicas de saúde da população residente.

b) Diferenciação

A natureza, a dimensão e a complexidade dos serviços correspondem às características das necessidades a cuja atenção se destina.

c) Hierarquização

Os serviços estão relacionados entre si, em função da complexidade do atendimento, estabelecendo-se uma hierarquia do ponto de vista técnico-funcional, de modo a preservar a unidade do sistema que os integra. Os mecanismos de referência dos níveis de menor para os de maior complexidade devem ser estabelecidos de modo a garantir o acesso de toda a população ao atendimento de que necessita.

d) Integração

A regionalização dos serviços de saúde implica a integração das atividades e instituições por eles responsá veis, pelo menos em termos de coordenação funcional, não ape -nas no interior do próprio setor saúde, mas também nas relações que se estabelecem com os demais setores da vida social e econômica da região.

e) Descentralização e Desconcentração

A regionalização dos serviços de saúde deve com preender a desconcentração de atividades e funções administrativas e a descentralização do processo de tomada de decisão.

f) Flexibilidade

A regionzalização dos serviços de saúde deve contemplar mecanismos que permitam sua adequação permanente à evolução das condições de saúde e sócio-econômicas da região.

4.1.1. NÍVEIS DE ATENÇÃO

O primeiro nível de atendimento caracteriza-se pelo fato de permitir o acesso direto, constituindo-se, em porta de entrada regular do sistema. Compreende a atenção e lementar e a atenção primária diferenciada, incluindo, segun do as disponibilidades locais de pessoal, desde a participação de médicos generalistas prestando atendimentos nas quatro áreas básicas, e odontólogos, até atendentes e agentes comunitários devidamente orientados e supervisionados. A capacidade resolutiva aí é estimada em cerca de 80% em função de mecanismos que possam assegurá-la, tais como: adscrição de clientela; fiscalização dos serviços pela comunidade; estabe lecimento de sistemas comuns de apoio, especialmente supervi são e controle; instituição de Plano de Cargos e Salários e educação continuada; utilização efetiva do pessoal de enfer magem nas atividades de capacitação, supervisão e prestação direta de serviços.

.18.

O atendimento básico de saúde compreende: a promoção da melhoria nutricional; provisão adequada de água e outras medidas de saneamento básico; atenção materno-infantil; imunização contra as principais doenças infecciosas, prevenção e controle de doenças endêmicas; odontologia social; educação no tocante a problemas prevalentes de saúde e aos métodos para sua prevenção e controle; tratamento apropriado de doenças e lesões comuns.

Nos níveis secundário e terciário ambulatorial desenvolvem-se atividades de apoio, cujo acesso fica condicionado à referência do nível primário, exceto nos casos de riscos que necessitam atenção diferenciada imediata.

As formas de organização dos níveis de atenção das unidades assistenciais em uma rede de serviços, composta segundo os princípios de regionalização, devem estar adequadas às características regionais e locais.

Como orientação geral para o estabelecimento dos modelos de atendimento, deve-se considerar:

a) o escalonamento em níveis de complexidade;

b) as condições especiais de atendimento médico nas cidades, requerendo maior complexidade em função da nosologia prevalente e da cultura assistencial preexistente;

c) que a orientação da demanda, com vistas a sua vinculação a uma determinada unidade, deve levar em conta o desempenho e a capacidade operativa da rede de unidades, de modo a assegurar o adequado atendimento;

d) as características de dispersão/concentração da população, as vias de acesso em uma dada região e a capacidade resolutiva dos níveis de referência.

255

4.1.2. TIPOS DE UNIDADE

A estrutura da rede assistencial do PREVSAÚDE é composta por unidades produtoras de serviços cujo porte, per fis funcionais e de recursos humanos e equipamentos, variarão em função da área de cobertura e dos níveis de atenção a que se destinam.

Na definição dos vários tipos de unidade que integram a rede do PREVSAÚDE, deve-se buscar caracterizar um módulo mínimo de atividades e recursos para cada uma delas. As unidades poderão compreender um ou mais módulos, em função da cobertura populacional que devem prover.

a) Unidade Elementar ou Posto de Saúde

É a unidade sanitária mais simples, operada por pessoal auxiliar especialmente treinado para execução de ações básicas de saúde e supervisionado de forma sistematizada. Apoia o sistema informal (agente de comunidade), em áreas de população dispersa ou de pequenos núcleos.

b) Unidade Ambulatorial (Centro de Saúde)

Tem como característica comum o atendimento médico permanente, variando sua complexidade e dimensões em função da magnitude da população a que serve, podendo chegar até o atendimento de urgência e/ou emergência e de nível secundário.

c) Unidade Mista

Tem como característica comum o atendimento ambulatorial e com internação nas especialidades básicas.

4.2. ELENCO DE ATIVIDADES

4.2.1. SEGUNDO TIPOS DE UNIDADES

a) Unidades Elementares

Desenvolverão atividades voltadas para a atenção materno-infantil; alimentação e nutrição; tratamentos padronizados de lesões comuns; urgências; notificação de casos; imuniza ções; educação para a saúde; fornecimento de medicação de esquemas terapêuticos padronizados; visitação domiciliar; colheita de material para exames laboratoriais; acompanhamento de egressos de outros níveis e referência aos mais complexos; ação comunitária; controle do ambiente; e atividades administrativas. A partir dessas unidades serão desenvolvidas atividades de penetração em áreas de população dispersa, com participação de agentes da comunidade e pessoal auxiliar do sistema de saúde. Essas categorias receberão treinamento, supervisão e apoio dos serviços de saúde e participarão, basicamente, na execução de atividades como: campanhas, saneamento básico, melhorias de habitação, educação para a saúde, vigilância epidemiológica, etc.. As ações desenvolvidas serão devidamente planejadas, controladas e avaliadas pelas unidades a que estiverem adscritas.

b) Unidades Ambulatoriais

Executarão, além das ações desenvolvidas nas unidades elementares, realizadas em maior grau de complexidade, as de vigilância epidemiológica, vigilância sanitária, controle de doenças transmissíveis, atenção ambulatorial generalista e diferenciada principalmente nas especialidades básicas, apoio diagnóstico laboratorial e radiológico, atendimento odontológico e de urgências e/ou emergências, de demanda espontânea e referida, bem como treinamento e supervisão de recursos humanos

c) Unidades Mistas

Além das atividades já descritas nas unidades ambulatoriais, desenvolverão atenção integral nas especialidades estratégicas, e disporão de leitos para internação nas áreas de gineco-obstetrícia, pediatria, cirurgia e clínica médica.

4.2.2. SEGUNDO ÁREAS PROGRAMÁTICAS

a) Controle de Endemias

Terá lugar destacado entre as prioridades do PREVSAÚDE, buscando-se:

- Apoiar a SUCAM nas ações de controle da doença de Chagas e Malária, mediante a ampliação dos recursos para a melhoria habitacional em áreas dessas endemias, a intensificação do combate aos vetores e vigilância epidemiológica.

- Desenvolver, sob coordenação da SUCAM, a expansão das ações de controle da esquistossomose, mediante destinação de recursos para abastecimento d'água e melhoria sanitária das habitações; intensificação do combate ao transmissor e o tratamento apropriado aos doentes.

- Intensificar ações para o adequado controle da hanseníase.

- Expandir as ações de controle da tuberculose e de outras pneumopatias de interesse sanitário, uniformizando métodos e esquemas de prevenção, diagnóstico e tratamento.

- Desenvolver ações destinadas ao controle de endemias de distribuição focal ou regional, como a filariose, leishmaniose, peste e tracoma.

· Cooperar na vigilância para fazer frente ao risco potencial de surto epidêmico da febre amarela no país, pela existência da doença sob forma silvestre e estimular a vacinação junto às populaçõs que demandem às áreas endêmicas.

- Desenvolver esforços junto a OPAS/OMS para uma ação continental de combate ao Aëdes aegypti.

- Instituir e estimular a extensão de medidas educativas para prevenção e tratamento das doenças de transmissão sexual e iniciar atividades sistemáticas de vigilância e controle.

b) Vigilância Epidemiológica

A vigilância epidemiológica constitui instru mento fundamental e pré-requisito para o estabelecimento de programas de controle de doenças. Consiste no conjunto de atividades capazes de proporcionar indicadores para acompanhar o comportamento epidemiológico de doenças nas comunidades, de forma a permitir a tomada de decisões oportunas e adequadas para a implementação de medidas de controle pertinentes.

São consideradas prioritárias as atividades de vigilância epidemiológica das doenças transmissíveis, destacando-se as evitáveis através da aplicação sistemática de agentes imunizantes.

Constituem requisitos para o desenvolvimento do sistema nacional de vigilância epidemiológica:

- estruturação técnica e administrativa de órgãos específicos, a nível do Ministério da Saúde e das Secretarias de Saúde;

- coordenação interinstitucional visando a utilização ampla das fontes de notificação, ao melhor aproveitamento dos recursos tecnocientíficos disponíveis (laboratórios, instituições de pesquisa e ensino) e à maior eficiência das ações de controle;

- definição de mecanismos operacionais que garantam a notificação de doenças, o fluxo de informações e o apoio técnico-institucional necessário a cada componente do sistema;

- incremento da utilização da rede de serviços básicos de saúde, tanto para alimentação do sistema com dados básicos, como para a execução das ações de controle recomendadas.

c) Imunizações

Integrantes do núcleo mínimo de atenção primária, as imunizações constituem atividade prioritária dos serviços básicos, que deve ser desenvolvida de forma dinâmica e ativa, no sentido de atingir percentuais de cobertura que proporcionem segurança aos grupos populacionais susceptíveis, em re lação à poliomielite, sarampo, difteria, coqueluche, tétano e tuberculose. As unidades do PREVSAÚDE deverão estar mobiliza das para apoio às campanhas de vacinação em massa e de bloqueio de surtos.

d) Vigilância Sanitária

A proliferação de novos medicamentos, o crescente desenvolvimento tecnológico no setor de alimentação, e a introdução de novos hábitos, exigem a adoção de medidas visando proteger a população. Nesta área o PREVSAÚDE:

- fornecerá às atividades de vigilância o apoio técnico necessário, através da rede de laboratórios de saúde pública nele integrada;

- atuará descentralizadamente como agente do sistema de fiscalização, com participação dos órgãos estaduais e municipais respectivos;

- procurará cooperar estreitamente com os programas dirigidos ao "meio ambiente", especialmente o sistema coordenado pela SEMA/MINTER, participando das atividades de interesse da saúde na conservação ou recuperação do ambiente.

- atuará como agente de difusão de informações do sistema de vigilância tóxico-farmacológica.

e) Alimentação e Nutrição

As ações nesta área, visando as populações mais carentes, incluem atividades coordenadas e intersetoriais, contemplando as áreas de produção, comercialização e distribuição, suplementação e correção específica de deficiências nutricionais, recursos humanos, pesquisa e desenvolvimento tecnológico, componentes do Programa Nacional de Alimentação e Nutrição — PRONAN. O PREVSAÚDE deverá integrar-se a esse esforço particularmente através da distribuição de alimentos básicos, em caráter transitório e emergencial, aos grupos populacionais mais expostos ao risco de carências e em regiões de maior densidade de pobreza, além do desenvolvimento de atividades educacionais e de promoção específicas.

f) Apoio Diagnóstico

O PREVSAÚDE desenvolverá, através de rede de laboratórios, o atendimento à demanda de exames gerada pelos serviços básicos de saúde, no que se refere a análises clínicas para o atendimento às pessoas, estudos epidemiológicos, vigilância sanitária e controle ambiental.

g) Odontologia

Com o objetivo de expandir a atenção odontológica e reduzir a incidência dos problemas de maior prevalência, a política de saúde bucal está estrategicamente fundamentada na generalização de um núcleo mínimo de serviços, incorporando, de maneira gradativa, cuidados mais complexos.

Constituem diretrizes de subprograma de odontologia:

- prioridade maior à prevenção da cárie dental; ao tratamento do grupo etário de 06 a 14 anos; aos grupos de baixa renda e às áreas economicamente mais carentes;

- máxima simplificação de insumos, traduzida na utilização de equipamentos e materiais de baixa complexidade' tecnológica, custo mínimo e adequado padrão qualitativo;

- utilização de recursos humanos de quatro tipos:

a) Cirurgião-Dentista;

b) Técnico de Higiene Dental, com funções expandidas;

c) Auxiliar de Consultório Dentário, com funções de apoio;

d) Atendente (auxiliar de saúde geral com atribuições de cuidados elementares em odontologia);

- regionalização da atenção, baseada na maior amplitude de serviços considerados essenciais e na diferenciação por áreas, partindo da periferia urbana e da zona rural até os centros populacionais mais densos.

A atenção odontológica no PREVSAÚDE estará estruturada em seis blocos de atividades:

- Prevenção Maciça, com ênfase na fluoretação da água de abastecimento público em cidades com mais de cinco mil habitantes que dispuserem de estação de tratamento;
- Cuidados Elementares, através de atenção mínima executada por pessoal local polivalente, disponível em todas as localidades;
- Atividades de Apoio, a cargo de unidades com recursos humanos diferenciados (centros de saúde e unidades mistas, etc), que acrescentam às suas funções de atendimento à demanda, a supervisão do nível elementar e a consulta às pessoas referidas por Atendentes;
- Atenção ao Escolar do 1º Grau, pelo atendimento de alunos matriculados em escolas públicas via "sistema incremental";
- Referência para Casos Complexos, via racionalização dos serviços existentes, nas Universidades e Unidades mais diferenciadas, visando a cobertura de pessoas referidas pelos níveis anteriores sob critérios sociais;
- Oferta de Próteses pela expansão de serviços custeados pelos usuários, a preços equivalentes aos gastos de produção.

h) Saúde Escolar

Embora na faixa etária correspondente aos alunos de 1º Grau a mortalidade proporcional seja baixa, esse grupo apresenta características que justificam ações de saúde específicas. Os problemas oftalmológicos, auditivos e odontológicos, que compro metem de maneira significativa o rendimento escolar, serão con templados de maneira especial no PREVSAÚDE, exigindo atenção a partir da escola através de ações baseadas na simplificação e na possibilidade de extensa cobertura.

A assistência à saúde, a nível da escola, enfatiza aquelas ações que podem ser desenvolvidas pelos professores e/ou agentes de saúde em articulação e com o apoio dos Centros de Saúde da área. Tais ações, de caráter permanente, privilegiam o trabalho promocional e preventivo e são suficientemente sim ples, de modo a não exigir pessoal especializado para sua exe cução.

As atividades de saúde escolar devem conferir priori dade às seguintes ações: exame antropométrico, notificação de doenças, visitação domiciliar, primeiros socorros, imunização, atendimento a problemas mais comuns (de acuidade visual e audi tiva, comportamentais, etc.) e referência a níveis de maior com plexidade, além da atenção odontológica que está referida no ítem anterior.

Quanto aos cuidados sobre o ambiente escolar, salien ta-se os de saneamento básico (água, dejetos e controle de veto res), e ainda o controle das condições de iluminação, ventila ção e do local de preparo de merenda.

Inclui-se também o aperfeiçoamento dos programas de senvolvidos pelo MEC, de alimentação escolar e de educação para a saúde, este último de forma integrada entre a escola e os ser viços de saúde.

i) Atenção Materno-Infantil

O grupo materno-infantil (mulheres em idade fértil e crianças), corresponde a mais de 70% da população brasileira.

Sua grande dimensão e a vulnerabilidade das gestantes, puérperas e crianças menores de 5 anos, principalmente em áreas carentes e frente às influências do meio, dão alta prioridade à assistência ao grupo, nos serviços básicos de saúde.

Embora todas as medidas de saúde coletiva desenvolvidas pelos serviços básicos tenham repercussões sobre a saúde materno-infantil, as mulheres em idade fértil e as crianças necessitam de cuidados especiais, dadas as exigências da reprodução e do crescimento e desenvolvimento.

O elenco básico de atividades prioritárias contempla todas as fases do desenvolvimento do grupo materno-infantil, possibilitando:

- no pré-natal, o acompanhamento sistemático, com visitas à detecção precoce e assistência ao alto risco, a patologias prevalentes, ao câncer ginecológico e da mama e às doenças sexualmente transmitidas; à promoção da nutrição e da lactância materna; à vacinação antitetânica; à educação para saúde;

- no parto e para o recém-nascido, a assistência adequada aos partos de baixo e alto risco e a atenção ao recém-nascido;

- no puerpério, o exame gineco-obstétrico, o tratamento de doenças prevalentes e educação sobre puericultura básica e planejamento da família;

- para a criança menor de um ano, a supervisão periódica do crescimento e desenvolvimento; a promoção da alimentação materna; a prevenção e tratamento das diarréias, desidratação e desnutrição; e o desenvolvimento intensivo das imunizações;

- para o pré-escolar (1-4 anos), a supervisão do crescimento e desenvolvimento, assistência alimentar e nutricional, a prevenção e tratamento de diarréias e a continuidade das imunizações;

- nos períodos pré-concepcional e intergestacional, a atenção integral à família e à própria mulher, contemplando as atividades relativas ao processo de reprodução humana, dirigidas à regulação da fecundidade e ao tratamento da infertilidade. A atenção desenvolvida buscará sempre contribuir para que a mulher ou o casal possam, de modo consciente, e responsável, planejar os filhos que desejem, sem interferência ou indução de qualquer espécie e sem consequências negativas para a saúde. O exercício desse direito será assegurado, dentro do princípio superior e indeclinável de respeito absoluto à vida e às convicções éticas e culturais de cada casal e de cada mulher.

Todos os cuidados médicos devem ser dirigidos para proteger a vida da mulher e do concepto.

As atividades neste período compreendem:

. informação bio-psicossocial sobre reprodução humana;

. conhecimento e estímulo da responsabilidade na assistência adequada aos filhos;

. estruturação sócio-jurídica da família e proteção econômica e trabalhista a seus membros;

. informação ampla sobre métodos naturais de regulação da fecundidade, adotando-se procedimentos de inocuidade comprovada, para aumento de sua eficácia;

. informação seletiva sobre métodos artificiais' de regulação da fecundidade, destacando seus perigos e contra-indicações, no esforço para proteção da saúde dos que os utilizam;

. provisão de ações de controle da fecundidade em caráter individual, nos casos de indicação médica, segundo demanda e subordinada à vontade expressa do indivíduo, com métodos eficazes, eticamente aceitos;

. tratamento da infertilidade.

. estimular a participação das prefeituras e
comunidades, em todas as fases do projeto,
como garantia para o funcionamento adequado
dos serviços a serem implantados,asseguradas
a supervisão e o apoio através de sistema de
manutenção estadual, com base regional.

Abrangência e prioridades da área:

A população-alvo do Programa é constituída pelos grupos de baixa renda das cidades e os residentes em povoados e vilas, não servidos por sistemas de abastecimento d'água ou sem soluções adequadas para o destino dos dejetos. A atuação do PREVSAÚDE, com relação às atividades de saneamento básico,estende-se a todo o território nacional, tendo como prioridades' toda a região Nordeste e as áreas de maior densidade de pobreza das grandes Cidades e regiões Metropolitanas. A atuação do Programa previlegiará na extensão do abastecimento d'água, as áreas onde predominam as doenças endêmicas. Em relação à destinação dos dejetos, as ações estarão concentradas nas áreas de prevalência da esquistossomose endêmica, com atuação apenas residual nas demais áreas.

Estratégia de atuação:

- Nas áreas urbanas, propõe-se a ação conjunta com as Companhias Estaduais de Saneamento e programas destinados à urbanização de favelas e erradicação da sub-habitação. A ação do Setor Saúde - via PREVSAÚDE - deve proporcionar uma composição de recursos que viabilize a extensão da rede de abastecimento de água, ou como segunda opção, a instalação de sistemas isolados de torneiras públicas, em áreas definidas como prioritárias pela Secretaria Estadual de Saúde e pela Companhia Estadual de Saneamento.

j) Assistência Médica

O programa contemplará ações de assistência médica individualizada, a nível ambulatorial e de unidades mistas, considerada a demanda espontânea e por referência aos serviços com ênfase nas quatro áreas básicas: toco-ginecologia, pediatria, clínica médica e clínica cirúrgica. O desenvolvimento da assistência médica no PREVSAÚDE deverá objetivar, sistematica e prioritariamente, a resolução dos problemas de maior incidência e prevalência, contribuindo para a melhoria da condição de vida da comunidade.

k) Abastecimento d'Água e Destino dos Dejetos

Atuando-se em sintonia com o Ministério do Interior, objetiva-se nessa área:

- Em zonas urbanas de médio e grande porte:
  . estimular a extensão da rede de abastecimento de água nas áreas mais carentes, propiciando o acesso das populações marginalizadas' dos sistemas atuais a esses serviços;
  . estimular a instalação de sistemas locais e independentes, com torneiras públicas, naquelas áreas periféricas urbanas onde não exista previsão de extensão da rede a curto ou médio prazo;
  . promover a implantação de soluções simplificadas para a remoção de dejetos;
  . orientar o descarte sanitário do lixo domiciliar;

- Em zonas rurais e pequenas comunidades:
  promover a implantação de soluções simplificadas e de baixo custo de instalação e manutenção para o abastecimento d'água e destino de dejetos;

Serão estabelecidas tarifas sociais no sentido de ga
rantirem, pelo menos, uma oferta mínima à população beneficiária.
Em muitas áreas, onde a taxa de ligação de água constitua fator
impeditivo para a extensão do benefício a novos consumidores, de
vem ser criados mecanismos facilitadores, como o financiamento
das ligações domiciliares a custos acessíveis, ou mesmo a inclu
são dessa despesa no custo de implantação do sistema e da rede
pública de distribuição.

Estratégia de atuação em áreas rurais e pequenas
comunidades

- Há áreas rurais e pequenas comunidades que,por
suas características sócio-econômicas, exigem soluções próprias
e de custos significativamente inferiores às soluções adotadas
rotineiramente. A atuação do PREVSAÚDE em pequenas comunidades
tem como objetivo básico proporcionar a implantação de sistemas
simplificados de abastecimento d'água e de soluções adequadas
para o destino de dejetos, atuando complementarmente às compa
nhias estaduais de saneamento.

1) Melhoria da Habitação Popular

Iniciativas governamentais recentes no campo da habi
tação popular, embora proponham o financiamento a custos subsi
diados de obras singelas, não têm permitido o atendimento da po
pulação de muitas áreas, por impossibilidade de tomada de tais
recursos pela maioria dos beneficiários.

Justifica-se, dessa forma, sob o ponto de vista sani
tário, uma atuação complementar, à parte dos sistemas convencio
nais de financiamento, em áreas definidas por critérios sócio-
econômicos e epidemiológicos. Para essas áreas, propoẽ-se pro
mover a melhoria de habitações, através de um sistema de baixo
custo e fácil execução, que incorpore a contribuição dos pró
prios beneficiários.

m) Saúde Ocupacional

Dar-se-á apoio às ações do Ministério do Trabalho no campo da saúde ocupacional objetivando a redução dos acidentes do trabalho, das enfermidades profissionais e das enfermidades comuns, relacionadas com o trabalho. Igualmente, incrementar-se-á o exame pré-admissional e o periódico de trabalhadores, e as ações de prevenção de doenças e de vigilância epidemiológica em trabalhadores mais expostos ao risco das doenças profissionais.

4.3. DESENVOLVIMENTO DE RECURSOS HUMANOS

O desenvolvimento de recursos humanos, no âmbito das instituições participantes, deverá obedecer a princípios comuns quanto aos aspectos de planejamento, capacitação, utilização e administração, objetivando valorizar o profissional de saúde e satisfazer as novas exigências criadas pelo Programa, no intento de atender às necessidades básicas da população.

4.3.1. - PESSOAL DE NÍVEL ELEMENTAR

O pessoal de nível elementar estará constituído basicamente por atendentes, auxiliares de serviços gerais e agentes da comunidade, recrutados e selecionados ou, em relação aos últimos, identificados, na própria sede de serviços. Dos atendentes, exigir-se-á a capacidade mínima para absorver conhecimentos que os possibilitem a prestar, nos postos de saúde, certos cuidados primários, bem como para auxiliar o trabalho de outros profissionais de maior qualificação, nos centros de saúde, ambulatórios e hospitais. Sua formação dar-se-á mediante a integração ensino/serviço, em cursos descentralizados, com a utilização de instrutores/supervisores de nível superior e médio. O núcleo inicial de sua capacitação incluirá os cuidados essenciais às pessoas, medidas de preservação da higiene do meio e ações dirigidas à comunidade.

4.3.2. PESSOAL DE NÍVEL MÉDIO

O pessoal de nível médio estará composto por profissionais que exerçam tarefas de determinada complexidade nas áreas de serviços finais (enfermagem, saneamento, odontologia, etc.), serviços de apoio diagnóstico e terapêutico (laboratório, radiologia, hemoterapia, farmácia, etc.) e serviços de apoio administrativo (administração geral, documentação médica e estatística, contabilidade, etc.).

Para as necessidades do Programa, tanto se recorrerá ao recrutamento de pessoas previamente habilitadas pelo ensino regular e supletivo de 2º grau (habilitação de técnico e auxiliar), como também preparar-se-á certo contingente de força de trabalho no próprio serviço, exigindo-se, neste caso, escolaridade mínima de 1º grau.

4.3.3. PESSOAL DE NÍVEL SUPERIOR

Na rede de serviços básicos, todos os profissionais de nível superior, dedicados à prestação de serviços às pessoas e a ações sobre o meio, devem ter atuação polivalente em sua área de formação. O profissional polivalente de atendimento médico é o médico generalista. Entende-se por médico generalista aquele que, atuando apenas apoiado numa equipe de auxiliares, está capacitado a resolver a maioria dos casos pertinentes às areas de clínica médica, clínica cirúrgica, pediatria e tocoginecologia, realizando, também, pequenas cirurgias e desenvolvendo atividades de prevenção das doenças e promoção da saúde.

.34.

Além do médico generalista, o Programa contará, a nível de serviços básicos, com médicos exercendo funções diferenciadas nas quatro áreas básicas e, nos demais níveis, com os especialistas necessários.

Ainda compondo a equipe de saúde, o Programa utilizará todos os outros profissionais necessários ao seu desenvolvimento, de acordo com as necessidade identificadas nas programações.

4.3.4. ADMINISTRAÇÃO DE PESSOAL

Fator essencial e condição básica principal para a realização das atividades de saúde, os recursos humanos serão objeto de atenção prioritária e integrada, quanto aos aspectos de sua administração.

A administração de pessoal no PREVSAÚDE será efetuada tendo por base o estabelecimento de Planos de Cargos e Salários (PCS) estaduais, obedecidos princípios e diretrizes gerais de abrangência nacional.

O estabelecimento desses Planos tem os seguintes objetivos:

- compatibilizar a política de pessoal do Programa, envolvendo todos os recursos humanos das diferentes regiões e instituições participantes;

- permitir a movimentação de pessoal intra e interinstituições componentes do Programa, dentro de cada unidade federada, observados rigorosamente os interesses do serviço;

- estimular as categorias profissionais com deficiências de oferta no mercado de trabalho;

- adequar o desempenho dos recursos humanos, face aos objetivos e diretrizes do Programa, através da definição:

- de perfis funcionais e atribuições para todas as categorias;

- de jornadas de trabalho compatíveis, privilegiando o regime de tempo integral; e dedicação exclusiva, especialmente para os cargos correspondentes a funções administrativas de direção, supervisão, auditoria e sistemas reguladores de fluxo de demanda;

- de critérios de ingresso (seleção mediante concurso público para todos os níveis) e de progressão (tempo de serviço, educação continuada e avaliação de desempenho) nas diversas carreiras do PCS;

- de critérios para estabelecimento de salários, adicionais (assessoramento e chefia) e incentivos (estímulo à interiorização e atuação em áreas carentes), com vistas ao estabelecimento de uma política salarial adequada.

O PCS, em cada Estado, será administrado pelo órgão gestor do PREVSAÚDE, em consonância com as diretrizes gerais estabelecidas pela coordenação nacional.

O PCS será implantado gradativamente e organizado, em cada Estado, de modo a oferecer possibilidade de movimentação do pessoal entre instituições participantes do PREVSAÚDE e objetivará o desenvolvimento profissional, com valorização do mérito e do desempenho, em conformidade com a formação básica e a qualificação de seus ocupantes.

4.3.5. SUPERVISÃO E EDUCAÇÃO CONTINUADA

O Planejamento das ações de supervisão deve fazer parte das responsabilidades a serem assumidas pelos grupos inter

institucionais de coordenação, nos níveis central e regional, ten
do por base uma única regionalização e princípios comuns para to
das as instituições participantes.

A nível regional, as ações de supervisão deverão
constituir parte dos mecanismos integrados de apoio adotados pe
las instituições envolvidas no Programa, utilizando   profissio
nais independentemente de sua subordinação administrativa.

4.4. SISTEMAS DE APOIO

O desenvolvimento das atividades assistenciais de
alcance individual e coletivo prestadas pelo PREVSAÚDE depende da
implantação de sistemas de apoio adequados, entre os quais se des
tacam os relacionados com planejamento, supervisão, treinamento,
abastecimento, manutenção, informação, avaliação e controle. Os
organismos de administração regional deverão desempenhar   papel
preponderante na implantação e operação destes sistemas. Para tan
to, torna-se imperativo o fortalecimento destas   administrações
regionais, bem como a alocação de recursos materiais, físicos   e
humanos necessários. Simultaneamente, serão desenvolvidos esfor
ços de capacitação gerencial e operacional das instituições parti
cipantes.

O processo de planejamento, em todas as suas   fa
ses, deverá se desenvolver segundo as diretrizes básicas de parti
cipação comunitária e descentralização decisória. Esta concepção
implica a inversão do processo tradicional de planejamento verti
cal por programas, cedendo lugar ao planejamento integrado, a par
tir do nível local.

O sistema de informação do PREVSAÚDE deverá ofere
cer subsídios para o planejamento e a programação, bem como   apre
sentar, com a frequência desejada, as informações necessárias   para
que as comunidades e as equipes atuantes nos vários níveis do Pro
grama, disponham de condições para avaliar permanentemente   as

condições sanitárias da população e os sistemas de prestação de serviços. As informações deverão abranger dados organizacionais, operacionais e epidemiológicos. O fluxo regular de informações será mantido pela constituição de núcleos essenciais de dados, sistematizados e organizados, de acordo com os níveis de decisão do sistema de serviços. O sistema deverá permitir, quando necessário, a coleta de dados adicionais e mais detalhados, através de estudos específicos e pesquisas amostrais.

O sistema de controle estará particularmente' voltado para o acompanhamento da capacidade resolutiva da rede de serviços básicos, em termos quantitativos e qualitativos. Parâmetros de desempenho serão estabelecidos em relação ãs variáveis básicas dos serviços, tais como coeficiente e composição da referência, composição de atividades, utilização de fatores e insumos de produção, rendimentos e custos. Esses parâmetros serão regularmente acompanhados e avaliados através do sistema de informação e da supervisão. Auditorias serão estabelecidas em forma seletiva, para verificação de desvios do cumprimento dos parâmetros previamente determinados, auxiliando, também, na revisão das práticas.

O sistema de suprimento deverá ter por objetivo o fornecimento regular de materiais de consumo, medicamentos, produtos biológicos, películas radiológicas, reagentes, peças de reposição, além da prestação de assistência técnica. O funcionamento do sistema será facilitado pela padronização de insumos e equipamentos, com prioridade para aqueles que empregam tecnologia desenvolvida e controlada no País, e adequada ao grau de complexidade das ações.

4.5. ESTUDOS E PESQUISAS

Deverá ser parte integrante das atividades do PREVSAÚDE uma programação de estudos e pesquisas que terá por objetivo apoiar e orientar o seu desenvolvimento, servindo como mecanismo permanente do aperfeiçoamento das práticas de saúde.

Além do desenvolvimento de pesquisas e estudos por grupos acadêmicos e pelos organismos normalizadores competentes, a integração desta atividade aos serviços servirá de estímulo para uma contínua reflexão sobre as práticas por eles desenvolvidas, contribuindo, desta forma, para seu aperfeiçoamento e para o desenvolvimento de uma mentalidade crítica e criativa.

Devem constituir campos prioritários de pesquisas, ou estudos:

- elaboração de planos diretores regionais, para expansão e coordenação da rede de unidades de prestação de serviços;

- desenvolvimento de modelos de Unidades de Serviços, buscando simplificação e eficiência;

- desenvolvimento de sistemas comuns de apoio ao funcionamento da rede básica, como planejamento, informação, treinamento, educação continuada, supervisão, avaliação, controle e abastecimento de insumos básicos, entre outros;

- padronização de condutas profiláticas, diagnósticas e terapêuticas, adequadas à realidade nosológica e institucional;

- estudos epidemiológicos e sócio-econômicos, visando melhor compreensão e dimensionamento da realidade de saúde local, regional e nacional;

- desenvolvimento de tecnologia de baixo custo e apropriada aos serviços básicos (técnicas, materiais e equipamentos);

- revisão e compatibilização de normas e legislação referentes ao Sistema Nacional de Saúde, visando a superação de bloqueios à implementação das novas diretrizes da política nacional de saúde.

5. ESTRATÉGIA DE DESENVOLVIMENTO DO PROGRAMA

5.1. ASPECTOS PRIORITÁRIOS

A estratégia do PREVSAÚDE considera a sua implantação progressiva, garantida a irreversibilidade das medidas de ação adotadas, bem como a flexibilidade da programação, de modo a permitir tanto eventuais reajustes como sua adaptação à heterogeneidade dos diversos contextos regionais e locais.

A implementação do PREVSAÚDE desenvolver-se-á segundo duas linhas distintas. A primeira diz respeito ao aproveitamento integral da capacidade pública, da reorganização e readaptação das unidades, e da homogeneização de seus procedimentos técnico-administrativos. A segunda se refere à ampliação da capacidade instalada de serviços básicos do setor público, devidamente harmonizada por normas estabelecidas.

A abrangência nacional do Programa não significa sua implementação simultânea, com ímpeto uniforme, em todas as Unidades Federadas. A existência de demandas não atendidas, a inexistência de serviços, razões epidemiológicas e a potencialidade administrativa e operacional dos sistemas existentes, determinarão o ritmo de implementação do Programa em cada Estado.

Além da prioridade dada à expansão de serviços nas áreas do PIASS - Programa de Interiorização das Ações de Saúde e Saneamento -, a definição de micro-regiões preferenciais para a implantação do PREVSAÚDE contemplará:

   a) quanto ao saneamento básico e medidas de melhoria da habitação:
   - áreas de forte incidência da doença de Chagas e da esquistossomose; periferias urbanas; pequenas comunidades e áreas especiais de valorização econômica e de interesse da segurança nacional;
   - quanto à prestação de serviços básicos de saúde às pessoas;

277

- regiões de importância epidemiológica;
- periferias de médias e grandes cidades, onde são mais agudos os problemas de atenção médico-social;
- zonas de maior densidade de pobreza e de inexistência de serviços;
- áreas onde existam pré-condições técnico-administrativas favoráveis, por parte das instituições componentes do programa;
- áreas especiais de valorização econômica e de interesse da segurança nacional.

Também será concedida prioridade ao desenvolvimento da capacidade operacional de Estados e Municípios dentro do processo de descentralização proposto e às iniciativas e atividades de organização e desenvolvimento da comunidade.

Em termos de pessoal aparecem, em destaque, o incentivo ao regime de tempo integral e dedicação exclusiva; a formulação de planos federais e estaduais de cargos e salários, para todas as categorias; adoção de política salarial apropriada, com estímulo: ao exercício em localidades carentes e ao desempenho de funções de direção de serviços, supervisão, educação continuada, auditoria e regulação de fluxo de demanda.

5.2. RESPONSABILIDADES INSTITUCIONAIS

A universalização do acesso aos serviços básicos de saúde e a melhoria das condições de saneamento requerem a integração de esforços das comunidades e das instituições participantes do PREVSAÚDE.

Na órbita federal, esses objetivos exigirão contribuição dos Ministérios que compõem o Conselho de Desenvolvimento Social, principalmente os da Saúde, da Previdência e Assistência Social, do Interior, da Educação e Cultura, do Trabalho, e da Secretaria de Planejamento da Presidência da República.

Aos Ministérios da Previdência e Assistência

Social e da Saúde caberão, a nível federal, as principais responsabilidades na condução e financiamento do PREVSAÚDE, e através dos diversos organismos de suas estruturas, no apoio técnico-administrativo aos Estados.

Órgãos dos dois Ministérios, como a SUCAM, o INAN, a FSESP, o INAMPS, a CEME, a FIOCRUZ, a LBA e a FPS, entre outros, adaptarão seus esquemas de trabalho, no que couber, às linhas de ação fixadas.

A SUCAM, mantendo suas funções executivas e de coordenação, transferirá para as unidades federadas as atividades de combate às endemias de natureza focal, e de vigilância epidemiológica em áreas onde se tenha ultrapassado a fase de ataque a problemas como Malária, Doença de Chagas, Febre Amarela e Esquistossomose. Sob essa diretriz, a SUCAM assegurará suporte técnico-financeiro aos Estados, quando necessário.

A FSESP, por sua vez, desenvolverá sua ação executiva na prestação de serviços integrados de saúde, nas áreas de penetração ou colonização agrária, de valorização e desenvolvimento, estratégicas ou de segurança nacional. A experiência acumulada por essa instituição, no planejamento e administração de serviços de saúde e saneamento, em comunidades de pequeno e médio portes, será utilizada. A FSESP intensificará sua atuação no assessoramento técnico aos Estados na reorganização de seus serviços de saúde, capacitação de recursos humanos, vigilância epidemiológica, e, ainda, para o desenvolvimento de modelos de administração e planejamento de serviços integrados de saúde.

O INAMPS e a CEME apoiarão as estruturas estaduais, mediante:

- Articulação operacional das Superintendências Regionais do INAMPS com as Secretarias de Saúde, visando a integração programática e desenvolvimento harmônico do PREVSAÚDE;
- Suprimento adequado de medicamentos e produtos biológicos às instituições executoras do programa, através da CEME;
- Assessoramento técnico-administrativo.

Os serviços próprios ambulatoriais do INAMPS ajustar-se-ão às diretrizes do Programa. Com esse objetivo,as atividades dessas unidades deverão, sempre que indicado, ser redefinidas em função dos problemas de saúde e da disponibilidade e diversificação dos demais serviços oficiais na mesma área de influência.

A participação do Ministério da Educação e Cultura dar-se-á sobretudo no desenvolvimento de recursos humanos, preferencialmente em regime de integração docente-assistencial, e no desenvolvimento de atividades de saúde e alimentação do escolar. Com relação a estas, mesmo quando situadas no âmbito administrativo das Secretarias Estaduais de Educação, integrar-se-ão ao Programa. Desenvolver-se-á, em conjunto com o MEC, alteração nos currículos universitários, visando adequá-los à nova prática do Programa.

A extensão de cobertura por sistemas adequados de abastecimento d'água e destino de dejetos, a erradicação da sub-habitação rural e urbana e outras ações sobre o meio ambiente, constituem responsabilidades precípuas do Ministério do Interior, que, nas áreas de atuação prioritária do PREVSAÚDE, serão integradas às do Programa. A existência de programas específicos dirigidos aos campos acima mencionados, reserva ao sistema de saúde em geral, e ao PREVSAÚDE, em particular, um papel executivo complementar. Não obstante, constitui atribuição do sistema de saúde, compatibilizar a atuação desses programas, de modo a proporcionar-se um adequado atendimento aos problemas de saúde cuja solução dependa da melhoria do ambiente.

A ação complementar do PREVSAÚDE nessas áreas deverá ser claramente definida em cada Plano estadual, de forma a assegurar perfeita articulação com os programas do MINTER.

O PREVSAÚDE, em cada Unidade Federada, definirá formas complementares de ação, abrangendo a execução de serviços de saneamento básico e de melhoria habitacional, em áreas estabelecidas de comum acordo com o MINTER, assumindo, parcialmente, encargos financeiros desses benefícios em áreas de baixa renda.

As Superintendências do Desenvolvimento Regional e demais entidades vinculadas ao MINTER prestarão assistência técnico-administrativa, aos Estados na implementação do PREVSAÚDE, em especial, no que diz respeito à articulação, de modo a assegurar a incorporação ao Programa dos componentes de saúde dos Projetos Especiais sob sua responsabilidade, inclusive a aplicação dos recursos específicos disponíveis, bem como na organização e capacitação gerencial das Secretarias de Saúde.

O MINTER ainda promoverá ações de sua Secretaria Especial do Meio Ambiente com vistas à programação de vigilância sanitária.

Em ação conjugada com o Ministério do Trabalho intensificar-se-ão atividades de saúde ocupacional.

Finalmente, na área federal, a SEPLAN - responsável pela Secretaria Executiva do Conselho de Desenvolvimento Social e pela assistência permanente à Presidência da República, na coordenação de assuntos que envolvem a participação de mais de um Ministério - acompanhará o desenvolvimento do PREVSAÚDE, submetendo suas análises periódicas sobre a evolução do Programa à apreciação do CDS, coordenará a mobilização de recursos externos, e assegurará a aplicação de recursos específicos dos Fundos e Programas Especiais sob sua coordenação, no desenvolvimento do PREVSAÚDE.

As Secretarias Estaduais de Saúde terão a responsabilidade de gerência operacional do PREVSAÚDE e da harmonização dos sistemas comuns de apoio, objetivando a integração programática.

Aos municípios considerada a heterogeneidade de situações - caberão responsabilidades na administração dos serviços locais de saúde, a serem definidas nos respectivos Planos Estaduais do PREVSAÚDE.

Condições técnico-administrativas e financeiras insatisfatórias por parte de alguns governos estaduais e administrações municipais, não deverão constituir fator impediente definitivo para o pleno exercício dessas competências. A remoção dessas dificuldades e a criação de condições adequadas ao processo de descentralização e à capacitação dos níveis local e regional, inserem-se, com prioridade, no elenco de objetivos do PREVSAÚDE.

Serão estabelecidos mecanismos que definam os compromissos institucionais respectivos e assegurem seu cumprimento; destacam-se os cuidados para evitar a retração do aporte de recursos estaduais e locais, em função da alocação de recursos federais adicionais, e a necessidade de garantir-se a co-responsabilidade federal, no que se refere ao ônus assumido pelos estados e municípios, com a expansão dos serviços e seu desenvolvimento.

5.3. MECANISMOS DE INTEGRAÇÃO, COORDENAÇÃO E GERÊNCIA

Do ponto de vista institucional, a proposta do PREVSAÚDE ajusta-se à multiplicidade do sistema político-administrativo brasileiro. A viabilidade do modelo que se propõe, com vistas a obter a coordenação interinstitucional, será assegurada mediante:

- efetivo funcionamento de mecanismo interministerial, a nível federal, de coordenação geral do Programa;

- definição de instrumento de alocação de recursos que assegure a continuidade de repasse dos recursos federais e estaduais necessários à implantação e operação do PREVSAÚDE, no período de sua execução;

- implantação e efetivo funcionamento de mecanismo interinstitucional de coordenação do Programa, a nível das Unidades Federadas;

- definição de instrumento de integração programática - Plano Estadual do PREVSAÚDE;

- estabelecimento de instrumento flexível de administração dos recursos, a nível de Unidade Federada; e

- unidade de direção, pela Secretaria Estadual de Saúde, dos sistemas comuns de apoio (planejamento, treinamento, educação continuada, informação, supervisão, abastecimento de insumos críticos e plano de cargos e salários.

No nível federal, os Ministérios da Saúde e da Previdência e Assistência Social, através de mecanismo comum -Comissão Interministerial de Planejamento e Coordenação/CIPLAN-, nucleiam a articulação específica com os demais Ministérios e conduzem o Programa, sob a direção dos Ministros de Estado respectivos. A atividade de coordenação nacional do PREVSAÚDE, desenvolvida pela CIPLAN será realizada por grupo interministerial específico composto de representantes dos Ministérios envolvidos no Programa. A CIPLAN disporá de Secretaria Técnica, composta insterinstitucionalmente, com vistas ao desempenho de sua competência, devidamente apoiada pelos órgãos das estruturas dos Ministérios referidos.

No nível estadual, Comissão Interinstitucional de Planejamento e Coordenação (CIPE) - integrada no mínimo pelos dirigentes, a esse nível, do Ministério da Saúde, do INAMPS e da Secretaria Estadual de Saúde, presidida pelo titular desta última, além de um representante da área de planejamento de cada órgão - exerce a coordenação do Programa e detém a responsabilidade da articulação com outras Secretarias de Estado, seus órgãos vinculados, bem como outros órgãos participantes da execução do PREVSAÚDE. A CIPE será assessorada, no desempenho de sua competência, por Assessoria Técnica de composição paritária, representativa dos três órgãos, encarregada da avaliação de desempenho técnico-financeiro do PREVSAÚDE. Essa Assessoria promoverá sistematicamente a unidade de direção do PREVSAÚDE, atuando seus membros em regime de dedicação exclusiva.

No nível de região de saúde da Unidade Federada, situam-se as funções principais de supervisão e apoio técnico-operacional, devendo-se, para isso, dispor de mecanismos apropriados que possibilitem homogeneizar a ação interinstitucional nas respectivas áreas de abrangência.

No nível municipal, onde se exercitam as atividades fins do Programa, as organizações representativas participarão na definição das ações propostas para as comunidades a que pertencem. O nível de atuação dos Municípios, considerada a heterogeneidade de situações, ficará estabelecido nos Planos Estaduais do PREVSAÚDE.

A gerência operacional do PREVSAÚDE, a nível das Unidades Federadas, caberá à Secretaria Estadual de Saúde, encarregada da implementação, acompanhamento e controle do Programa, a qual deverá ser apoiada, para o exercício de suas responsabilidades, pelas estruturas técnico-administrativas dos órgãos do MPAS e do MS, na forma estabelecida no mecanismo tripartite - MPAS/MS/ Governos Estaduais - a ser definido para implementação do Programa.

A administração dos serviços próprios federais pertencentes ao INAMPS e FSESP será exercitada pelas próprias instituições, em harmonia com a gerência operacional do Programa.

A expansão e adequação da rede do PREVSAÚDE terá um Plano Diretor, parte integrante dos Planos Estaduais, observados critérios de disponibilidade de recursos para investimentos e manutenção, de regionalização, de adequação de portes e perfis

funcionais, e os demais padrões e normas fixados em conjunto pe
los Ministério da Saúde e da Previdência e Assistência / Social,
através da CIPLAN.

A construção ou ampliação de unidades de saúde se
rão regidas pelo definido no Art. 6º, e seus parágrafos, da Lei
nº 6.229/75, que dispõe sobre a organização do Sistema Nacional
de Saúde.

Adotar-se-á o planejamento integrado de toda a re
de, independentemente da vinculação institucional de suas unida
des componentes, de modo a que possam ser estabelecidas cobertu
ras específicas para cada serviço, bem como racionalizadas as
relações de referência e contra-referência e a adscrição de cli
entela.

Os sistemas comuns de apoio ao PREVSAÚDE - planejamento, informação, treinamento, educação continuada, supervisão, avaliação, controle e abastecimento de insumos críticos- de
verão enquadrar-se em fluxo único no âmbito de cada Unidade Fe
derada, sob a coordenação da CIPE e direção da Secretaria Estadual de Saúde.

5.3.1. ADMINISTRAÇÃO FINANCEIRA

Os recursos financeiros destinados pelos
Ministérios da Saúde e da Previdência e Assistência Social, e
suas entidades, às Secretarias Estaduais de Saúde para o desenvolvimento do PREVSAÚDE, serão transferidos mediante convênio
único tripartite e integrarão fundo de natureza contábil, junta
mente com os recursos adicionados pelos Estados para esse fim.
Os recursos totais necessários à viabilização dos investimentos
e implantação dos planos de cargos e salários serão integrados
ao fundo estadual.

A movimentação dos recursos far-se-á atra
vés de conta-convênio vinculada, abrindo-se sub-contas especifi
cas por fontes de financiamento.

Os recursos de outras instituições fede
rais, diretamente tranferidos para as Secretarias Estaduais de
Saúde, serão administrados em acordo a disciplina específica es
tabelecida em convênio.

As dotações das entidades federais, participantes do PREVSAÚDE, destinadas ao custeio da operação dos serviços próprios, serão aplicadas diretamente, constando atividade específica em seus orçamentos. Em qualquer caso, a aplicação desses recursos será feita em estreita obediência ao Plano Estadual do PREVSAÚDE.

Os Ministérios da Saúde e da Previdência e Assistência Social exercerão, através de seus órgãos competentes, controle financeiro e auditoria, no que se refere a seus recursos transferidos.

5.4. ARTICULAÇÃO COM OUTROS PROGRAMAS E INSTITUIÇÕES

O Programa de Interiorização de Ações de Saúde e Saneamento - PIASS, criado em 1976 para atender, na Região Nordeste, as localidades com menos de 20.000 habitantes e ampliado, em 1979, para as demais comunidades no País como um todo, observado o mesmo parâmetro populacional, estará integrado ao PREVSAÚDE.

Essa integração, fundamentada na identidade de propósitos dos dois Programas, na necessidade de somar esforços, e na conveniência de unificar o comando das ações, com vistas ao atendimento das necessidades da população no campo da saúde, assegura a manutenção das prioridades de atuação fixadas no Decreto nº 84.219, de 14.11.79, que aprovou a ampliação dos serviços básicos de saúde e saneamento, através do PIASS, para o período de 1980-1985, passando a sua execução a ser regida pelas diretrizes do PREVSAÚDE.

A existência, ao nível de cada estado o município, de outros empreendimentos com objetivos comuns, no todo ou em parte, com o PREVSAÚDE, implicará em soluções próprias, com vistas a sua integração ao Programa.

A articulação com o PLANASA no campo do saneamento, com o PLACAR e o PROMORAR na erradicação da sub-habitação rural e urbana, objetiva o atendimento de populações marginalizadas e privilegia áreas de maior prevalência de endemias. Serão implementados instrumentos específicos de articulação recíproca,com o MINTER, que definirão, em cada caso, áreas de atuação, competências institucionais, bem como as modalidades de ação que atendam as diretrizes do PREVSAÚDE.

As atividades de suplementação alimentar, objeto do Programa Nacional de Alimentação e Nutrição - PRONAN, executadas através do PNS, serão desenvolvidas na rede de serviços básicos. Os serviços de saúde apoiarão ainda o PRONAN no desenvolvimento de ações educativas e de promoção da produção e consumo de alimentos básicos. As atividades de alimentação do escolar, executadas pela CNAE, também integrantes do PRONAN, articular-se-ão com as ações de saúde escolar e com os serviços básicos, potencializando-se reciprocamente.

Iniciativas setoriais de evidente especificidade e importância no campo do desenvolvimento tecnológico e da produção de insumos farmacêuticos e agentes imunizantes; suprimento de sangue e hemoderivados, bem como do controle da qualidade de medicamentos e alimentos, consubstanciadas no PROFÁRMACO, PROIMUNO, PROSANGUE e PROCONTROLE, terão como balizamento as demandas geradas pela rede básica de prestação de serviços de saúde.

Igual preocupação estará presente na programação da Central de Medicamentos. A expansão dos recursos da CEME aparece como condição imprescindível para permitir-lhe cumprir as responsabilidades de abastecimento de medicamentos, imunobiológicos e outros insumos essenciais.

.51.

6. METAS, CUSTOS E FINANCIAMENTO

A definição de metas, custos e de estrutura de financiamento do Programa está baseada em estimativas globais representativas das necessidades de recursos requeridos pelo PREVSAÚDE, segundo seus principais objetivos. Tais estimativas, no entanto, devem ser necessariamente ajustadas, anualmente, frente a cada fase de implementação do Programa, considerando-se como linha norteadora desses ajustes:

- as quantificações mais precisas, que reflitam as diferentes realidades e necessidades estabelecidas nos planos de trabalho de cada Unidade Federada;

- as avaliações e subsequentes revisões, realizadas regular e periodicamente, em função do grau de desempenho do Programa e do desenvolvimento da aplicação dos seus principiais instrumentos estratégicos: coordenação interinstitucional, fluxo e administração de recursos financeiros, plano de cargos e salários, etc.

- a materialização dos compromissos financeiros existentes.

As tabelas foram elaboradas no sentido de especificar as metas de atividades e de cobertura e os custos de investimento e operação. São apresentadas segundo as grandes regiões e sub-programas gerais, destacando-se os dados referentes ao ano inicial do Programa, 1981, e no final o total do período.

As metas e custos estabelecidos abrangem todos os serviços ambulatoriais e unidades mistas próprios do Ministério da Saúde, do Ministério da Previdência e Assistência Social - INAMPS -, e das Secretarias Estaduais de Saúde e Municípios bem como atividades de apoio para o desenvolvimento do PREVSAÚDE (capacitação de recursos humanos, desenvolvimento institucional, pesquisa e desenvolvimento tecnológico e o suprimento de medicamentos e vacinas pela CEME).

No campo do saneamento e da melhoria de habitação incluem-se as metas e custos referentes às atividades que se propõe sejam realizadas diretamente pelo MINTER, além das desenvolvidas pelo Programa.

Estão previstos, ainda, recursos originados do Ministério da Educação e Cultura para as ações referentes à saúde escolar.

O objetivo da cobertura de toda a população com serviços básicos, através da rede pública, exigirá ampliação da capacidade instalada atual:

    a) recuperando e implementando plenamente os recursos físicos existentes;

    b) implantando novas unidades assistenciais;

    c) desenvolvendo o saneamento básico e a melhoria da habitação.

6.1. METAS

6.1.1. SERVIÇOS BÁSICOS DE ATENDIMENTO ÀS PESSOAS

A meta global de cobertura por serviços básicos foi estabelecida a partir da atividade mais complexa de atenção considerada nuclear para este efeito: a consulta médica primária. Na consulta médica, assim concebida, estão incluídas todas as demais atividades de atendimento realizadas nos módulos assistenciais (exceto odontologia, para a qual foram estabelecidas metas próprias) e as atividades complementares constantes dos perfís funcionais desses módulos.

Estabeleceu-se a meta de concentração média por pessoa de 1,9 consultas/ano, cobrindo-se 90% da população total e estimando-se a necessidade de consultas especializadas em 20% das consultas primárias e as urgências em 15%. A capacidade de atendimento elementar foi fixada por cobertura médica populacional, por posto de saúde: 3.000 habitantes rurais, por posto; esse padrão, um tanto elevado, justifica-se pelas tendências à urbanização da população (inclusive com redução absoluta da população rural a longo prazo); à demanda de serviços mais complexos de atendimento médico; e pela participação esperada dos agentes da comunidade.

As metas principais podem resumir-se:

a) Expansão de Capacidade (TABELAS 1 e 2)

- implantação de 7700 Postos de Saúde;

- implantação de 16400 novos consultórios médicos;

- recuperação, para utilização plena, de 5600 consultórios médicos;

- implantação de 3050 novos consultórios odontológicos e recuperação, para utilização plena, de 2390, incluindo os de atendimento escolar;

- implantação de 6000 leitos de Unidades Mistas;

- implantação de 1430 módulos de urgência/emergência.

b) Produção de Serviços (TABELAS 3, 4 e 5)

- 246 milhões de consultas médicas básicas, 49 milhões de consultas especializadas, elevando a 2,0 a concentração média de consultas médicas por pessoa;

- 37 milhões de atendimentos de urgência/emergência;

- 46 milhões de consultas odontológicas e atendimento integral de 10,6 milhões de escolares urbanos;

- 500 mil altas de internação em Unidades Mistas;

- 6 milhões de pessoas beneficiadas com suplementação alimentar;

- 25 milhões de crianças vacinadas contra Poliomielite, Sarampo, Coqueluche, Difteria, Tétano e Tuberculose;

- 19 milhões de gestantes serão vacinadas contra o Tétano.

- 12,5 milhões de pessoas contra a Febre Amarela.

Para tanto serão necessárias as seguintes quantidades de doses de vacina: Poliomielite - 400 milhões; Sarampo - 80 milhões; Tríplice (DPT) - 105 milhões; BCG - 50 milhões; Toxóide Tetânico - 50 milhões; Febre Amarela - 43 milhões. Além destas serão necessárias vacinas de uso estratégico ou eventual: Antimeningocócica (estoque estratégico) - 18 milhões; Tifoídica (estoque estratégico) - 6 milhões; Anti-Rábica Humana (aplicação em pessoas agredidas por animais) - 15 milhões, Anti-Rábica Canina - 50 milhões.

O total previsto das vacinas necessárias atinge cerca de 817 milhões de doses no período 1981-86.

6.1.2. SANEAMENTO E HABITAÇÃO (Tabela 06)

a) água potável para mais de 14,7 milhões de pessoas;

b) 1,33 milhões de domicílios servidos com esgoto sanitário;

c) melhorias em 310 mil habitações situadas em áreas endêmicas.

6.1.3. RECURSOS HUMANOS (tabela 07)

Propõe-se reciclar ou treinar, em todos os níveis: cerca de 308,5 mil funcionários de todas as categorias, inclusive 13.900 treinamentos de pós-graduação, em sentido amplo. Esse treinamento deverá abarcar, também, agentes da comunidade ligados à saúde.

6.2. CUSTOS

6.2.1. INVESTIMENTOS (tabelas 8,9,10,11,15 e 16)

Os investimentos totais no período 81/86 estão estimados em Cr$ 220.6 bilhões, a preços de 1981, assim distribuídos: Serviços Básicos às Pessoas, Cr$ 67.2 bilhões; Administração e Apoio, Cr$ 38.7 bilhões (sendo, Cr$ 16.5 bilhões em Desenvolvimento Institucional; Cr$ 16.8 bilhões em Recursos Humanos; e Cr$ 5.4 bilhões em Pesquisa e Desenvolvimento); Saneamento, Cr$ 83.8 bilhões; e Habitação, Cr$ 30.8 bilhões.

Os critérios para determinação dos custos procuram refletir os padrões técnicos oficiais ou propostos para os serviços de saúde; valores médios unitários de mercado para construção e equipamento de estabelecimentos, e valores de mercado para recursos humanos, saneamento e habitação.

A distribuição dos investimentos diretos corresponde ao cronograma de metas de implantação do Programa, objetivando:

a) realizar, em primeiro lugar, os investimentos com "períodos de projeto" menor, tais como os destinados à implementação da capacidade existente;

b) criar, desde logo, condições para o desenvolvimento do Programa (Desenvolvimento Institucional e de Recursos Humanos);

c) antecipar a implantação dos Centros de Saúde, em relação aos Postos de Saúde e leitos hospitalares (pelo apoio necessário à operação dos primeiros e pela prioridade do atendimento ambulatorial, sobretudo nas cidades);

d) reduzir os dispêndios em 1981, em função do tempo necessário às negociações de financiamento, e de implantação do Programa e preparação técnico-administrativa, dos agentes de gerência e execução; e para viabilização dos remanejamentos de recursos, bem como captação de fontes adicionais propostas.

6.2.2. OPERAÇÃO (tabelas 12,13,14,15 e 16)

O custo total acumulado de operação do Programa será de ordem de Cr$ 915.6 bilhões a preços de 1981, distribuídos segundo sub-programas gerais, na seguinte forma: serviços básicos às pessoas e ao ambiente, Cr$ 824.3 bilhões; e administração e apoio (recursos humanos, desenvolvimento institucional e pesquisa e desenvolvimento tecnológico), Cr$ 91.3 bilhões.

O custo total de operação do Programa, em 1981, está estimado em Cr$ 81.6 bilhões e o de operação plena, em 1986, em Cr$ 188.1 bilhões, a preços de 1981.

O incremento de custos pela expansão da capacidade, se fará sentir, principalmente, a partir de 1982.

Os critérios para determinação dos custos de operação foram os seguintes:

a) para os serviços básicos às pessoas, a partir dos custos de pessoal, calculados em função dos padrões adotados de lotação pa ra cada módulo, aos níveis salariais da administração federal (corrigidos, em al guns casos, na expectativa de implantação de carreiras). Admite-se que as despesas com pessoal correspondam a 60% do custeio total das unidades de saúde;

b) para a administração e apoio, estimou-se um custo equivalente a 10% do custo total de operação;

c) não se atribui ao PREVSAÚDE despesas de custeio referentes aos demais componentes do Programa.

6.3. FINANCIAMENTO

6.3.1. DO INVESTIMENTO (tabela 15)

Os recursos de investimento serão oriundos de fontes internas, no montante de Cr$ 177.5 bilhões (80,5%),e externas, no valor de Cr$ 43.1 bilhões (19,5%).

Os recursos de fontes externas, previstos a partir de 1981, no valor total de Cr$ 43.1 bilhões, serão a portados por:

a) Banco Interamericano de Desenvolvimento - BID, mediante empréstimo no valor aproxima do de US$ 302 milhões, equivalente a Cr$ 22.7 bilhões, advindos de recursos destina dos pelo BID ao Brasil. As condições são favoráveis e específicas aos investimentos sociais: carência superior a 4 anos, juros privilegiados (6/7% a.a.) e prazos superio res a 15 anos. Os empréstimos seriam rea lizados em três ou quatro momentos ao lon go do período de execução do Programa;

c) Banco Internacional de Reconstrução e De senvolvimento - BIRD, através de emprésti

quivalente a Cr$ 10.8 bilhões.

c) Organizações Internacionais do Sistema das Nações Unidas, e organizações nacionais de cooperação internacional ou através da utilização da cooperação bilateral entre países, com um aporte de Cr$ 9.6 bilhões, correspondentes a US$ 128 milhões.

6.3.2. FINANCIAMENTO DA OPERAÇÃO (tabelas 13, 14 e 15)

A responsabilidade do financiamento da operação é exclusivamente interna. Os recursos necessários estão dentro das disponibilidades do Setor Público. Será necessário, porém, um remanejamento dos recursos disponíveis, especialmente pelo MPAS, substituindo formas atuais de aplicação de recursos na execução de serviços básicos. Este processo se rá realizado em forma progressiva, dentro dos prazos de im plantação do PREVSAÚDE.

Dos recursos totais - 1981 a 1986 - as fontes federais, em conjunto, aportarão 79,4%, os Estados, cerca de 16,8% e os Municípios, aproximadamente, 3,8%.

Os custos de operação com serviços próprios do MS e MPAS, incluídos no PREVSAÚDE, estão consignados nas tabelas 14 e 15.

No custeio das unidades do INAMPS participantes do PREVSAÚDE, já existentes, estão incluídos, além de Cr$ 40.2 bilhões anuais atualmente comprometidos, Cr$ 5.9 bilhões anuais a partir de 1982 até 1986, para complementação' salarial do pessoal, de acordo com o Plano de Cargos e Salários do Programa.

A operação das novas unidades ambulatoriais a serem implantadas pelo INAMPS, com recursos do FAS, implicará nos seguintes gastos, já incluídos os decorrentes do Plano de Cargos e Salários: Cr$ 4.8 bilhões em 1982; Cr$ 9.6 bilhões em 1983; e Cr$ 15.8 bilhões para cada um dos anos subsequentes.

Da participação total do MPAS no Programa, à CEME caberá anualmente Cr$ 4.4 bilhões de seus recursos pró

.60.

prios. O INAMPS participará em 1981 com Cr$ 55,6 bilhões e alcançará Cr$ 111.1 bilhões em 1986.

Está previsto um aumento progressivo dos re cursos do Ministério da Saúde, o que representará, em 1986, um valor de Cr$ 28.9 bilhões, a preços de 1981, dos quais Cr$ 21.2 bilhões correspondendo a custeio de seus serviços próprios incluídos no PREVSAÚDE.

TABELA 1
PREVSAÚDE

CAPACIDADE INSTALADA DE SERVIÇOS BÁSICOS, NO SETOR PÚBLICO, SEGUNDO AS GRANDES REGIÕES, EM 1980(*), E PREVISTA PARA 1986

REGIÃO	POSTO DE SAÚDE		CONSULTÓRIO MÉDICO		CONSULTÓRIO ODONTOLÓGICO		LEITOS DE UNIDADE MISTA	
	1980	1986	1980	1986	1980	1986	1980	1986
NORTE	370	1.720	650	1.400	190	330	850	1.650
NORDESTE	2.300	4.760	3.800	9.800	1.370	2.080	2.000	3.600
SUDESTE	940	2.200	9.250	14.400	1.890	3.570	400	2.000
SUL	340	1.970	2.700	6.150	1.020	1.400	250	1.250
CENTRO-OESTE	80	1.080	1.030	2.080	320	460	500	1.500
BRASIL	4.030	11.730	17.430	33.830	4.790	7.840	4.000	10.000

(*) - Dados do Levantamento de Capacidade Instalada do Setor Público de Saúde - MS/MPAS - 1980

TABELA 2

PREVSAÚDE

METAS DE EXPANSÃO E RECUPERAÇÃO DA REDE DE SERVIÇOS DE SAÚDE, POR GRANDES REGIÕES, EM 1981 E TOTAL DO PERÍODO

REGIÃO	POSTO SAÚDE		CONSULTÓRIO		MÉDICO		CONSULTÓRIO ODONTOLÓGICO				LEITO UNIDADE		MISTA		MOD. URGÊNCIA	
	IMPLANTAÇÃO		IMPLANTAÇÃO		RECUPERAÇÃO		IMPLANTAÇÃO		RECUPERAÇÃO		IMPLANTAÇÃO		RECUPERAÇÃO		IMPLANTAÇÃO	
	1981	TOTAL	1981	TOTAL	1981	TOTAL	1981	TOTAL	1981	TOTAL	1981	TOTAL	1981	TOTAL	1981	TOTAL
NORTE	200	1.350	80	750	100	200	20	140	50	100	80	800	300	300	10	60
NORDESTE	350	2.460	600	6.000	600	1.200	70	710	340	680	160	1.600	700	700	40	400
SUDESTE	190	1.260	510	5.150	1.500	3.000	160	1.680	470	940	160	1.600	130	130	60	620
SUL	240	1.630	340	3.450	450	900	40	380	250	510	80	1.000	-	-	20	260
CENTRO-OESTE	150	1.000	100	1.050	150	300	20	140	80	160	120	1.000	200	200	10	90
BRASIL	1.130	7.700	1.630	16.400	2.800	5.600	310	3.050	1.190	2.390	600	6.000	1.330	1.330	140	1.430

T A B E L A   3

P R E V S A Ú D E

METAS DE PRODUÇÃO DOS SERVIÇOS BÁSICOS, SEGUNDO GRANDES REGIÕES, EM 1981 NO FINAL DO PERÍODO

(EM 1.000 ATIVIDADES)

REGIÃO	CONSULTA MÉDICA BÁSICA (1)		CONSULTA MÉDICA ESPECIALIZADA		ATENDIMENTO DE URGÊNCIA		CONSULTAS ODONTOLÓGICAS		ALTAS DE UNIDADES MISTAS	
	1981	1986	1981	1986	1981	1986	1981	1986	1981	1986
NORTE	4.745	10.219	950	2.044	710	1.533	1.334	2.112	43	83
NORDESTE	22.740	69.712	4.550	13.942	3.411	10.457	10.457	14.216	100	180
SUDESTE	67.625	101.989	13.525	20.398	10.144	15.298	13.120	17.848	20	100
SUL	19.710	46.868	3.950	9.374	2.957	7.030	6.784	8.960	12	62
CENTRO-OESTE	7.519	16.851	1.500	3.370	1.128	2.528	2.176	2.944	25	75
BRASIL	122.339	245.639	24.475	49.128	18.350	36.846	33.881	46.080	200	500

NOTA: (1) Consulta médica básica — Considera-se a consulta realizada por médicos generalistas e especialistas de áreas básicas.

PREV-SAÚDE

METAS DE PRODUÇÃO DE OUTRAS AÇÕES DE SAÚDE NOS SERVIÇOS BÁSICOS, SEGUNDO AS GRANDES REGIÕES

EM 1981 E NO FINAL DO PERÍODO

(Em 1000 Pessoas)

REGIÕES	ALUNOS COBERTOS EM SAÚDE ESCOLAR		PESSOAS BENEFICIADAS COM SUPLEM. ALIMENTAR		IMUNIZAÇÃO (EM PESSOAS VACINADAS)					
					POLIOMIELITE		SARAMPO, DIFTERIA, COQUELUCHE, TÉTANO		TÉTANO EM GESTANTE	
	1981	1986	1981	1986	1981	1986	1981	1986	1981	1986
NORTE	133	507	210	260	1.080	1.525	565	1.525	116	7.369
NORDESTE	747	2.954	1.980	4.280	5.863	8.285	3.080	8.285	629	3.998
SUDESTE	685	4.770	390	680	6.618	9.347	3.434	9.347	715	4.542
SUL	209	1.578	270	400	2.849	4.010	1.479	4.010	306	1.945
CENTRO-OESTE	91	834	150	500	1.258	1.774	658	1.774	135	857
BRASIL	1.865	10.643	3.000	6.120	17.668	24.941	9.216	24.941	1.901	18.711

TABELA 5

PREV-SAÚDE

METAS DE PRODUÇÃO PARA CONTROLE DAS PRINCIPAIS ENDEMIAS, SEGUNDO AS GRANDES REGIÕES, EM 1981 E TOTAL DO PERÍODO

REGIÕES	FEBRE AMARELA				DOENÇA DE CHAGAS		MALÁRIA		ESQUISTOSSOMOSE	
	PESSOAS SOB COBERTURA		INSPEÇÃO DE CASAS		PRÉDIOS BORRIFADOS		CASAS BORRIFADAS		TRATAMENTOS PREVISTOS	
	1981	TOTAL	1981	TOTAL	1981	TOTAL	1981	TOTAL	1981	TOTAL
NORTE	2.507.000	2.813.700	787.600	5.018.000	-	-	1.528.000	7.631.000	500	2.500
NORDESTE	180.000	232.670	1.217.900	7.758.900	429.500	2.736.700	1.765.000	6.654.000	460.400	1.644.500
SUDESTE	120.000	136.880	4.870.000	29.417.500	228.700	1.468.000	73.000	198.000	17.100	63.600
SUL	105.000	124.480	564.000	3.696.200	104.300	762.900	117.000	323.000	26.000	76.000
CENTRO-OESTE	1.318.000	1.536.460	1.020.000	7.758.900	66.900	461.900	902.000	3.766.000	-	-
BRASIL	4.230.000	4.844.190	8.459.500	53.649.500	829.400	5.429.500	4.385.000	18.572.000	504.000	1.786.600

TABELA 6
PREVSAÚDE

METAS DE SERVIÇOS DE ABASTECIMENTO D'ÁGUA, ESGOTOS SANITÁRIOS E MELHORIAS DE HABITAÇÃO, SEGUNDO GRANDES REGIÕES, EM 1981 E TOTAL DO PERÍODO

REGIÕES	ABASTECIMENTO D'ÁGUA PESSOAS SERVIDAS		ESGOTOS SANITÁRIOS DOMICÍLIOS SERVIDOS		MELHORIAS DE HABITAÇÃO	
	1981	TOTAL	1981	TOTAL	1981	TOTAL
NORTE	34.000	422.500	3.100	39.000	1.000	12.500
NORDESTE	705.000	8.821.300	69.000	861.080	11.800	147.500
SUDESTE	234.000	2.923.900	18.700	233.920	6.400	80.000
SUL	107.000	1.343.600	8.600	107.550	3.800	47.500
CENTRO-OESTE	93.000	1.167.500	7.400	92.740	1.800	22.500
BRASIL	1.173.000	14.578.800	106.800	1.334.290	24.800	310.000

TABELA 1
PREV-SAÚDE

METAS DE CAPACITAÇÃO DE RECURSOS HUMANOS, SEGUNDO AS GRANDES REGIÕES, EM 1981 E TOTAL DO PERÍODO

REGIÕES	TREINAMENTO E RECICLAGEM						PÓS-GRADUAÇÃO		T O T A L	
	NÍVEL ELEMENTAR		NÍVEL MÉDIO		NÍVEL SUPERIOR					
	1981	TOTAL	1981	TOTAL	1981	TOTAL	1981	TOTAL	1981	TOTAL
NORTE	850	8.600	480	4.800	300	3.000	70	700	1.700	17.100
NORDESTE	4.100	41.600	2.870	28.700	1.940	19.400	450	4.500	9.360	94.200
SUDESTE	4.800	48.500	3.800	38.000	2.820	28.200	510	5.100	11.930	119.800
SUL	2.300	23.600	1.730	17.300	1.230	12.300	270	2.700	5.530	55.900
CENTRO-OESTE	950	9.500	670	6.700	440	4.400	90	900	2.150	21.500
BRASIL	13.000	131.800	9.550	95.500	6.730	67.300	1.390	13.900	30.670	308.500

TABELA 8
PREV SAÚDE

CUSTOS DE INVESTIMENTO DOS SERVIÇOS BÁSICOS DE ATENÇÃO ÀS PESSOAS, SEGUNDO AS GRANDES REGIÕES, EM 1981 E TOTAL DO PERÍODO

Em Cr$ milhões, a preços de 1981

REGIÕES	POSTO DE SAÚDE		ASSIST. MÉDICO-ODONTOLÓGICA				LEITOS UNIDADE MISTA				MOD.URG.		SAÚDE		CUSTOS GLOBAIS	
	IMPLANTAÇÃO		IMPLANTAÇÃO		RECUPERAÇÃO		IMPLANTAÇÃO		RECUPERAÇÃO		IMPLANT.		ESCOLAR			
	1981	TOTAL	1981	TOTAL	1981	TOTAL	1981	TOTAL	1981	TOTAL	1981	TOTAL	1981	TOTAL	1981	TOTAL
NORTE	225	1.519	257	2410	161	321	141	1.414	106	106	48	289	43	101	981	6.160
NORDESTE	337	2.372	1.350	13.497	675	1.350	206	2.057	180	180	129	1.285	241	622	3.118	21.363
SUDESTE	183	1.215	1.147	11.585	1.687	3.374	206	2.057	34	34	193	1.992	222	1.142	3.672	21.399
SUL	231	1.571	765	7.761	506	1.012	103	1.285	-	-	64	836	68	376	1.737	12.841
CENTRO-OESTE	145	964	225	2.362	169	338	154	1.285	51	51	32	289	-	180	776	5.469
BRASIL	1.121	7.641	3.744	37.615	3.198	6.395	810	8.098	371	371	466	4.691	574	2.421	10284	67.232

T A B E L A   9

P R E V S A Ú D E

CUSTOS DE INVESTIMENTO EM SANEAMENTO BÁSICO E MELHORIAS
HABITACIONAIS POR GRANDES REGIÕES, EM 1981 E TOTAL
DO PERÍODO

Em Cr$ milhões, a preços de 1981

REGIÕES	ABASTECIMENTO D'ÁGUA		ESGOTOS SANITÁRIOS		MELHORIA HABITACIONAL		T O T A L	
	1981	TOTAL	1981	TOTAL	1981	TOTAL	1981	TOTAL
NORTE	339	2.036	64	376	177	1.049	580	3.461
NORDESTE	7.086	42.522	1.383	8.302	2.571	15.539	11.040	66.363
SUDESTE	2.348	14.095	374	2.254	1.398	8.388	4.120	24.737
SUL	1.078	6.477	172	1.037	643	3.970	1.893	11.484
CENTRO-OESTE	937	5.627	182	1.086	305	1.904	1.424	8.617
BRASIL	11.788	70.757	2.175	13.055	5.094	30.850	19.057	114.662

TABELA 10

PREVSAÚDE

CUSTOS DE INVESTIMENTO PARA CAPACITAÇÃO DE RECURSOS HUMANOS E OUTRAS ATIVIDADES DE APOIO, SEGUNDO AS GRANDES REGIÕES, EM 1981 E NO TOTAL DO PERÍODO

Em Cr$ milhões, a preços de 1981

REGIÕES	RECURSOS HUMANOS												OUTRAS ATIVIDADES DE APOIO (1)	
	ELEMENTAR		MÉDIO		SUPERIOR		PÓS-GRADUAÇÃO		DEMAIS ATIVIDADES		SUB-TOTAL			
	1981	TOTAL	1981	TOTAL	1981	TOTAL	1981	TOTAL	1981	TOTAL	1981	TOTAL	1981	TOTAL
NORTE	22	219	18	174	10	100	10	92	24	236	84	819	103	874
NORDESTE	133	1.338	104	1.038	63	623	59	599	156	1.558	516	5.158	797	6.774
SUDESTE	156	1.558	138	1.377	90	906	66	667	207	2.073	657	6.581	1.003	8.522
SUL	82	818	63	625	40	395	35	358	97	958	316	3.154	488	4.152
CENTRO-OESTE	31	304	24	244	14	140	13	124	35	347	117	1.159	180	1.530
BRASIL	424	4.237	347	3.458	217	2.164	183	1.840	519	5.172	1.690	16.871	2.571	21.852

NOTA: (1) - Inclui Desenvolvimento Institucional, e Pesquisa e Desenvolvimento Tecnológico.

TABELA 11
PREV SAÚDE

CUSTOS DE INVESTIMENTO POR FONTES NO
PERÍODO 1981 A 1986 E TOTAL

Em cr$ bilhões, a preços de 1981

FONTES / USOS	1981	1982	1983	1984	1985	1986	TOTAL
1. INTERNAS	33.1	38.5	36.5	29.6	21.2	18.6	177.5
1.1. FEDERAIS	30.7	31.1	29.1	24.3	19.3	16.9	151.4
1.1.1. MS	5.6	5.6	3.9	3.9	3.9	3.7	26.6
1.1.2. MPAS	2.9	3.2	3.2	1.6	-	-	10.9
1.1.3. MEC	-	0.3	0.3	0.3	0.3	-	1.2
1.1.4. MTb	-	0.3	0.3	0.3	0.3	-	1.2
1.1.5. MINTER	11.3	14.3	14.3	11.1	7.7	7.7	66.4
(1) 1.1.6. FAS/CEF	9.6	4.8	4.8	4.8	4.8	3.2	32.0
1.1.7. PIN,FND	1.3	2.6	2.3	2.3	2.3	2.3	13.1
1.2. ESTADUAIS	2.1	5.9	5.9	4.0	0.6	0.6	19.1
1.3. MUNICIPAIS	0.3	1.5	1.5	1.3	1.3	1.1	7.0
2. EXTERNAS	0.5	12.2	12.2	7.7	5.5	5.0	43.1
2.1. BID	-	6.4	6.4	3.5	3.2	3.2	22.7
2.2. BIRD	-	4.2	4.2	1.0	0.7	0.7	10.8
2.3. ORGANIZAÇÕES E COMUNIDADES INTERNACIONAIS.	0.5	1.6	1.6	3.2	1.6	1.1	9.6
TOTAL	33.6	50.7	48.7	37.3	26.7	23.6	220.6

(1) O financiamento dos 32.0 bilhões do FAS/CEF será distribuído em: 11.2 para o MPAS, 10.4 para o MS, 10.4 para ESTADOS E MUNICÍPIOS.

TABELA 12
PREV SAÚDE

CUSTOS DA OPERAÇÃO DOS SERVIÇOS BÁSICOS DE ATENÇÃO ÀS PESSOAS
POR ATIVIDADES E SEGUNDO AS GRANDES REGIÕES, EM 1981 E 1986

Em cr$ milhões, a preços de 1981

REGIÕES	POSTO DE SAÚDE		ASS.MÉD.ODONT.		LEITOS U.M.		SAÚDE ESCOLAR		MOD.URG.		ADM.E APOIO		CUSTOS GLOBAIS	
	1981	1986	1981	1986	1981	1986	1981	1986	1981	1986	1981	1986	1981	1986
NORTE	175	829	2.478	5.444	534	1.057	96	374	132	810	342	852	3.757	9.366
NORDESTE	1.087	2.295	14.486	38.107	1.257	2.306	641	2.585	529	5.399	1.801	5.069	19.801	55.761
SUDESTE	444	1.060	35.263	55.994	250	1.281	482	3.423	794	8.368	3.724	7.012	40.957	77.138
SUL	161	950	10.293	23.914	157	800	132	1.019	265	3.589	1.101	3.027	12.109	33.299
CENTRO-OESTE	38	521	3.926	8.087	315	961	65	604	132	1.215	447	1.139	4.923	12.527
BRASIL	1.905	5.655	66.446	131.546	2.513	6.405	1.416	8.005	1.852	19.381	7.415	17.099	81547	188.091

TABELA 13
PREV SAÚDE

CUSTOS DE OPERAÇÃO (1), POR FONTES, NO PERÍODO DE 1981 a 1986

Em cr$ bilhões, a preços de 1981

FONTES	1981 Cr$	1982 Cr$	1983 Cr$	1984 Cr$	1985 Cr$	1986 Cr$
MPAS	60,0	84,9	96,6	109,8	113,0	115,5
MS	11,4	18,6	22,0	25,5	28,3	28,9
MEC	1,0	1,3	1,6	2,3	2,7	3,2
ESTADOS	8,2	24,1	27,3	30,5	30,5	33,6
MUNICÍPIOS	1,0	5,6	6,3	7,1	7,9	6,9
TOTAL	81,6	134,5	153,8	175,2	182,4	188,1

(1) No período de 1981 a 1984: ocupação plena da capacidade já instalada da rede de Serviços Básicos e operação plena das unidades do INAMPS a serem expandidas. No período de 1981 a 1985: operação plena do PIASS, conforme o Decreto nº 84.219/79. No período de 1981 a 1986: operação plena das unidades dos Estados e Municípios a serem expandidas.

TABELA 14

PREVSAÚDE

CUSTOS DE OPERAÇÃO COM SERVIÇOS PRÓPRIOS DO MPAS E MS INCLUÍDOS NO PREVSAÚDE, NO PERÍODO DE 1981 a 1986

Em cr$ bilhões, a preços de 1981

FONTES	1981	1982	1983	1984	1985	1986
MPAS/INAMPS	40,2	50,9	55,7	61,9	61,9	61,9
MS	11,4	12,5	15,0	18,0	20,2	21,2

TABELA 5

PREV-SAÚDE

CUSTOS DE INVESTIMENTO, CUSTEIO E TOTAL POR FONTE E SUBPROGRAMA EM 1981 E 1986

Em Cr$ bilhões, a preços de 1981

USOS / FONTES	SERVIÇOS BÁSICOS				ADMINISTRAÇÃO E APOIO (1)				TOTAL GERAL			
	CUSTEIO		INVESTIMENTO		CUSTEIO		INVESTIMENTO		CUSTEIO		INVESTIMENTO	
	1981	1986	1981	1986	1981	1986	1981	1986	1981	1986	1981	1986
1. INTERNAS	74.1	169.1	29.4	15.9	7.5	18.5	3.7	2.7	81.6	188.1	33.1	18.6
1.1. FEDERAIS	65.9	133.2	27.5	15.1	6.5	14.5	3.2	1.7	72.4	147.6	30.7	16.9
1.1.1. MS	10.4	26.0	3.7	3.4	1.0	2.9	1.9	0.3	11.4	28.9	5.6	3.7
1.1.2. MPAS	54.5	104.0	1.6	-	5.5	11.6	1.3	-	60.0	115.5	2.9	-
1.1.3. MEC	1.0	3.2	-	-	-	-	-	-	1.0	3.2	-	-
1.1.4. MTb	-	-	-	-	-	-	-	-	-	-	-	-
(2) 1.1.5. MINTER	-	-	11.3	6.9	-	-	-	0.8	-	-	11.3	7.7
1.1.6. FAS/CEF	-	-	9.6	2.9	-	-	-	0.3	-	-	9.6	3.2
1.1.7. FIN.FND	-	-	1.3	1.9	-	-	-	0.3	-	-	1.3	2.3
1.2. ESTADUAIS	7.4	30.2	1.6	0.5	0.8	3.4	0.5	0.2	8.2	33.6	2.1	0.6
1.3. MUNICIPAIS	0.8	6.3	0.3	0.3	0.2	0.6	-	0.8	1.0	6.9	0.3	1.1
2. EXTERNAS	-	-	-	4.5	-	-	0.5	0.5	-	-	0.5	5.0
2.1. BID	-	-	-	2.9	-	-	-	0.3	-	-	-	3.2
2.2. BIRD	-	-	-	0.6	-	-	-	-	-	-	-	0.7
2.3. ORGANIZAÇÕES E CO MUNIDADES INTERNA_ CIONAIS.	-	-	-	1.0	-	-	0.5	0.2	-	-	0.5	1.1
TOTAL	74.1	169.7	29.4	20.4	7.5	18.5	4.2	3.2	81.6	188.1	33.6	23.6

Notas: (1) - Inclusive REC.Humanos, Desenvolvimento Institucional e Pesquisa e Desenvolvimento Tecnológico.
(2) - Inclusive os Recursos a serem aplicados diretamente (PLANASA, PRONURR, etc).

TABELA 16

PREV SAÚDE

CUSTOS POR SUBPROGRAMAS E POR NATUREZA DE DESPESA EM 1981 E NO TOTAL DO PERÍODO

Em cr$ bilhões, a preços de 1981

PROGRAMAS	INVESTIMENTO		CUSTEIO	
	1981	TOTAL	1981	TOTAL
1. SERVIÇOS BÁSICOS				
ATENDIMENTO ÀS PESSOAS	10.312	67.235	74.2	824.3
SANEAMENTO	19.057	114.663	—	—
ADMINISTRAÇÃO E APOIO	4.258	38.724	7.4	91.3
TOTAL	33.627	220.622	81.6	915.6

5

A Atenção Primária à Saúde no SUS: a construção da primeira PNAB (1990 -2006)

> *Eu passava no Morro do Cavalão e ficava morrendo de inveja. Depois que instalaram o módulo lá, a prefeitura providenciou a pavimentação, água tratada e saneamento. Hoje, uma casa no morro vale um dinheirão e quem tem não quer vender. Eu moro aqui desde que vim para o Rio e queria que o projeto chegasse a Cantagalo. Agora fico preocupado com as comunidades que ainda não tem o projeto, mas tenho certeza de que em breve o Médico de Família vai estar em todas as comunidades.*
>
> José Plácido, pedreiro em Niterói (RJ).
> *Manchete*, 1.º de outubro de 1994, p. 79.

> *Especialistas não se cansam de dizer que diagnósticos corretos e propostas factíveis não faltam. A grande pergunta é se os protagonistas desse drama sem fim estão de fato engajados na tarefa de melhorar as condições de atendimento aos mais pobres, ou se tudo não passa de jogo de cena.*
> Israel Tabak. Uma crise interminável. *Jornal do Brasil* (RJ), 21 de janeiro de 1996, p. 29.

A articulação de pessoas e instituições tendo em vista o restabelecimento da democracia e a efetivação do direito à saúde, a expectativa de estabelecimento do que seria a primeira política nacional para a Atenção Primária, com o Programa Nacional de Serviços Básicos de Saúde (PREVSAÚDE) e, por fim, os esforços, em boa parte bem-sucedidos, para a instalação de um renovado sistema de saúde dão a medida das imensas expectativas de mudanças então capazes de mobilizar os mais diversos atores sociais no correr da década de 1980. Na década seguinte, com a publicação das chamadas Leis Orgânicas da Saúde (8.080/90 e 8.142/90), novos desafios se abriram para uma agenda que fosse capaz de promover a concretização de boa parte das expectativas presentes até então.

Questões em torno de quais seriam as estratégias para converter o direito à saúde em políticas, programas e serviços para a população permeavam os debates do setor da saúde. Atente-se que, na contramão das expectativas, a primeira década de funcionamento do novo sistema coincide com uma fase marcada pelos chamados "ajustes estruturais" na economia, cujo foco foi a diminuição do papel do Estado e o incentivo ao mercado como estruturante idealizado da alocação de recursos e, supostamente, como melhor ofertador de bens e serviços. O impacto do ajuste no processo de construção do SUS é muito referido pela literatura e conhecido entre os estudiosos de políticas públicas (Falleiros, 2018).

O presente capítulo se debruça sobre este conturbado período, até o ano de 2006, quando é publicada aquela que é reconhecida formalmente como a primeira Política Nacional de Atenção Básica (PNAB) do país. Em termos econômicos, políticos e também sociais, o recorte temporal se caracteriza pelas expectativas e dificuldades até aqui sumarizadas. Como parte dos esforços para se produzir especificamente respostas aos problemas médico-sanitários das populações, esse mesmo período vê (re)emergir, sob uma nova configuração institucional, ações e políticas no campo da Atenção Primária no Brasil. Em um contexto temporal que não chega a 20 anos, vemos tanto se consolidar a formação de atores com, por assim dizer, vínculos identitários com a APS, quanto a formulação daquela que seria sua primeira política efetiva de alcance nacional. Sem dúvida, um novo tempo para militância em prol da APS.

O contexto é também palco dos debates entre aqueles que defendiam uma APS abrangente *versus* as iniciativas mais pragmáticas de viés seletivo.[50] A rigor, sob o nosso recorte de análise, os diferentes governos brasileiros do início do ciclo democrático, foram pautados por uma lógica predominantemente liberal em economia e finanças públicas que, no terreno da saúde pública, se coadunava com uma APS seletiva. Tal orientação governamental, no entanto, era contrabalançada pelo papel de uma organizada e ativa militância mais aderente aos princípios de uma reforma sanitária brasileira. Para ela, as orientações que se consagrariam na construção do SUS, formalizadas no texto das chamadas Leis Orgânicas da Saúde (LOS), só seriam garantidas por intermédio de uma série de políticas e investimentos públicos no que concerne à adoção de uma APS abrangente (Aguiar, 2003; Lavras, 2011). Como se verá com mais detalhes no decorrer do capítulo, o debate acerca da APS não se resumia aos enunciados favoráveis ou restritivos à política.

---

50 Conforme vimos no capítulo anterior, a partir da realização da Conferência de Bellagio inicia-se um movimento que, sem ser explícito, se contrapunha às orientações estabelecidas na Conferência de Alma-Ata. Ao defender uma concepção de APS baseada na formulação de políticas e programas voltadas para objetivos específicos e sempre relativos a grupos em situação de maior vulnerabilidade, os críticos à Alma-Ata se distanciavam de uma concepção de APS que se convencionou chamar mais abrangente e estruturante para a organização dos sistemas de saúde. Nascia assim uma concepção alternativa, que ficaria conhecida como "seletiva" (Giovanella, 2018, p. 1).

A questão que se colocava era de outra ordem: afinal, de que APS estamos falando?

O cenário nacional apontava, necessariamente, para um caminho repleto de contradições e conflitos e, eventualmente, para retrocessos. Fernando Collor de Mello (1990-1992), o primeiro presidente eleito por voto direto na Nova República, vetou artigos importantes da LOS, em especial aqueles que versavam sobre descentralização, controle social e financiamento, ratificando o perfil de sua gestão, que prezava por uma redução das atribuições do Estado na prestação de serviços e assim convergia com a ideia de um sistema de saúde cujas bases se resumiriam às ações voltadas para a população mais pobre. Segundo essas formulações, a intervenção estatal se daria preferencialmente sobre populações específicas e por intermédio do uso de tecnologias de baixo custo, aproximando-se das orientações de uma APS seletiva.

É verdade que ao longo dos anos seguintes uma série de portarias, projetos e programas vieram a público no âmbito do SUS com o intuito de responder a algumas das mais generosas expectativas construídas durante os processos de reforma sanitária e de democratização. Tais movimentos, contudo, apresentaram importantes oscilações, uma vez que, em certa medida, dependiam da orientação política das pessoas que ocupavam cargos de gestão nas esferas federal, estadual e municipal, além da qualidade dos interesses dos diversos movimentos sociais e do setor privado. A metáfora que frequentemente dá conta desse processo é a do "copo meio vazio, meio cheio", em referência à manutenção, na Nova República, de antigos problemas, mas também do reconhecimento da ocorrência de avanços e conquistas, ainda que parciais (RADIS, 2016).

No âmbito local revigoram-se várias experiências em grande medida inspiradas nos ideais de Alma-Ata. Como no passado, algumas delas se converteriam em ensaios modelares para uma concepção de APS de base nacional. Entre as mais conhecidas figuram aquelas de Sobral (CE) e Niterói (RJ). Ainda que cada uma delas procurasse responder, como veremos a seguir, ao problema do acesso aos serviços locais de saúde a partir de diferentes orientações e perspectivas, que no seu conjunto, endossavam o papel da APS no esforço de estabelecimento de um sistema de saúde.

Tal processo, que se confunde com as próprias iniciativas e esforços inaugurais de fortalecimento do SUS, encontraria na publicação da primeira Política Nacional de Atenção Básica (PNAB), em 2006, um de seus pontos mais marcantes. Nesse sentido, em termos de uma compreensão histórica, é possível antecipar que a PNAB é, de um lado, fruto de um longo processo cumulativo de doutrinas e perspectivas organizacionais e da própria prática do cuidado em saúde; e, de outro, resultante dos esforços de uma geração de sanitaristas, trabalhadores e usuários que, em seu tempo, souberam inscrever no interior do Estado brasileiro a perspectiva de uma "tradição renovada".

A reforma sanitária, o SUS e a Atenção Primária à Saúde

O campo da saúde, pela sua natureza e frequente urgência de seus problemas, é historicamente fértil na produção de ideias. A história que contamos aqui é certamente aquela que procura dar conta de diferentes formulações sobre as melhores formas de organizar as instituições e os sistemas de saúde e quanto a um necessário aprimoramento do cuidado prestado pelas equipes de saúde. Em todas essas iniciativas, somos capazes de ver, sobretudo, um incrível desejo de transformar ideias em práticas e assim produzir respostas concretas a diversos problemas sanitários e sociais. Em termos históricos, tais iniciativas, sempre foram plurais e partiram de diferentes lugares, alguns deles identificados ao longo deste texto.

No que concerne à APS, de modo entrelaçado com os temas mais gerais, um dos âmbitos de discussão envolvia a educação médica e a preparação dos chamados recursos humanos em saúde, que se caracterizou como uma área de conhecimento e de políticas e práticas que procurou encarar o investimento na força do trabalho em saúde — com destaque, em um primeiro momento, para o pessoal médico — como o caminho necessário tanto para a ampliação da cobertura, quanto para a promoção da qualidade da Atenção Básica em Saúde. Uma segunda fonte importante de ideias é o debate organizacional em saúde que, no contexto das décadas de 1960 e 1970, ganhou vulto nas iniciativas do planejamento e da organização distrital, bem como alimentou as discussões em torno da participação social e da descentralização político-administrativa. Foram vias que, não sem contradições e intercorrências, se fizeram presentes, posteriormente, em diversas ideias e propostas da reforma sanitária e de um sistema único de saúde (Giovanella, 1991; Escorel, 1999).

Desse modo, o novo sistema de saúde, que se instituía no correr da década de 1990, era parte inseparável das iniciativas que transcorriam nos campos do trabalho profissional, nas reflexões em torno da formação e da qualidade do cuidado profissional e, igualmente, da organização dos serviços e sistemas de saúde. As discussões em torno das modalidades de APS são também parte desta cena.

Como vimos no capítulo anterior, nos primeiros anos da década de 1980, a partir da derrocada da experiência de formulação do Programa Nacional de Serviços Básicos de Saúde (PREVSAÚDE), iniciativas de âmbito nacional estritamente voltadas para o arranjo de políticas no campo dos serviços básicos de saúde pareciam entrar em um ciclo de aparente refluxo. Tal imagem encontra respaldo diante do fato de que, no correr da década de 1980, especificamente no que concerne a ações no campo da atenção primária, não se pode visualizar uma única iniciativa nacional, mesmo que nos termos de sua mera proposição, com robustez semelhante ao PREVSAÚDE.

Conforme já sinalizamos, é preciso cautela antes que sejamos tentados a concluir a respeito de uma imaginada decadência no debate e na formulação de políticas de serviços básicos e APS naquele período. O primeiro ponto que precisamos considerar é que o início da década de 1980 coincide com os esforços mais sistemáticos, e também com implicações mais concretas para uma reorganização do sistema de saúde brasileiro. Nesse sentido, o que queremos dizer é que nenhum outro tema, para além da instituição de um sistema único de saúde, se fazia mais importante nas agendas dos atores setoriais naquele contexto. Tal afirmativa, como vimos no capítulo anterior, não deve ser compreendida como a ascensão de uma agenda necessariamente antagônica à APS, uma vez que vários componentes dos debates relativos à formulação do SUS tem ampla ancoragem ou simplesmente compartilham experiências com a Atenção Primária, especialmente com aquela que se propunha ser "abrangente".

Outro ponto que precisa ser considerado diz respeito aos empreendimentos de APS levados pelas prefeituras e/ou pelos governos dos estados federados. Dessa forma, ainda que se possa registrar a ausência de propostas de envergadura nacional no campo da APS ao longo da década de 1980, não se pode dizer o mesmo com relação às iniciativas desenvolvidas em âmbito local.

Sem a pretensão de esgotar as possibilidades de leitura de um fenômeno tão complexo, cabe pensar a reforma sanitária brasileira também como um movimento cujo êxito político e institucional é decorrente, em boa medida, de sua capilaridade e capacidade de, em parte ancorado em um movimento municipalista em saúde, se manifestar em iniciativas concretas conduzidas por algumas prefeituras, eventualmente em colaboração com governos estaduais. Coube a governadores e prefeitos, no final das contas, a obrigação de ofertar políticas, programas e serviços que serviriam como portas de entrada do sistema em construção (Goulart, 1996). A existência de uma série de experiências de base local, que tinham em vista a criação de redes de atenção em municípios e regiões, portanto, são partes essenciais do processo de construção do SUS.

Após as chamadas Leis Orgânicas da Saúde, — e em que pesem os vários vetos presidenciais restritivos — não é de surpreender que fossem mobilizadas, com algum sentido de urgência, estratégias operacionais especialmente orientadas para uma expansão do acesso aos serviços e de maior resolutividade do próprio cuidado em saúde. E mais, as alternativas disponíveis não seriam construídas em um vazio epistemológico e institucional. Também nessa hora, o peso do passado se fez sentir e as tradições e os aprendizados em torno de experiências locais deram o tom das ações. Era preciso, contudo, acolher essas diferentes experiências em uma moldura normativa sob a forma de uma política que pudesse se chamar de nacional.

Neste sentido, pode-se concluir que uma das possibilidades que se abriram com o novo sistema de saúde foi justamente o que poderíamos classificar como uma janela de oportunidade para se construir uma política nacional para a Atenção Primária.[51] As diversas experiências de organização da "atenção primária" em âmbito local se viram valorizadas em seus resultados, enquanto se manifestavam em ainda maior densidade às ambições e demandas por uma reorganização dos serviços, por uma requalificação do pessoal de saúde, melhor coordenação de ações e maior engajamento social nos processos de mudança.

O processo envolvendo a construção de uma política nacional para a APS fez que se fortalecesse, na pauta política, a identificação e a circulação de certa problemática relacionada tanto à melhoria dos indicadores de saúde e da participação social, quanto à efetiva implementação institucional do novo sistema de saúde. Como veremos adiante, a boa avaliação dos resultados das experiências de serviços básicos locais — assim como dos técnicos que as conduziram —, potencializou no âmbito do Ministério da Saúde a pertinência de se estabelecer uma política nacional de atenção básica, considerando a agenda de problemas politicamente enunciados e as possibilidades de arranjos dos interesses colocados em cena. Um eventual estabelecimento de uma política de atenção primária passou a gozar, àquela altura, de considerável valoração simbólica, seja para os sanitaristas, seja para os chefes de poderes executivos, seja para os legisladores, e a contar com auspiciosas expectativas de êxito.

---

51 Para Kingdon (2003), o processo de formulação de políticas públicas constitui um conjunto de operações que se definem pela configuração da agenda; pela especificação de alternativas a partir das quais uma opção será feita; pela escolha entre essas alternativas, a partir de uma votação legislativa ou de uma decisão do executivo, e a consequente implementação da decisão. Ou seja, tudo depende da forma como problemas são percebidos pelo conjunto de atores que compõem uma dada cena pública, assim gerando consequências para a formação da agenda, para o processo de acumulação do conhecimento sobre um dado tema, para as perspectivas dos especialistas, bem como para o processo político. Segundo esse modelo de análise, três grupos de processos atuam na constituição de agendas: os problemas; as alternativas e ações para enfrentá-los (*policies*); e o conjunto de atividades relacionadas à esfera das relações de poder e autoridade (*politics*). Dessa forma, o processo que leva à abertura de uma "janela de oportunidade" política advém da confluência desses três fluxos de composição da agenda.

Ainda que sob fortíssimas restrições financeiras, fomos testemunhas de tradições e escolas sanitárias que, naquele contexto, foram se convertendo nas mais variadas iniciativas e políticas. Nem todas se situavam rigorosamente no campo da APS, embora com ela compartilhassem tanto a tessitura de uma história comum, quanto diversos elementos de uma agenda programática. Vejamos.

O final dos anos 1980 testemunhou iniciativas que, sob a liderança de figuras como Eugênio Vilaça Mendes, buscaram retomar os esforços de instalação no país de distritos sanitários. Sua matriz conceitual foi formulada a partir da representação da OPAS no Brasil e influenciada pela visão de território-processo, proveniente da chamada nova geografia, cujo principal nome era Milton Santos. Sua elaboração se deu também em diálogo com teorias ligadas ao planejamento situacional de Carlos Matus, e, entre outras orientações, avançava na concepção do distrito sanitário, tanto como modelo organizacional-gerencial, quanto de alocação de serviços e recursos de atenção à saúde (Mendes, 1995, pp. 11-7).

Mendes, por exemplo, inscreve e reconhece esta proposta como parte de um processo para o qual, aparentemente, ele pretende imprimir novo rumo. Segundo a sua perspectiva:

> O Distrito Sanitário ultrapassa, em muito, o senso comum — que tanto tem banalizado esta proposta — que vê o Distrito Sanitário numa perspectiva topográfico-burocrática de esquartejamento de um espaço-solo e a imposição, nele, de uma presumida autoridade burocrática, com o objetivo de conduzir a um arranjo físico-funcional das unidades de saúde, mantendo-se intocado o modelo assistencial hegemônico (1995, p. 95).

Segundo nos aponta Triana, os Sistemas Locais de Saúde (SILOS), concebidos sob esta nova perspectiva distrital, valorizavam a ecologia político-social inscrita no espaço de um território vivo, habitado por interesses. E nessa configuração propõem o fortalecimento dos níveis locais de gestão do sistema de saúde, bem como uma progressiva mudança administrativa e financeira que favorecesse o gestor local e, ao mesmo tempo, viabilizasse a infraestrutura necessária para a instituição da Atenção Primária à Saúde em diferentes territórios (Triana, 1994, p. 9). Com foco na dimensão organizacional do território, portanto, a iniciativa colocava em evidência tanto a APS como o conjunto do sistema de saúde.

A proposta de SILOS, como se vê, compartilha a mesma linhagem de pensamento sanitário de uma APS, especialmente em sua dimensão organizacional. Encontrou, a princípio, solo fértil em São Paulo, em Natal, em Fortaleza, em Salvador e em outros municípios de menor porte (Triana, 1994; Silva et al., 1995). Mas, mesmo nesses municípios, onde recebia algum acolhimento, a proposta esbarrou sempre nos limites impostos pela falta das reformas institucionais que a viabilizassem plenamente.

Todavia, a proposta de SILOS, em geral, também implicava em constrangimentos importantes no que se refere à definição das ações e ao conjunto de atividades relacionadas às esferas de poder e autoridade. Em termos práticos, o avanço do movimento municipalista e de uma forte descentralização de base municipal configurava um ambiente político e institucional menos receptivo, senão hostil, às discussões sobre uma macro-organização das redes de atenção do SUS em âmbito estadual e regional. Seja como for, suas proposições e seu percurso sugerem duas considerações que interessam ao nosso leitor. A primeira é que a tradição da organização distrital, tal como concebida por diferentes experiências e atores internacionais e nacionais a partir dos anos 1940, produziu sentido e alimentou numerosas discussões relativas à organização do sistema de saúde pertinentes à uma construção posterior da APS. A segunda é que, ainda que sob a perspectiva da superação dos termos pretéritos do debate, como indica a citação de Vilaça Mendes, dialoga com esses últimos, com os limites mais políticos que conceituais à sua implementação.

Como nos lembra Paim (1993, pp. 187-220), sob o signo da municipalização diversas concepções e práticas de gestão e organização de ações de saúde tomaram corpo no país. Em que pesem as várias iniciativas modelares de APS, na maioria dos casos, segundo ele, a descentralização tem se processado de maneira que se preservou o modelo assistencial dominante de compra de serviços e de desarticulação da rede assistencial, típico do período anterior à criação do

SUS. Desse modo, os limites de SILOS e do que convencionamos chamar uma APS abrangente estavam institucionalmente colocados naqueles primeiros anos de estabelecimento do novo sistema.

Assim, nos parece que aqueles, tanto empenhados nos esforços de organização das redes de atenção à saúde, quanto, nessa mesma linha, de construção de uma APS abrangente, teriam que muito ainda combater por maior espaço no processo de instituição efetiva de políticas. Por ora, para localizar mais precisamente a APS em meio a tantas ideias, propostas e constrangimentos institucionais, passaremos, a seguir, ao contexto que fez emergir aquela que é reconhecida, em termos de uma narrativa mais canônica, como a matriz original mais imediata de uma política nacional de APS à brasileira.

Do Programa de Agentes Comunitários de Saúde (PACS) ao Programa Saúde da Família (PSF)

A década de 1980 registra, conforme temos discutido, um processo de lutas sociais e políticas que tinham como meta a superação da grave situação social em que se encontrava boa parte dos brasileiros. A luta mais ampla pela saúde é parte desse contexto, bem como todo o processo contemporâneo de institucionalização de um sistema único de saúde. A fome, a miséria e a doença, contudo, não podiam esperar. No bojo do processo de descentralização das ações de saúde, já orientadas pelas políticas estabelecidas desde a primeira metade da década, veremos frutificar algumas ações municipais e regionais de enfrentamento da realidade sanitária que produzirão consequências duradouras, inclusive e especialmente no campo da APS.

Nesse contexto, experiências voltadas para atender demandas emergenciais com foco em populações vulneráveis ganharam destaque, dentre elas aquela que teve como palco o estado do Ceará, pioneiro na institucionalização do trabalho do Agente Comunitário de Saúde (ACS). A origem mais remota do ACS nesse estado remete ao período de 1979-1986, quando pessoas que habitavam as regiões mais pobres do município de Jucás, no centro-sul do estado, foram mobilizadas para prestarem cuidados básicos de saúde. Essa experiência se expandiu no ano de 1987 para 14 municípios, compondo o então Programa de Emergência, criado para atender as necessidades de famílias e de crianças que se encontravam em situação de extrema vulnerabilidade agravada em decorrência de uma das secas mais prolongadas da história do Nordeste brasileiro (1979-1985) (Andrade, 1998; Minayo et al., 1990, p. 17; Ávila, 2011; Santana & Castro, 2016; Silva, 1999; Lavor, 2018).

Nesta segunda fase, Tasso Jereissati, então governador do estado do Ceará, se opunha à ideia de transferir recursos financeiros para que as pessoas em situação de pobreza e emergência sobrevivessem sem que oferecessem alguma espécie de contrapartida à sociedade. A partir dessa premissa, o governo do estado do Ceará instituiu que seria preciso desenvolver alguma atividade para receber recursos sob a forma de auxílio. De modo criativo, o então secretário estadual de Saúde, Carlile Lavor, propôs que um contingente de mulheres sertanejas fosse contratado para a função de agentes de saúde.[52] Como critério de seleção, elas deveriam estar em estado de pobreza, em condições de trabalhar e serem conhecidas na comunidade em que desenvolveriam suas atividades (Andrade, 1998; Minayo et al., 1990, p. 17; Ávila, 2011; Santana & Castro, 2016; Silva, 1999; Lavor, 2018).

O resultado dessas medidas adotadas pelo governador e pela sua equipe de saúde constituiu-se em uma importante mudança na vida de muitas famílias cearenses, se expressando especialmente nos índices de saúde do segmento materno-infantil. Além disso, deu início a um processo de institucionalização de uma função no âmbito da saúde, o cargo de Agente Comunitário de Saúde (ACS), que

---

52 A formulação e a implementação das ações iniciais e depois dessa política do governo do estado do Ceará são inseparáveis da figura do Antônio Carlile Lavor — em momentos importantes contando com a ajuda direta de sua esposa, Miria Campos Lavor. Médico sanitarista cearense, com formação em Medicina pela Universidade de Brasília, Carlile de volta ao seu estado, em setembro de 1978, assumiu a função de sanitarista na Secretaria de Saúde do estado. Na eleição de Tasso Jereissati, passou a conduzir a própria Secretaria, de onde comandou, em especial, ações de saúde com base na figura do Agente Comunitário de Saúde (Santana & Castro, 2016; Lavor, 2018).

anos mais tarde ganharia força e se expandiria por todo o país (Minayo et al., 1990). Como se viu no decorrer desta obra, em termos nacionais, a ideia não era de todo inédita. A partir dos anos 1910, em diversos momentos, a história da saúde pública brasileira testemunhou a existência de trabalhadores de saúde realizando a tarefa de visitar indivíduos e famílias em situação de vulnerabilidade para tratar questões de saúde, como foi o caso das visitadoras sanitárias.[53] A velha tradição replicava-se, agora renovada, em parte, pelos objetivos traçados pelas ideias em torno de um novo sistema de saúde.

Já na fase emergencial do combate à seca, que se finalizou em meados de 1988, ficaram claras as possibilidades da política na melhoria dos indicadores sociais locais, especialmente de saúde. Dessa forma, o trabalho daquelas mulheres não só ganhava visibilidade, como também se demonstrava, em termos de políticas públicas, capaz de produzir resultados sanitários considerados consistentes. À luz dessas evidências, o governo do Ceará instituiu definitivamente o cargo de agente de saúde por meio do Programa Agentes de Saúde (PAS), criado em janeiro de 1989, de forma pioneira no Brasil (Andrade, 1998; Santana & Castro, 2016; Lavor, 2018).

Com a institucionalização, veio a expansão do programa e a contratação progressiva de pessoal com o intuito de garantir melhor cobertura dos serviços voltados para atender algumas das necessidades básicas de saúde da população. Cabe ressaltar que as atribuições designadas para o cargo de ACS contribuíram para que a APS, aqui compreendida nos marcos dos "cuidados básicos de saúde", se difundisse pelo estado do Ceará, resultando em uma mudança mais abrangente do perfil epidemiológico da região (Minayo et al., 1990; Ávila, 2011).

A política cearense definia-se a partir do foco em famílias em situação de vulnerabilidade social. Assim, em termos conceituais e também programáticos, alinhava-se às iniciativas do campo da Atenção Primária Seletiva. Em entrevista que nos foi concedida, em

---

53 Elas foram enfermeiras que procuraram, por meio das visitas domiciliares, estabelecer vínculo direto com as famílias em uma dada região. Dessa forma, elas impulsionaram, em especial, mudanças de comportamento a partir de práticas de educação sanitária e conhecimentos de higiene (Fernandes et al., 2012).

setembro de 2018, Antônio Carlile Lavor manifestou que o alcance do PAS foi definido com base no orçamento disponível. Teria pesado, segundo ele, mais o pragmatismo e o compromisso com as pessoas que necessitavam de intervenções emergenciais do que propriamente o respeito aos preceitos de base doutrinária de uma APS dita abrangente. E, importante registar nesse ponto, que as iniciativas cearenses contaram com um importante e reconhecido apoio da UNICEF (Lavor, 2018, s.p.; Schmidt-Rhamer, 1990.[54]

A UNICEF, que foi aderente desde a primeira hora às concepções acerca de uma APS seletiva, a partir de 1983, pelo menos, vinha promovendo estudos multinacionais destinados a avaliar o impacto dos ajustes macroeconômicos, prescritos por instituições como o Fundo Monetário Internacional (FMI) e o Banco Mundial, sobre os países mais pobres e, no interior deles, sobre as suas populações mais vulneráveis.[55] Uma das conclusões de um primeiro estudo patrocinado pela organização foi que boa parte do acirramento das condições de vida entre os mais pobres decorria de escolhas políticas, ou da ausência delas. Desse modo, caberia aos governos promover internacional e nacionalmente uma alocação seletiva de recursos que se pretendia capaz de mitigar os impactos de um ajuste que era, em si mesmo, também uma escolha política tida por inevitável e que compreendia uma redução nos gastos sociais. Recomendava-se como orientação o foco nos mais pobres, a mobilização de

---

54 Estudo de avaliação da iniciativa cearense nos seus primeiros dois anos de vigência, realizado por Minayo et al. (1990), considerou a experiência com os ACSs muito positiva como uma estratégia de enfrentamento das condições de saúde locais. Sem se ater a questões de ordem conceitual, o documento sugere o aprimoramento da política, a criação e o melhoramento de postos de saúde na região, com o intuito de permitir uma melhor nucleação do trabalho do ACS. Adicionalmente, considera importante que o agente tenha uma formação profissional mais abrangente, que contemple uma visão ampliada do papel da Atenção Primária à Saúde. Por fim, compreende que a iniciativa deveria estar mais bem articulada com o fluxo das ações do sistema de saúde e do conjunto das políticas sociais.

55 O Brasil, mais precisamente o estado de São Paulo, foi um dos 12 estudos de caso empreendidos para a elaboração de Jolly, R. e G. A. Cornia (eds.). The impact of world recession on children. *World Development*, vol. 12, n.º 3, special issue (march 1984). O país, junto com Ghana, Sri Lanka e Kenya, também foi selecionado como estudo de caso para a incorporação dos temas da criança nos programas de ajuste a serem celebrados com o FMI e o Banco Mundial (Jolly, 1991).

comunidades e de organizações não governamentais, consideradas mais ágeis na realização das ações e a utilização dos recursos locais e de baixo custo (Jolly, 1991). A partir de então, a UNICEF se tornaria uma instituição importante na difusão da ideia de "ajuste com face humana", que ganharia cada vez mais espaço no circuito internacional das organizações para o desenvolvimento, do Banco Mundial inclusive. Desse modo, abordagens seletivas nos investimentos em saúde, na linha do "fazer mais por menos", ganhavam um renovado enquadramento como política social associada ao ajuste macroeconômico.

No Brasil, no tocante à saúde da criança, a UNICEF foi, por exemplo, uma apoiadora muito próxima da iniciativa de mobilização de agentes comunitários para o enfrentamento dos problemas crônicos na saúde materno-infantil em estados da região Nordeste. No Ceará, desde 1987, ela apoiava a realização de inquéritos epidemiológicos,[56] a confecção de material instrucional e de divulgação, a aquisição de equipamentos, a prestação de consultorias técnicas, os processos seletivos dos agentes e seus supervisores, entre outras ações (Minayo et al., 1991, Santana & Castro, 2016). Esse apoio se fez acompanhar de um firme reconhecimento institucional, inclusive pessoalmente por James P. Grant, diretor-executivo da UNICEF, tendo sido o governo do estado premiado internacionalmente pela organização.[57] Em contrapartida, a UNICEF recebia chancela direta desse mesmo governo para as suas atividades no estado e ela mantinha o seu escritório local nas próprias dependências do palácio do governo junto com a Secretaria de Planejamento (Lavor, 2018). Em final dos anos 1980, a UNICEF no Brasil reconhecia o Ceará como o estado nordestino que mais tinha avançado no desempenho do programa institucional para o país, cuja estratégia combinava investimentos em análise situacional, articulação

---

56 Ver, por exemplo, Ceará, Comissão Intersetorial de Coordenação de Ações Relacionadas com a Criança. *A saúde das crianças cearenses*. Fortaleza: UECE, 1988.

57 Trata-se do Prêmio Maurice Pate, concedido pela UNICEF, em 1993, ao governo do estado do Ceará, em razão das suas iniciativas no combate à mortalidade infantil.

de recursos e atores locais e nacionais, além do apoio a programas concretos. Um relatório da organização, de 1990, comemorava uma sensível redução na mortalidade infantil e no quadro de desnutrição, um recorde nacional no aumento da cobertura vacinal e o crescimento significativo na difusão de práticas de reidratação oral. Como conquistas "adicionais", o relatório celebrava "o aumento da cobertura e melhoria da qualidade dos serviços de creche e pré-escola e a criação de um movimento pelos direitos da criança para acompanhar a implementação do novo Estatuto da Criança e do Adolescente no Estado" (Schmidt-Rahmer, 1990, pp. 112-3). As metas comentadas no relatório, vale registrar, no geral ilustram a adesão da organização aos ditames de uma Atenção Primária Seletiva de saúde e a sua aplicação na prática. Em outro exemplo, no Recife — que retomaremos adiante —, a UNICEF apoiou também no início dos anos 1980 ações de saúde comunitária em áreas empobrecidas no entorno da capital pernambucana. Nessas ações, entre outros apoios, a organização internacional financiava a contratação de agentes populares de saúde, por intermédio das associações de moradores (Fernandes, 2018). A organização internacional, como indicado a seguir, esteve igualmente presente no processo de nacionalização da experiência cearense.

Em março de 1991, o PAS foi apresentado e discutido como experiência modelar no âmbito do Ministério da Saúde. Estava em pauta a formulação e implementação, via Departamento de Operações da Fundação Nacional de Saúde (FUNASA),[58] de um projeto de abrangência nacional. A partir de então, a experiência brasileira no terreno dos serviços básicos de saúde e da APS se modificaria com a criação do Programa de Agentes Comunitários de Saúde

---

58 Vinculada ao Ministério da Saúde, a Fundação Nacional de Saúde (FUNASA) foi fundada em abril de 1991, como resultado da fusão de vários órgãos de saúde, entre os quais a Fundação Serviços de Saúde Pública (FSESP) e a Superintendência de Campanhas de Saúde Pública (SUCAM). Em boa medida, a nova instituição procurou dar continuidade a algumas ações desenvolvidas pelos órgãos extintos, com destaque para suas atividades no campo da prevenção e combate a doenças, na educação em saúde, na atenção à saúde de populações mais vulneráveis, no saneamento e no combate e controle de endemias, entre outras (Guida et al., 2012, p. 862).

(PACS), como a principal estratégia do Ministério da Saúde para atender as demandas da população no nível primário. Sempre com foco no grupo materno-infantil, teve como objetivo anunciado expandir para outras regiões do país, a partir do Norte e Nordeste, cuidados básicos de saúde para as populações menos assistidas (Andrade, 1998; Ávila, 2011, 2012; Sousa, 2003).

Helvécio Bueno, diretor do Departamento de Operações da FUNASA, indica que a proposta de trabalhar com Agentes Comunitários de Saúde partiu da enfermeira sanitarista, e então presidente da FUNASA, Isabel Cristina Aparecida Stefano. Sob a condução de Stefano, em 1991, ocorreu um encontro formal na cidade de Taubaté, interior de São Paulo, entre a direção da FUNASA e os representantes da UNICEF com a pretensão de formalizar a criação de uma política de corte nacional com base na figura do Agente Comunitário de Saúde. Desse modo, a UNICEF se juntava aos esforços de formulação e implementação de uma política nacional para a Atenção Primária no país. Helvécio, por seu turno, fora aluno do sanitarista Carlile Lavor, como vimos, a figura mais importante na formulação e instituição do ACS no estado do Ceará (Sousa, 2003).

O encontro estabeleceu um comitê que ficaria responsável por assessorar a equipe da FUNASA para elaboração do documento que definiu o PACS como uma política nacional. No comitê constavam os coordenadores estaduais do Ceará, de Goiás, de Pernambuco e do Maranhão (Sousa, 2003). O projeto inicialmente apresentado contemplava três fases diferentes de construção da política. Ao final da última, o programa estaria vigente nas regiões de maior vulnerabilidade sanitária do país. Na primeira fase, definiram-se os estados do Nordeste como região prioritária, com exceção do Ceará, que já tinha, como vimos, seu próprio programa. A segunda fase seria a extensão do programa aos estados do Norte, principalmente a Manaus e Belém. Já a terceira fase, prevista para execução a partir de meados de 1992, daria conta da implementação nos demais estados do Norte e nas periferias das principais capitais do país.

Embora o planejamento tenha sido elaborado buscando sanar as urgências dos estados que apresentavam os piores indicadores de mortalidade infantil, pobreza e demais carências, ele nunca chegou a ser cumprido e a última fase jamais aconteceu. Foi apenas em 1994, por intermédio do Programa Saúde da Família (PSF), que o ACS, no modelo idealizado pelo PACS, chegou aos grandes centros urbanos e regiões metropolitanas (Sousa, 2003).

A FUNASA ficou responsável também por todo o processo de descentralização de ações e serviços de saúde que teve início em 1993, com a transferência aos estados e municípios do gerenciamento e da execução de atividades. Daí, na perspectiva de Viana & Dal Poz (1998), o PACS/PSF ser compreendido como um importante instrumento de reorganização dos modelos locais de saúde, não só pelos requisitos exigidos para a sua adesão, mas também porque viabilizou maior articulação entre estados e municípios.

Por se tratar de um projeto que implicaria mudanças na gestão da saúde e alocação dos recursos nos estados, o processo de implementação da política não foi desprovido de tensões. Com o intuito de contemplar algumas das principais demandas suscitadas pelos gestores de saúde locais, o Ministério da Saúde organizou, em 1991, um encontro para apresentar o projeto e discutir sua implementação. À mesa se faziam presentes as lideranças da FUNASA, a coordenação nacional do PACS, os representantes da UNICEF, a Fundação da Oswaldo Cruz, a Pastoral da Criança, o Fórum Nacional de Entidades de Enfermagem e outros convidados. Os principais pontos de divergência se deram, principalmente, no que dizia respeito à instância que coordenaria a política e as atribuições dos agentes. No entanto, nos marcos da descentralização de base municipal, estabeleceram-se consensos quanto à criação e fortalecimento de uma política que representasse maior protagonismo dos gestores municipais, foco nas comunidades e, é claro, utilização de Agentes Comunitários de Saúde (Sousa, 2003).

Em meados de 1991, o processo de implantação do PACS teve início no estado da Paraíba. A conjuntura política local era favorável. Ronaldo Cunha Lima, do PMDB, assumia, a partir de março daquele ano, o governo do estado. À frente da Secretaria Estadual de Saúde estava o médico José Zuca Moreira Lustosa, figura sensível à proposta do PACS. A estratégia política adotada envolveu a construção de diversos espaços de diálogos com lideranças locais e entidades profissionais. As primeiras impressões foram assim descritas por uma das integrantes do processo:

> A reunião com o Fórum de Entidades de Enfermagem foi conflituosa e polêmica, porque a posição majoritária era pela não implantação do Programa, justificada, na fala dos presentes, como uma política de medicina de pobre para pobre; ou, ainda, como forma de mascarar os reais problemas vividos pela política nacional de saúde (Sousa, 2003, p 87).

A construção de "uma base interna", tal como refere a mesma autora, envolveu negociações que passaram pelo debate acerca da remuneração dos agentes, do vínculo institucional e empregatício, da identidade profissional e da gerência do programa. A respeito desse último aspecto, as críticas se dirigiam para o que seria um programa verticalizado, criado e organizado por Brasília, onde a gerência nacional do PACS concebia, supostamente, uma normatização alienígena aos interesses e possibilidades locais (Sousa, 2003, p. 92).

No que se refere à construção das relações federativas que deveriam organizar a proposta, certamente um dos pontos mais delicados na aplicação da política, estabeleceu-se a construção de instrumentos legais que definiam competências aos gestores federal, estadual e municipal. O resultado desse processo, já em agosto de 1991, foi a adesão ao Programa de 138 dos 171 municípios paraibanos então existentes (Sousa, 2003, p. 96). Nesse processo, tanto a coordenação nacional quanto a coordenação estadual do PACS davam sinais inequívocos de habilidade e de força.

No final desse mesmo ano, um pouco mais de dois anos após o pioneiro Programa Agentes de Saúde no Ceará, Jarbas Vasconcelos, eleito prefeito de Recife, inicia a composição de sua equipe para a área da Saúde. Uma das propostas iniciais envolvia justamente a adoção de um programa de Agentes Comunitários de Saúde para o município. Em 1993, sob a condução de Guilherme Robalinho, secretário municipal de Saúde, se institui a iniciativa na capital pernambucana. Entre suas propostas figuravam tanto formar e qualificar Agentes Comunitários de Saúde para atuação em regiões mais vulneráveis da cidade, quanto, por meio deles, desenvolver cuidados básicos de saúde com foco no indivíduo, na família e na comunidade tendo em vista o enfrentamento da desnutrição, o controle de doenças mais prevalentes, a reidratação oral, o controle de infecções respiratórias, o acompanhamento do desenvolvimento infantil e o controle de câncer (Prefeitura de Recife, 1993, p. 11; Fernandes, 2018).

Segundo a então chefe da Divisão de Programa de Agentes Comunitários da Secretaria Municipal de Saúde, Afra Suassuna Fernandes, a iniciativa tinha tanto inspiração na experiência cearense, quanto no modelo dos visitadores sanitários da Fundação Serviço Especial de Saúde, a FSESP, instituição recém-extinta no país. Àquela altura, segundo Fernandes, o modelo sespiano[59] seria readaptado e obedeceria a novas orientações. Em suas palavras:

> O que a gente sabia da Fundação [SESP] é que era um modelo muito militarizado porque é tudo de cima para baixo e a ordem é essa. E a gente dizia "Não, não vai ser assim". Mas não era a discussão do que o visitador sanitário fazia ou deixava de fazer, porque era muito semelhante, a gente trabalhava com adscrição de clientela, fazia o mapa, mas a base era sempre assim... Qual é a comunidade que quer? Onde a gente tem os piores indicadores? (Fernandes, 2018, p. 14).

Ao mesmo tempo, em Niterói, região metropolitana da cidade do Rio de Janeiro, sob a orientação doutrinária e técnica diversa, tinha início a experiência do Médico de Família.[60] Suas raízes mais remotas estão também situadas no movimento municipalista e na ebulição do debate sobre saúde do contexto das décadas de 1970/1980. Será, contudo, no início da década seguinte que localmente se reuniriam as condições políticas que permitiram a adap-

---

59 Sobre o SESP e suas formas de atuação, ver o capítulo 2.
60 Para Hubner & Franco (2007, p.177), a Medicina de Família pode ser considerada como pertencente ao campo da Medicina Comunitária. No entanto, os autores consideram que a Medicina de Família traria uma peculiaridade: o foco da atenção na família e seu espaço singular, que é o domicílio.

tação, no município, da experiência cubana de medicina familiar (Teixeira et al., 1999).

O Programa Médico de Família da municipalidade de Niterói veio a público no ano de 1992. Ele era fruto da experiência de um grupo de técnicos que já tinha na bagagem a experiência do chamado Projeto Niterói, um empreendimento docente-assistencial[61] no município desenvolvido pela Secretaria de Saúde na segunda metade da década de 1980.[62] Em 1989, uma coligação de partidos liderada pelo Partido Democrático Trabalhista (PDT) elegeu Jorge Roberto Silveira como prefeito da cidade (1989-1992). Silveira nomeou Gilson Cantarino O'Dwyer como secretário municipal de Saúde. Cantarino, como era conhecido, tinha sido justamente o secretário executivo do Projeto Niterói e estavam assim, dadas as condições de manutenção política das propostas de renovação do sistema local de saúde iniciadas anos antes (Sousa, 2003, pp. 15 e 77).

Em 1991, Gilson Cantarino realiza uma primeira visita a Cuba com o intuito de conhecer melhor o modelo de medicina familiar e assinar os convênios de colaboração técnico-científica entre aquele país e a cidade de Niterói. Um técnico designado pelo Ministério da Saúde de Cuba, Filiberto Pérez Ares, passou então a assessorar de forma permanente uma equipe multiprofissional designada pelo secretário para elaborar a proposta adaptada de saúde da família para o município (idem).

---

61 A Integração Docente-Assistencial, especialmente difundida a partir da segunda metade da década de 1970 por organizações como a OPAS e a Fundação Kellogg, é uma estratégia baseada na articulação entre as instituições de ensino das profissões de saúde, com destaque para as escolas médicas, e as várias instâncias da prestação de cuidados em saúde, compreendidas essas também como espaços docentes. Ver Almeida, 1999.

62 Segundo Souza (2015, p. 73), por conta de uma grave epidemia de dengue no município de Niterói nos anos de 1986 e 1987, a Secretaria Municipal de Saúde iniciou uma série de discussões e iniciativas tendo em vista fortalecer o sistema local de saúde. Para tal, avançou-se no debate sobre descentralização, reforma do currículo universitário e ampliação do campo de prática do hospital universitário. Esse conjunto de movimentos permitiu a formação de um grupo interinstitucional (Universidade Federal Fluminense – UFF, INAMPS, SES e SMS), organizado em uma comissão executiva local que passou a planejar um modelo de ações integradas pelas diferentes instituições públicas de saúde. Nasce assim o chamado Projeto Niterói.

Com foco nas regiões habitadas por aquelas pessoas em piores condições de vida, com renda familiar mensal inferior a cinco salários mínimos, criava-se, em setembro de 1992, o primeiro módulo do Programa Médico de Família (Teixeira et al., 1999; Souza, 2015). Em termos operacionais, o programa era composto por uma equipe de coordenadores, supervisores, médicos e auxiliares de enfermagem. O módulo se organizava a partir da definição de microáreas (setores). Cada setor, por sua vez, abrangia, em média, 1.200 pessoas. O território a que se vinculava o setor deveria permitir o acesso da equipe básica, médico e auxiliar, a todos os domicílios à distância de uma caminhada, sem que se fizesse necessário o uso de meios de transporte, portanto (Hubner & Franco, 2007, pp. 182-3).

O programa mobilizava, assim, noções e orientações técnico-doutrinárias caras à Atenção Primária à Saúde, como território de abrangência, equipe multiprofissional, vínculo comunitário, foco na família, entre outras. No entanto, a figura do Agente Comunitário de Saúde, em processo de expansão nas experiências que relatamos anteriormente, não estava presente na iniciativa de Niterói.

A inserção do conceito de Agente Comunitário de Saúde e deste ator no recém-criado Sistema Único de Saúde constituiu, como vimos, um capítulo importante na gradual configuração de uma APS à brasileira, seja nas numerosas experiências locais em que se mobilizaram esse ator, seja na conformação de uma matriz nacional para sua atuação como trabalhador do SUS. Mais do que uma simples modalidade de trabalho e de trabalhador no sistema de saúde, a figura do ACS representava a definição de um modelo assistencial e assim implicava em uma necessária reordenação das práticas exercidas pelos diferentes profissionais já em exercício no sistema de saúde.

Nesta perspectiva, em janeiro de 1994, o Ministério da Saúde publicou o documento "Normas e Diretrizes" (Brasil-MS, 1994), texto em que a Gerência Nacional do PACS encaminha, aos estados e municípios, orientações que procuravam, idealmente, garantir o que seria uma uniformidade na instituição do programa em um país marcado por tantas diferenças regionais, sociais, econômicas e institucionais. Seu principal objetivo foi:

incorporar ao Sistema Único de Saúde agentes comunitários de saúde, profissionalizados em auxiliares de enfermagem, para desenvolver ações básicas de saúde; identificar os fatores determinantes do processo saúde/doença; desencadear ações de promoção de saúde e prevenção de doença; funcionar como elo de ligação entre a população e os serviços de saúde, contribuindo, assim, com a comunidade no processo de aprender e ensinar a cuidar da sua própria saúde (Brasil-MS, 1994, p. 7).

Em termos organizacionais, o programa se estruturava a partir das ações de cinco esferas de operação: nacional, estadual, regional, municipal e local. Nacionalmente, previa uma Gerência Nacional, instalada na Coordenação de Saúde da Comunidade (Departamento de Operações da Fundação Nacional de Saúde). A ela caberia funções de assessoria técnica para o estabelecimento do programa nos estados e municípios; promover ações tendo em vista a formação de recursos humanos, especialmente de forma a garantir a profissionalização dos ACS como auxiliares de enfermagem, bem como a complementação da escolaridade de primeiro grau em diálogo com o MEC nos casos necessários; e garantir recursos financeiros para a manutenção das ações do programa, entre outras medidas.

A política previa, ainda, a criação de uma coordenação estadual, cuja chefia seria indicada pelo secretário de estado de Saúde. Entre suas funções figuravam estabelecer critérios para a distribuição geográfica dos ACS, assessorar processos seletivos, acompanhamento e avaliação do desempenho dos municípios, entre outras. Previa também um nível regional infraestadual que tinha entre suas responsabilidades a assessoria técnica aos municípios, promover integração entre setores da educação regional e municipal; e articular eventos intermunicipais. Cabia às autoridades municipais apoiar toda a base operacional do processo de trabalho do ACS. Por fim, a esfera local, constituía-se como a operacionalização das atividades a serem desenvolvidas pelo Agente Comunitário de Saúde. Ele, um morador há pelo menos dois anos na comunidade onde atuaria. Sob sua competência ficavam o cadastramento de todas as famílias em sua área de abrangência, o estímulo à organização comunitária, a realização de cuidados básicos, tais como acompanhamento de gestantes, incentivo ao aleitamento materno, acompanhamento do desenvolvimento infantil de crianças de até 5 anos de idade, promoção da cobertura vacinal, controle de infecções respiratórias agudas e doenças diarreicas, orientação quanto às alternativas alimentares, medicina popular e promoção de ações de saneamento e melhoria do meio ambiente (Brasil-MS, 1994, pp. 8-14).

A engenharia institucional do programa, ao mesmo tempo, afinava-se e fortalecia orientações, princípios e diretrizes previstas nas chamadas Leis Orgânicas da Saúde quanto ao funcionamento do Sistema Único de Saúde. Ao fim e ao cabo, o SUS ganhava potencialmente mais força muscular, com a instituição de uma política nacional que, necessariamente, exigia articulação entre diferentes instâncias de governo e entre regiões de saúde.

O saldo positivo acerca da adoção do PACS é confirmado pela literatura especializada. Bornstein & Stoz (2008), por exemplo, sinalizam para o papel do agente comunitário como elemento inovador no quadro funcional da APS e, ao mesmo tempo, como importante recurso para a mudança do modelo assistencial. Tal perspectiva é acompanhada por numerosos outros estudos, especialmente com foco em realidades específicas e locais, como é o caso de Saliba et al. (2011). Mesmo autores com perspectivas mais críticas acerca do papel desempenhado pelos ACS nas comunidades, que apontam diversos problemas a ele associados, que vão desde a falta de condições de trabalho até desmotivação profissional, reconhecem ganhos nas atividades desempenhadas por esses atores para o fortalecimento da APS e do SUS (Santos et al., 2011).

Segundo Viana & Dal Poz (1998, p. 17), a formulação do Programa Saúde da Família teria início quando o Ministério da Saúde justamente desenvolveu o PACS, pondo assim "a família como unidade de ação programática de saúde e não mais (tão-somente) o indivíduo, e foi introduzida a noção de área de cobertura (por família)". Sem desprezar o impacto político da iniciativa do PACS, pelo contrário, entendemos que o processo até aqui narrado foi importante em termos da construção tanto de um consenso técnico, quanto, em boa medida, político. Chamamos também a atenção do nosso leitor, tal como sinalizado nos capítulos anteriores, para o fato de a saúde pública brasileira já contar então com experiências institucionais e práticas acumuladas que reforçavam uma orientação "comunitária" como parte de uma tradição viva tanto na atuação profissional quanto na organização da saúde no país. Não se deve, portanto, desprezar o papel de determinadas tradições na produção de consensos técnicos e na definição de doutrinas no campo sanitário. Com essa perspectiva, concordamos com os autores supracitados e também com Lima (2014, p. 49) quando afirmam que o PSF representava a institucionalização do PACS, a partir de então verdadeiramente convertido em uma política nacional mais integrada às ações de saúde do Sistema Único de Saúde.

Em termos formais, a criação do PSF ocorreu no contexto de uma reunião ocorrida em Brasília, em dezembro de 1993, sob o tema "Saúde da Família". Por convocação do gabinete de Henrique Santillo, então ministro da Saúde, o encontro ocorreu em resposta a uma série de demandas vindas dos secretários municipais. À mesa, técnicos do Ministério, secretários municipais de Saúde, consultores internacionais e especialistas em atenção primária, que discutiram a parcialidade do estabelecimento do PACS no país, ainda restrito às regiões Norte e Nordeste, e demandavam a ampliação das ações de APS para todo o Brasil, com uma necessária composição de equipes com ACS e outros profissionais de saúde (Viana & Dal Poz, 1998, pp. 19-20).

Como referem Viana & Dal Poz (1998, p. 20), mais uma vez o papel da UNICEF teria sido muito importante em apoio às ideias e pautas dos secretários municipais de saúde. À época, o organismo contava com pelo menos um técnico, Halim Antônio Girade, especialmente identificado com as iniciativas em torno dos agentes comunitários no Brasil. Outro parceiro, a Organização Pan-Americana da Saúde estava, como vimos, muito empenhada no apoio à iniciativas no campo da organização dos sistemas locais de saúde, com destaque para a concepção dos SILOS/distritos sanitários, cuja interface com a APS, embora não constituísse à época a linha de frente das ações da organização, estava também estabelecida.[63] Nesse contexto, a reunião de dezembro comprometia-se com a construção de uma nova política, capaz de incorporar outros profissionais e cobrir todo o território nacional. A experiência exitosa de Niterói, relativa ao Programa Médico de Família, que mobilizava médicos e profissionais da enfermagem, foi considerada um importante referencial para se pensar a composição de uma renovada política com base na atuação de equipes multiprofissionais de saúde, uma vez adotando-se também a figura do agente comunitário (idem).

Em setembro de 1994, por iniciativa do Ministério da Saúde, instituía-se formalmente o Programa Saúde da Família. Apresentava-se como um recurso para o fortalecimento da APS, da municipalização e do SUS e, como vimos, tendo importante apoio dos secretários municipais de saúde. Seu processo de construção efetiva se deu sob o ritmo tal, que em dezembro de 1999, cerca de cinco anos após sua criação, atingia 1.870 municípios nas então 27 unidades da federação (Brasil-MS-CAB, 2000, p. 16).

Com intuito de dimensionar a situação do programa no país, em julho de 1999, o Ministério sistematizou uma "Pesquisa de avaliação da Implantação e Funcionamento do Programa Saúde da Família". Seus resultados apontam, sem dúvida, para um processo vigoroso de implantação. Todas as secretarias estaduais de saúde do país, àquela altura, contavam com uma equipe técnica responsável pela coordenação local do PSF. Apenas em três estados federativos as coordenações do PACS e do PSF não se encontravam já unificadas (idem).

Algumas peculiaridades observadas no estudo conduzido pelo Ministério seriam, posteriormente, confirmadas em novos trabalhos e, ao que tudo indica, apresentam-se como características estrutu-

---

63 Os mesmos autores compreendem que o papel da OPAS, se comparado ao da UNICEF, teria sido menos importante no apoio ao PSF, seja porque a organização estava, como dissemos, mais envolvida na difusão dos SILOS, seja porque era também considerada uma burocracia mais pesada e lenta, se comparada ao UNICEF, mais leve e flexível (Vianna & Dal Poz, 1998, 20).

rantes no funcionamento do programa em nível nacional. Entre elas pode-se mencionar a importante presença da enfermagem na gestão do programa. Observou-se que dos 24 estados com PSF, apenas 9 contavam com pelo menos um médico na equipe de coordenação. A presença de enfermeiros, ao contrário, era completa (idem, p. 17). A pouca adesão ou presença de médicos era encarada como uma deficiência digna de atenção. Outra questão, por assim dizer, crônica no funcionamento do programa, era a falta de maior apoio das autoridades sanitárias estaduais para o seu funcionamento. Registra-se, nessa linha, dificuldades de toda ordem: carência de equipamentos; necessidades de reformas, ampliação e construção de unidades de saúde; suprimento deficiente de medicamentos; salários insuficientes com pagamento irregular, e descontinuidade no repasse de recursos financeiros (idem, p. 23).

Em que pesem as dificuldades sinalizadas, outros estudos (Bonfim, 1998; Conill, 2002; Brasil-MS, 2002; Macinko & Guanais; Facchini et al., 2006; Almeida & Giovanella, 2008) também identificam uma inegável robustez na *performance* do programa tanto nacional, quanto localmente. Em termos acadêmicos, o PSF passou a se configurar, então, como um caso de sucesso na formulação e implementação de uma política de saúde. O consenso a esse respeito era notável.

Podemos dizer que a construção de tal consenso técnico acadêmico se deu pelo menos a partir de duas formas. Em primeiro lugar, envolveu uma gradual disseminação e consolidação de diversas experiências de organização de serviços e de formação de pessoal de saúde que, ao longo do tempo, a despeito das diferenças entre elas, se ancoravam em alguns pressupostos comuns, entre eles, na ideia de um cuidado baseado na família e na comunidade, em uma formatação institucional que considerava a existência de regiões de saúde e em uma hierarquia de níveis assistenciais, ou mesmo na oferta de uma atenção à saúde de base integral. No seu conjunto, tais experiências contribuíram para a construção de um entendimento comum entre formuladores e operadores de políticas de saúde no país. Conectado a esse processo, em segundo lugar, observamos uma crescente produção intelectual que passou a relatar, descrever e examinar numerosas experiências de organização dos serviços com base na atenção primária. Medina et al. (2018), por exemplo, observaram uma importante produção brasileira sobre APS em literatura periódica, chegando a mais de 860 artigos entre 1980 e 2016. Duas revistas significativamente prestigiosas na Saúde Pública e na Saúde Coletiva destacaram-se nessa produção: *Cadernos de Saúde Pública* e a *Revista Ciência & Saúde Coletiva*. Aylene Bousquat et al. (2020), em uma revisão da literatura exclusivamente publicada pela *Revista Ciência & Saúde Coletiva*, observaram, por sua vez, uma concentração importante de artigos nas temáticas do modelo assistencial (18,3%), do desempenho ou efetividade da APS (17%) e do processo de trabalho (15,3%), e com uma significativa presença de estudos com abrangência municipal ou local sobre APS (cerca de 70%).[64] Tal produção intelectual em muito colaborou para disseminar diagnósticos e soluções no âmbito das políticas que de maneira majoritária consagrariam a APS como o caminho tanto para o enfrentamento das condições sanitárias e para promoção da saúde quanto de construção e fortalecimento do sistema de saúde.[65]

---

64 Entre os estudiosos da APS, a médica e pesquisadora norte-americana Barbara Starfield (1932-2011) exerce, ainda hoje, grande influência entre os pesquisadores e a militância da APS, inclusive a brasileira, tendo desempenhado significativo papel na construção de um consenso técnico a respeito da importância da atenção primária para a melhoria das condições de saúde das populações. Ao longo dos anos 1990, Starfield publicou seus primeiros e mais importantes trabalhos sobre o assunto. Em 1998, por exemplo, vem a público *Primary Care: Balancing Health Needs, Services, and Technology*, obra que quatro anos depois seria traduzida para o português em uma edição conjunta da UNESCO e do Ministério da Saúde do Brasil. Segundo referem Andrade et al. (2013, p. 785), a obra organiza evidências do impacto positivo da APS em diversos países do mundo, além de propor métodos inovadores para avaliação dos resultados produzidos pelos sistemas e profissionais da Atenção Primária à Saúde.

65 A partir de 1986, com a realização em Ottawa, Canadá, da I Conferência Internacional sobre Promoção da Saúde, conceitos e práticas de Promoção da Saúde (PS) passarão a ganhar crescente visibilidade internacional. No Brasil, tal ideário ganhará importante lugar nos espaços acadêmicos já a partir da segunda metade dos anos 1980. No início dos anos 1990, com a crescente difusão da APS, especialmente com a implementação do PSF, a PS se converterá também em ações práticas, como nos chamam a atenção Buss & Carvalho (2009, p. 2.306). Segundo esses autores, as equipes de Saúde da Família organizarão seus processos de trabalho com base em ações de prevenção, de recuperação, de reabilitação de doenças e agravos mais frequentes, e na manutenção da saúde da comunidade, mas idealmente com

No entanto, com a expansão do programa, antigos desafios intersetoriais, sobretudo na relação entre a saúde e educação, ganharam também um novo capítulo. A carência de profissionais de saúde de nível superior somava-se a outro problema tradicional: a fixação de profissionais no interior e nas regiões menos abastadas, bem como a adequação qualitativa da formação profissional às necessidades do sistema de saúde (Gil, 2005; Cotta et al., 2006). Em resposta a tais desafios, ao longo desse processo, registramos uma série de esforços com a finalidade de se construir uma política para a formação de recursos humanos afinada com as necessidades impostas pela APS e pelo SUS. Nos marcos desses esforços, destacamos o desenvolvimento, a partir de 1997, dos Polos de Capacitação em Saúde da Família.

Segundo Claudio Fonseca, então secretário de Políticas de Saúde do Ministério da Saúde, os polos teriam como principal objetivo "corrigir equívocos gerados na etapa de formação [profissional]" (Brasil-MS, 2002b, p. 9). Para tal, a política visou a estabelecimento de núcleos estratégicos em apoio aos profissionais do Programa Saúde da Família, permitindo o desenvolvimento de habilidades de forma a capacitar profissionais para o que seria uma abordagem de atenção exercida de forma contínua, integral e coordenada.[66]

---

base na Promoção da Saúde. Pode-se dizer, contudo, como sugere Kátia Edmundo (2021), que o encontro entre a APS e a PS é ainda hoje, um "vir a ser", em que se combinam possibilidades e constrangimentos. De qualquer modo a PS conforma tanto uma trajetória de construção de uma arena específica, com importantes pontos de contato com a APS, quanto se constitui, ela mesma, nos termos da Política Nacional de Promoção da Saúde, de 2002, em uma política pública específica.

66 As atividades e ações dos polos transcorrem a partir de diferentes articulações interinstitucionais, entre universidades e secretarias municipais e estaduais de Saúde, realizadas sob a forma de convênios ou consórcios. Entre as iniciativas, constam cursos introdutórios e capacitações para Agentes Comunitários de Saúde. Em 2002, registramos cerca de cem Instituições de Ensino Superior (IES) envolvidas com a iniciativa, assim como cinco escolas de saúde pública estaduais e representantes de secretarias municipais. Como nos informa Anderson (2019, p. 4), a partir de 2003, justo no início do governo Luiz Inácio Lula da Silva, os polos passaram por um processo de reformulação, com a implementação de uma nova política de educação para a saúde. Entre as inovações do período, surgiam os novos *Polos de Educação Permanente em Saúde (Polo-EP)*, ainda no início de 2004. Nessa nova versão, os polos se afastavam do foco na saúde da família e passavam a lidar com um universo bem mais amplo de questões, tais como o desenvolvimento de

Ainda no campo dos avanços institucionais de base, a descentralização e a capacidade de criação e condução de políticas de âmbito municipal, sem dúvida, ganharam outro patamar a partir da instituição, em 1998, do Piso de Atenção Básica (PAB). Essa iniciativa garantiu recursos federais para cada município brasileiro a partir de um cálculo que considerou o tamanho da população. Se, de um lado, implicou na garantia de recursos financeiros; de outro, representou, também, maior responsabilidade pelo gestor local na adoção de ações no campo da Atenção Primária (Levcovitz et al., 2001, p. 281).

A prioridade conferida pela Portaria n.º 2.203/96 à atenção básica é, por si, um dado digno de nota. Mais do que uma prioridade formal, expressa nos discursos oficiais, o Ministério da Saúde tomava providências para que os recursos financeiros repassados fossem empregados de fato no desenvolvimento de ações compatíveis com o campo da APS. Para tal, no ano seguinte, expediu um *Manual para a organização da Atenção Básica* (Brasil-MS, 1999). Tratava-se de um texto elaborado por núcleos técnicos do Ministério, mas que contou também com a colaboração do Conselho Nacional de Secretários de Saúde (CONASS) e do Conselho Nacional de Secretários Municipais de Saúde (CONASEMS) (ver o anexo a este capítulo).

O manual conceitua atenção básica e define responsabilidades dos municípios no que concerne a essa modalidade de atenção. Em seguida, o instrumento elenca ações, atividades, resultados e impactos esperados das ações definidas; e, por fim, traz orientações quanto ao repasse dos recursos financeiros que compõem o PAB, bem como os mecanismos de acompanhamento e controle (Brasil-MS, 1999, p. 7). A rigor, dada sua robustez e detalhamento normativo, o manual define, *avant la lettre*, uma política para Atenção Primá-

---

metodologias para a educação permanente em saúde, o incentivo à implementação das diretrizes curriculares nacionais no ensino de graduação das profissões da saúde, desenvolvimento da gestão e do controle social no SUS e a educação dos profissionais para a clínica ampliada, seja na Atenção Básica, nos ambulatórios de especialidades ou mesmo nos hospitais de ensino (Aguiar, 2003, p. 34).

ria à Saúde no Brasil,[67] um aspecto pouco destacado pela literatura sobre o tema.

A partir da segunda metade dos anos 1990, sob as bases institucionais mais estáveis, algumas coordenações estaduais do PACS e do PSF revelavam-se muito atuantes no contexto da criação e unificação das duas políticas. Pernambuco, Alagoas, Maranhão e Paraná, por exemplo, foram referidos como especialmente influentes naquele contexto sob a condução, respectivamente, de Afra Suassuna Fernandes; Sônia Moura, Cristina Cordeiro Lopes e Armando Raggio (Fernandes, 2018; Raggio, 2018). Na forma de consultorias ao Ministério da Saúde, apoiadas com recursos da Organização Pan-Americana da Saúde (OPAS), essas e outras diferentes lideranças se juntaram aos técnicos já instalados no Ministério com o intuito de avançar no processo de construção do necessário consenso técnico e político acerca da operação do programa em termos nacionais.

Em 2000, Afra Suassuna Fernandes é convidada para integrar, de forma contínua, a equipe técnica do recém-criado Departamento de Atenção Básica no Ministério da Saúde, à época sob a gestão do ministro José Serra. Sob a liderança de Heloisa Machado, na chefia do DAB, Afra assume a Coordenação da Expansão da Saúde da Família. A partir desse período, intensificando-se na gestão de Humberto Costa (2003-2005), seremos testemunhas não apenas de uma maior expansão do PSF no país, mas também de uma gradual reconfiguração da política.

Neste período, a partir de algumas experiências municipais de ampliação das equipes de Saúde da Família, a iniciativa de criação do Núcleo de Apoio à Saúde da Família, o NASF,[68] começou a ser

---

67 Os estudiosos que se debruçaram sobre este processo de fortalecimento do PSF/APS no país reconhecem a importância do PAB e das subsequentes orientações vindas do Ministério da Saúde, dos diferentes órgãos de assessoramento, de fóruns de discussão e deliberação técnica e política e também da academia como fundamentais para a relevância política e conformação de consenso técnico acerca do papel da APS no processo de construção do SUS (Marques & Mendes, 2003; Souza et al., 2007).

68 O NASF, segundo a norma, consiste em um aparato institucional com equipes multiprofissionais que atuam de forma integrada com as equipes de Saúde

formulada, somando-se aos esforços de melhor articular a atenção primária aos demais níveis assistenciais. Segundo nos informou Afra Suassuna Fernandes, a partir de 2003, especialmente a partir da gestão de Humberto Costa à frente do Ministério da Saúde, com base em experiências desenvolvidas em várias regiões do país, com destaque para Recife e Campinas, os técnicos de Brasília teriam revelado maior preocupação em articular a APS à rede de atenção secundária (Fernandes, 2018).

A XII Conferência Nacional de Saúde, sob o tema "Saúde direito de todos e dever do Estado, o SUS que temos e o SUS que queremos", realizada em Brasília, no início de dezembro de 2003, ao contemplar o tema da inserção da atenção primária no SUS, revelava, tal como manifesto por Fernandes, uma crescente preocupação em conferir bases institucionais mais sólidas para a APS no Brasil. Estruturada em dez eixos temáticos, o referente à Organização da Atenção à Saúde abrigou discussões e orientações sobre "Atenção Básica e Saúde da Família". Dois aspectos ganharam relevo no interior desse tema. O primeiro foi a criação de incentivos técnicos financeiros, por parte das três esferas de governo, que garantissem a estabelecimento da APS no país. O segundo envolveu a necessidade de ter a Saúde da Família como uma das portas de entrada e como um programa rastreador de problemas de saúde da rede de serviços de saúde, considerando-se a necessária vigência de mecanismos de referência e contrarreferência (Brasil-S-XII CNS, 2004, pp. 80-1).

Ambientes acadêmicos, mas também espaços ocupados por técnicos e gestores da saúde igualmente apoiavam a expansão da APS no país, geralmente aderindo à modalidade Saúde da Família. Conforme sinalizamos no capítulo anterior, esse processo de aproximação de técnicos e gestores, sobretudo daqueles mais afinados

---

da Família. Tal atuação integrada permite, nos termos da política, realizar discussões de casos clínicos, atendimento compartilhado entre profissionais nas unidades de saúde e nos domicílios; e a construção conjunta de projetos terapêuticos. Essas ações de saúde também podem ser intersetoriais, com foco prioritário nas ações de prevenção e Promoção da Saúde (Brasil-MS. Portaria n.o 2488/2011). Na prática, entretanto, é frequentemente mobilizado como uma espécie de núcleo de recursos especializados em apoio às unidades de saúde da família.

com o ideário da reforma sanitária, não foi algo natural ou mesmo desprovido de tensões.

A sombra de uma APS seletiva parece ter pairado como uma espécie de fantasma entre aqueles mais sensíveis às questões de ordem doutrinária. Eles empenharam energias para a construção de um sistema de saúde e, em especial, de uma sociedade cujas bases sociais e econômicas permitissem melhores patamares de vida e de saúde. A mudança esperada, portanto, era de envergadura tal que se tornava incompatível com aquelas propostas que compreendiam ações e políticas focalizadas nos pobres e que priorizavam uma cesta básica de serviços e de ações.

As conexões entre o novo sistema de saúde e a APS se estabeleceram no reconhecimento e na incorporação dessa última como uma proposta afinada às ideias e estratégias de construção do primeiro. Para Giovanella & Mendonça (2012b), o processo de construção do SUS, sempre atravessado pela contenda entre diferentes propostas de modelos assistenciais, passaria a contar, crescentemente, como já comentamos, com uma APS que se estabelecia com base na noção de direito à saúde e na organização de práticas que convergiam com a agenda programática da universalidade e da integralidade.

Por esse tempo, o processo de expansão e consolidação do Programa Saúde da Família (PSF) no território nacional passou também a contar com recursos vultosos provenientes do Banco Mundial, que permitiram o lançamento do Projeto Expansão e Consolidação da Saúde da Família, o PROESF.[69] Como já comentamos em passagens anteriores, o Banco Mundial vinha conferindo alguma atenção para as questões sociais desde pelo menos os primeiros anos 1970, ainda que sua ênfase permanecesse nos projetos de infraestrutura para o desenvolvimento. A partir dos anos 1980 seus financiamentos se redirecionaram para o suporte aos programas de ajuste macroeconômico para mais adiante incluir, sempre

---

69 O convênio articulado e negociado em 2002, com operação prevista para o período 9/2002-7/2009, previu um volume total de recursos de US$ 550 milhões, sendo 50% financiados pelo BIRD e 50% como contrapartida do governo brasileiro (Brasil-MS, 2003, p. 10).

em menor escala, o apoio a projetos ambientais e de atendimento a necessidades basais em áreas sociais como educação e saúde. Eventualmente, passaram a manifestar a preocupação de mitigar os custos sociais impostos pelas prescrições de política econômica e gestão pública constantes dos acordos celebrados com os países. De um ponto de vista doutrinário, o Banco Mundial se orientava para a redução das responsabilidades públicas no que toca à saúde e, com todas as letras, contrário à ideia de um sistema universal público (Pereira, 2014; Rizzotto, 2014). Os enfoques e nuances nos usos mais ou menos pragmáticos, ou mesmo instrumentais dos financiamentos proporcionados pela instituição financeira internacional dependeriam da conjugação de forças políticas e das trajetórias institucionais em cada contexto nacional ou mesmo local.

A concepção do PROESF se inicia, ainda, na gestão de José Serra, mantendo-se como projeto prioritário na gestão de Humberto Costa, após a transição, em âmbito federal, do governo de Fernando Henrique Cardoso para o de Luiz Inácio Lula da Silva. Seu propósito foi oferecer sustentabilidade às iniciativas municipais nas localidades com população acima de um milhão de habitantes. Se a expansão em municípios pequenos e médios, até aquele momento, tinha se processado com relativo sucesso, com o PROESF lançava-se um novo desafio: oferecer saúde da família às capitais e áreas metropolitanas (Lima, 2014, pp. 51-2). Como parte do PROESF, foi ainda criada a Avaliação para a Melhoria da Qualidade (AMQ), de 2005, uma metodologia de avaliação em diversos níveis (gestores, coordenadores, unidades de saúde e Equipes de Saúde da Família), com o propósito de qualificação da atenção primária por meio de um monitoramento mais acurado das ações em andamento (Morosini, Fonseca & Lima, 2018).

No início das atividades do PROESF, foram selecionados 40 municípios. Sua operacionalização contava com três componentes: o da expansão propriamente dita, a partir das cidades selecionadas; o de formação profissional, contando com estruturas e metodologias dos já referidos Polos de Educação Permanente em Saúde; e, por fim, o componente de avaliação do projeto. A partir da gestão de Humberto Costa houve uma renegociação com o Banco Mundial e uma consequente ampliação do escopo de municípios contemplados. Dos 40 iniciais, o Projeto passou a contemplar mais de 100 cidades. O convênio financiava, então, municípios com população de mais de 100 mil habitantes e que apresentassem cobertura do PSF de 70% (Simão et al., 2007, p. 55).

A esta altura, os desafios em torno da criação de um programa nacional para a APS, mas de base municipal, já estavam razoavelmente claros para os seus gestores. Segundo Afra Suassuna Fernandes:

> Vamos combinar que o Programa Saúde da Família no Nordeste tinha mais uniformidade. Quem vinha do Ceará, quem vinha de Pernambuco, então, tinha certo alinhamento... Rogério [Carvalho], de Sergipe; com [Jorge] Solla; a gente aqui, em Pernambuco; com Odorico [Monteiro] no Ceará" (2018, s.p.).

Em outro exemplo, Edneia Martuchelli, então supervisora do Programa Saúde da Família de Teresópolis, município médio da região serrana do estado do Rio de Janeiro,[70] considerou o desenho inicial do PSF como muito:

> determinado pelo Ministério da Saúde, de um modelo de Saúde da Família, colocado para o Brasil como um todo e aí trazendo os ACS (Agentes Comunitários de Saúde), o PACS separado do PSF, que já era um dilema para um grande centro urbano e mesmo para Teresópolis, para gente se colocar tendo obrigatoriamente agente comunitário e desconsiderando também uma trajetória que já havia de atenção primária nesses municípios (Paiva et al., 2019, p. 54).

---

[70] A capital do estado é considerada um caso de expansão tardia do PSF. Até 2009, a cidade tinha apenas 4% do território com cobertura da Saúde da Família. Nesse mesmo ano, a partir da gestão municipal de Eduardo Paes, tendo como secretário de Saúde o médico Daniel Soranz, inicia-se a introdução do novo modelo de atenção com a parceria de instituições filantrópicas do terceiro setor, alegadamente sem fins lucrativos, conhecidas como Organizações Sociais de Saúde. Sobre esse processo ver: Campos, Cohn & Brandão (2016); Jesus, Engstrom & Brandão (2015); Paiva et al. (2019).

Na ciência política, como nos lembra Machado (2008, p. 434), não constitui novidade o debate acerca dos diferentes condicionantes relativos aos sistemas federativos de governo no que se refere à formulação e implementação de políticas públicas de caráter nacional com potencial inovador. Machado, na esteira de outros autores (Lijphart, 2003; Tsebelis, 2002), reconhece que estados federativos tendem a impor limites ao ímpeto inovador de projetos de alcance nacional. A rigor, as instâncias subnacionais têm poder de veto, eventualmente configurando maior potencial de conservação do *statu quo* e imprimindo fortes limites institucionais às políticas elaboradas a partir do centro.

Tal perspectiva, contudo, é contrabalançada no exame das diferentes realidades empíricas em que se processam as escolhas feitas pelos gestores locais na sua relação com orientações vindas do poder central (Arretche, 2004; Abrucio, 2005). Em nosso caso, precisamos considerar as questões que envolvem a existência de mecanismos de cooperação e superposição de responsabilidades institucionais, bem como a existência de incentivos financeiros federais tendo em vista a aderência a uma política específica. No primeiro caso, chamamos a atenção para o papel de instâncias colegiadas como as conferências e os conselhos nacionais e estaduais de saúde e, em especial, do Conselho Nacional de Secretários Municipais de Saúde (CONASEMS), do Conselho Nacional de Secretários de Saúde (CONASS) e das Comissões Intergestores Tripartites (CIT) e Bipartites (CIB) na produção de consensos técnico-políticos necessários para a criação de uma política para a APS em âmbito nacional (Levcovitz et al., 2001; Lima, 2014, pp. 50-1).[71]

Essas diferentes instâncias, criadas e remodeladas em distintos contextos, desempenharam papel estratégico para a construção de

---

71 A gestão do sistema de saúde brasileiro prevê o funcionamento de diversas instâncias do Estado, articulando os entes executivos da República em conselhos e comissões, entre as quais o COSEMS, o CONASEMS, o CONASS, a CIB, a CIT e a CIR. Todas se encontram contempladas e definidas no Decreto n.o 7.508, de junho de 2011, que regulamenta a Lei nº 8.080, de 19 de setembro de 1990, para dispor sobre a organização do Sistema Único de Saúde-SUS, o planejamento da saúde, a assistência à saúde e a articulação interfederativa, e dá outras providências.

convergências entre decisões governamentais entre entes da mesma esfera e entre esferas distintas do poder executivo. De um lado, servindo de palco para a produção de arranjos de cooperação entre entes locais na adesão a uma política de corte nacional que, pela sua natureza, demandava cooperação institucional federativa. De outro, tensionando e demandando apoio institucional e financeiro para uma desejada adesão à política formulada pela União.

Conforme demonstraram Castro & Machado (2012, pp. 482-3), as ideias que emolduravam uma política de Atenção Primária à Saúde ganharam, na expressão das autoras, "expressivo destaque na agenda federal no período de 2003 a 2010", radicalizando uma tendência que já vinha, pelo menos, desde o governo Fernando Henrique Cardoso. A presença da APS nos principais documentos oficiais acerca da política nacional de saúde, como o Plano Plurianual, o PPA (2003) e o Plano de Metas (2003) sugere que o gestor federal reforçava então a importância da APS na organização do sistema de saúde.

Adicionalmente, como nos chama a atenção Goulart (2004), a composição de instâncias de gestão nacional do setor — como é o caso do Departamento de Atenção Básica (DAB) do Ministério da Saúde —, revela que as relações entre centro e periferia podem também ser mais complexas do que a mera imagem de uma ação vertical e autoritária partindo de Brasília. Se concebido como um organismo operado por técnicos, abstratamente "de Brasília", se pode imaginar, com boa dose de equívoco, que haveria uma relação de necessária subordinação no processo de formulação de políticas em uma direção do nacional para o local. Ao contrário, como discute Goulart (2004, p. 137), antes haveria a existência de organismo de gestão nacional "formado justamente por gerentes e técnicos frequentemente oriundos de estados e municípios, muitos deles mesmo ex-coordenadores locais do PSF, com atribuições de realizar a condução do programa".

Tendo em vista estes diferentes aspectos, Machado et al. (2019, pp. 2-3), em uma análise que considera o processo específico de estabelecimento da APS no país, avaliam que a dinâmica política de formulação e implementação de uma política nacional para a

Atenção Primária teria como marco o Pacto Pela Saúde, instituído em 2006. Como veremos mais adiante, como um movimento de reforma institucional construído entre as três esferas de gestão do SUS, o Pacto pôs em questão a histórica concentração normativa e financeira na instância federal e também as implicações institucionais que esse padrão produziu no que se refere à gestão do SUS. Ainda que ele, segundo os autores, não tenha revertido tal orientação histórica, teria legado avanços no que se refere aos instrumentos e processos de gestão tendo em vista o estabelecimento de "contratos" entre gestores. Em termos práticos, teríamos avançado na definição de agendas de prioridades, objetivos e metas compartilhadas e no aprimoramento dos mecanismos de financiamento e de gestão colegiada regionais.

Nesse sentido, é interessante que o leitor perceba que as tensões que envolveram a nacionalização da política foram também atravessadas pelo debate acerca da descentralização em favor principalmente dos municípios, no âmbito da gestão da saúde sob os marcos institucionais do recém-implantado SUS. A esse respeito, conforme sinaliza Sousa (2003), cabe observar que, em alguns casos, os técnicos das secretarias estaduais de Saúde reivindicaram a gestão direta do PACS. Para tal, se fundamentaram na proposta do SUS que prevê a esfera estadual como articuladora dos municípios. O SUS que permitiu o avanço da APS é o mesmo que, em algumas situações, proporcionará a moldura legal para novos conflitos no processo de expansão.

Infelizmente, em última análise, os conflitos não se resumiram às tensões relativas a um desejado processo de construção do SUS. No que diz respeito às atribuições dos ACS, por exemplo, ocorreram desentendimentos também decorrentes das reivindicações de classe da enfermagem que, alegando falta de clareza das responsabilidades dos agentes, percebeu-se ameaçada. A desqualificação da figura do ACS não deixou de resvalar, também, na própria política, que tinha como um de seus pilares o trabalho de base comunitária realizado pelos agentes (Sousa, 2003). Muitos outros desafios se acumulavam em decorrência da adoção de uma política que, como se vê, mexia com as bases do modelo de atenção à saúde brasileiro e, ao mesmo tempo, com práticas, identidades e territórios profissionais já razoavelmente consolidados. Paradoxalmente, a APS, mesmo que, em parte, estivesse inspirada em iniciativas do passado, colocava-se como uma ameaça às tradições.

A primeira Política Nacional de Atenção Básica (PNAB)

Com todas as dificuldades políticas e institucionais até aqui já consideradas, a partir de meados dos anos 2000 abriu-se um período promissor no terreno da Atenção Primária à Saúde no Brasil. As novas conquistas, ainda que possam ser percebidas como parciais, inscrevem-se em diversas experiências de modelagem de serviços básicos de saúde e de oferta do cuidado em saúde, como também se constituem como importante marco nos esforços de configuração e implementação, na prática, de um sistema com base nos princípios da universalidade, integralidade e equidade.

Os processos de institucionalização do PACS e do PSF, até aqui contemplados, representaram uma reconhecida contribuição para o processo de implementação institucional do SUS. Tal contribuição pode ser medida pela capacidade que estas políticas tiveram de "produzir saúde", entendida como um conjunto de ações com foco na cura e na reabilitação da saúde, mas também na prevenção e na promoção de saúde, assim como no acompanhamento de grupos considerados mais vulneráveis (Bonfim, 1998; Macinko & Guanais; Facchini et al., 2006; Almeida & Giovanella, 2008).

Ao mesmo tempo, como parte do processo de normatização tanto da APS quanto do SUS, tais iniciativas ganhavam uma sustentação institucional crescentemente mais sólida. A Fundação Nacional de Saúde (FUNASA), por exemplo, com base na Lei Orgânica da Saúde, reforçada depois com a promulgação da Emenda Constitucional 29/2000, passou a exigir a obrigatoriedade de um Conselho Municipal de Saúde e a criação de um Fundo Municipal de Saúde. Ela tornava também compulsória a disponibilidade de um profissional de saúde com nível superior, no geral da enfermagem, para supervisionamento do trabalho dos ACS na Atenção Primária (Viana & Dal Poz, 1998).

No início de 2006, o Governo Federal publica o Pacto pela Vida. Em termos formais, tratava-se de um conjunto de compromissos entre os gestores do SUS, expressos em objetivos e resultados derivados da análise da situação de saúde do país, segundo prioridades definidas pelas diferentes esferas de governo. A iniciativa se organizava em seis frentes de atuação: saúde do idoso; câncer de colo de útero e de mama; mortalidade infantil e materna; doenças emergentes e endemias, com ênfase na dengue, hanseníase, tuberculose, malária e influenza; Promoção da Saúde e, por fim, Atenção Básica à Saúde. Nesta última frente, pretendia-se "consolidar e qualificar a Estratégia Saúde da Família como modelo de atenção básica à saúde e como centro ordenador das redes de atenção à saúde do SUS" (Brasil-MS. Portaria n.º 399, de 22-2-2006).

No final do mês seguinte, o ministro Saraiva Felipe, por intermédio da Portaria n.º 648/GM, instituiu uma Política Nacional de Atenção Básica, estabelecendo, ainda, uma revisão de diretrizes e normas para a organização da Atenção Básica para os Programa Saúde da Família (PSF) e Agentes Comunitários de Saúde (PACS) (Brasil-MS, 2006b). A publicação da primeira PNAB, no que se refere à dimensão mais conjuntural, se inseria completamente como parte das iniciativas e orientações do Pacto pela Vida. Além da centralidade da APS na organização do SUS, assumia-se que a Saúde da Família, agora transformada em estratégia, seria fundamental e decisiva no processo de construção de uma APS forte e abrangente, em tese, capaz de atender às necessidades de cobertura da população brasileira, prover cuidado de base integral e promoção da saúde, assim se configurando tanto como principal porta de entrada do cidadão no SUS quanto como eixo coordenador da Rede de Atenção à Saúde (RAS) (Lima, 2014, pp. 50-4; Morosini, Fonseca & Lima, 2018).

A política, portanto, chegava sem surpresas. Quando, por exemplo, a Secretaria de Atenção à Saúde do Ministério da Saúde, por meio do Departamento de Atenção Básica, apresentou, na Comissão Intergestores Tripartite, o desenho de uma Política Nacional da Atenção Básica, que logo se instituiria, havia um contexto de acolhimento, de consenso técnico e político e um acervo de realizações que permitiam o recepcionamento positivo da proposta. A bem da verdade, ela era fruto e representava um acúmulo de decisões e experiências que já se encontravam razoavelmente capilarizadas pelo país. Somavam-se a essa trajetória as orientações estabelecidas naquela conjuntura política, na forma dos princípios e diretrizes alinhavados no Pacto pela Vida, tal como definido naquela portaria de fevereiro de 2006 (Brasil-MS, 2006a).

A experiência acumulada nos diferentes níveis de gestão do SUS servia, assim, para facilitar a regulamentação da APS. As discussões para alcançar o formato final da PNAB, portanto, se alimentaram dos próprios eixos de organização do sistema de saúde brasileiro, em particular das ideias e orientações acerca da universalidade, da integralidade e da equidade. Em termos formais e programáticos, nascia, sem dúvida, na experiência brasileira, uma proposta de uma Atenção Primária à Saúde abrangente. Além do enfrentamento dos diferentes quadros sanitários na oferta de serviços de saúde para as famílias cobertas, também se assumia, formalmente, a perspectiva de uma ação coordenadora do fluxo de atenção entre os níveis de complexidade no conjunto do sistema de saúde, daí seu caráter estratégico.

Os avanços institucionais e programáticos, como já sinalizamos, estavam também inscritos em um cenário de descentralização administrativa e avanço do controle social do SUS, já consignados na legislação vigente. Assim, a nova política apontava para a redefinição dos "princípios gerais, responsabilidades de cada esfera de governo, infraestrutura e recursos necessários, características do processo de trabalho, atribuições dos profissionais, e as regras de financiamento, incluindo as especificidades da Estratégia Saúde da Família" (Brasil-MS-PNAB, 2006, p. 3).

Deste modo, a ideia de um programa que, por intermédio de equipes multiprofissionais compostas também por agentes comunitários, propiciasse o desenvolvimento de maior capacidade de cuidado de saúde contribuiu não só para a notoriedade do trabalho do ACS, mas também para a consolidação dos chamados sistemas locais de saúde, uma vez que o PACS/PSF previa, como uma das atribuições do agente, a organização comunitária com foco em ações de saúde locais, bem como um importante papel das equipes nas ações de referência e contrarreferência do sistema de saúde.

A profissão de Agente Comunitário de Saúde só fora formalmente criada no país no ano de 2002, por meio da Lei n.º 10.507, um reconhecimento tardio, tendo em vista todo o histórico de atividades e o desempenho positivo desses profissionais.[72] Seja como for, em termos gerais, a partir dos marcos legais do SUS, em um processo sempre marcado por tensões e contradições, chegávamos, com a PNAB, a orientações que, no seu conjunto, apontavam para um fortalecimento tanto da APS — e dos seus trabalhadores —, quanto do próprio SUS.

Em que pesem as dificuldades registradas no caminho, no início da segunda metade dos anos 2000, a agenda política de fortalecimento da APS por meio da ESF já se revelava em boa medida consolidada, embora, como sabemos hoje, não imune a retrocessos. O próprio conceito de Estratégia Saúde da Família, entendido como um conjunto de ações de promoção da saúde, prevenção, recuperação, reabilitação de doenças e agravos mais frequentes nas famílias moradoras de um dado território, colocava-se praticamente como uma espécie de consenso técnico entre os sanitaristas. Para tal, se concebeu a atuação de equipes multiprofissionais, formadas por médico, enfermeiro, auxiliares de enfermagem, Agentes Comunitários de Saúde (ACS), cirurgião-dentista, auxiliar de consultório dentário ou técnico de higiene dental.[73]

---

72 Diretrizes para o exercício das funções do ACS foram estabelecidas em 1999, pelo Decreto n.º 3.189, na vigência da Estratégia Saúde da Família.

73 A partir de março de 2000, o cirurgião-dentista passou a fazer parte da equipe Saúde da Família, se integrando em um espaço completamente novo e desafiador para o exercício profissional de sua atividade. A partir de então, esse profissional se inseria em equipes já formadas, com dinâmicas relacionais, atividades e processos de trabalho já estabelecidos. Além dos desafios relativos a um novo ambiente de trabalho, aqueles que analisaram esse processo chamam também a atenção para aspectos relativos à formação acadêmica do dentista, considerada voltada para a assistência individual, com pouco ou nenhum diálogo com a saúde pública. (Pinheiro & Oliveira, 2011; Gonçalves & Ramos, 2010).

Esta concepção de equipe de saúde geraria importantes tensões com gestores municipais, que certamente se encontravam sob situações muito desiguais nas suas capacidades de estabelecer a política localmente. Diferentes realidades demográficas e epidemiológicas e a dificuldade de acesso a recursos, inclusive humanos, dão a medida da dificuldade do estabelecimento de uma política com padrões nacionais mais rígidos em um país continental e repleto de desigualdades regionais. Não à toa, nos anos que seguem a criação da PNAB, em 2012 e 2017, quando da publicação da segunda e terceira PNABs, seremos testemunhas de processos de revisão técnica da política que, entre outras coisas, admitiram uma flexibilização do conceito e da composição das equipes na ESF.

Neste cenário, sobretudo em sua terceira fase, com a reformulação da política em 2017, novas tensões e potenciais retrocessos ganharão novos contornos. Um processo que envolve a militância e as lutas específicas dos profissionais de saúde e dos usuários em uma dinâmica inconclusa e, pode-se dizer, permanente. A luta pela saúde, pela via de um sistema de saúde organizado, público e universal; e pela prestação de cuidados de saúde integrais e abrangentes, sob a lógica de uma Atenção Primária de Saúde generosa, continua.

Considerações finais

Nos primeiros anos do século XXI, a Atenção Primária à Saúde ganhou o *status* de política nacional no Brasil. Nos seus termos, tratava-se de uma estratégia de reestruturação do modelo de atenção à saúde e de fortalecimento do sistema nacional. Mas, como vimos, os desafios e os constrangimentos a serem enfrentados até que a APS alcançasse esse lugar de destaque não foram pequenos. Seu processo de construção deu-se em um contexto de importantes incertezas políticas e institucionais.

Em primeiro lugar, não estava dado que o país conseguiria superar, e com qual profundidade, o regime autoritário, que até meados dos anos 1980 — em tempos muito recentes, portanto — ainda mantinha o comando das instituições e da vida política.

O processo de abertura, em boa medida exitoso, envolveu muitos atores, instituições, áreas de conhecimento e estratégias políticas, uma amplidão de iniciativas que fogem aos objetivos do nosso texto. A área de saúde, contudo, teria seu quinhão nesse empreendimento desafiador.

Os esforços visando o estabelecimento de uma democracia de fato, mediante o estabelecimento de políticas sociais capazes de garantir direitos de cidadania, foram a peça-chave de um amplo e difuso movimento da saúde, conhecido como "sanitário". Na sua alvorada, em finais dos anos 1970, a Atenção Primária à Saúde se apresentou, por assim dizer, de forma digna de nota na agenda setorial. Com o nome Programa Nacional de Serviços Básicos de Saúde (PREVSAÚDE), algumas lideranças do setor tentaram emplacar aquela que seria a primeira política nacional para APS do país. Como vimos no capítulo anterior, as forças políticas contrárias ao movimento prevaleceram diante do desejo de mudança.

Na década seguinte, nos anos 1980, contudo, mesmo diante de importantes constrangimentos políticos, foi possível introduzir alterações de vulto no regramento da vida social brasileira. A promulgação de uma nova Constituição, na qual se instituía a saúde como um direito de cidadania, representou tanto uma base jurídica sólida para o desejo de mudança como também apontava para uma necessária agenda de realizações práticas que fossem capazes de instituí-la no terreno da vida concreta das pessoas.

É justo neste contexto de vigência de novos e potentes marcos legais e da criação de um Sistema Único de Saúde que a APS se apresentará como uma das estratégias de conversão de desejos em realidade. A partir daí, em uma trajetória de quase 20 anos, o país foi testemunha da expansão do contingente de atores com proximidade doutrinária com a área, ao mesmo tempo em que vimos eclodir uma série de empreendimentos e iniciativas locais de organização dos serviços de saúde que, no mínimo, conversavam com as ideias consolidadas nas diretrizes propostas em Alma-Ata, ao final da década de 1970.

De um lado, por conta de conceitos e práticas já longevos, que conformavam diferentes tradições da saúde pública brasileira; de outro, em função de um debate vigoroso e progressista sobre saúde capitaneado por um movimento sanitário reconhecidamente bem articulado, o país se converteria em um dos palcos de uma disputa acerca do significado e do alcance da APS. Disputa essa que, vale dizer, comportava diferentes nuances. No contexto brasileiro, esse processo parece ter combinado de modo virtuoso aspectos históricos e conjunturais, de tal modo que a defesa de uma APS abrangente foi se definindo como opção doutrinária, como um desejado ponto de chegada para a oferta de políticas de saúde no país, ainda que, na prática, restrições de natureza política ou de recursos principalmente orçamentários tenham imposto seletividades de várias ordens.

Em termos práticos, as respostas locais não necessariamente se ocupavam dos enunciados doutrinários. Os desafios relativos ao enfrentamento da pobreza e da doença, expressos nos alarmantes indicadores de mortalidade materno-infantil em regiões mais vulneráveis do país, por exemplo, impuseram as "respostas possíveis", mas efetivas no enfrentamento de alguns condicionantes do adoecimento. Assim nasceram numerosas iniciativas locais que foram comentadas em algum detalhe. A formulação e implementação, a partir de 2006, da primeira Política Nacional de Atenção Básica (PNAB) é parte inseparável do aprofundamento de um processo que, de um lado, buscou garantir de fato o direito à saúde; de outro, envolveu a definição formal da pretensão de ofertar uma APS que se pretendeu e que se pretende abrangente, tendo em vista a mudança efetiva do modelo de atenção à saúde vigente no país.

Para a consecução deste objetivo, foram mobilizadas instituições e lideranças as mais diversas, e acionados os aprendizados adquiridos ao longo do tempo nas várias esferas de governo, mas, sobretudo nos municípios. Para estabelecer uma política nacional, como os atores desse processo costumam referir, a golpe de portarias, projetos e programas foram se instituindo as condições que conformaram a experiência da APS no país nos anos mais recentes. Não se trata, como insistimos, de um movimento linear, certamente. Derivações e descontinuidades se fizeram presentes, segundo as diferentes orientações das forças políticas e de seus personagens, nos âmbitos federal, estadual e municipal, além da qualidade e potência dos interesses dos diversos movimentos sociais e do setor privado. Como comentamos na abertura do capítulo, trata-se de observar um "copo meio vazio ou meio cheio", em referência aos avanços e conquistas que se apresentam quase sempre como parciais.

É nesse sentido que consideramos a PNAB como parte de um longo processo cumulativo de doutrinas organizacionais e de exercício do cuidado em saúde no Brasil. A PNAB é, por assim dizer, histórica. Mas, por outro lado, não é a mera continuidade e ou reprodução dos seus vínculos com o passado. Ela é igualmente parte dos esforços de uma geração de sanitaristas, trabalhadores e cidadãos na luta pela saúde que, em seu tempo, souberam inscrever no interior do Estado brasileiro a perspectiva de uma tradição renovada.

DOCUMENTO

"Manual para a organização da Atenção Básica"
Ministério da Saúde

Ministério da Saúde. *Manual para a organização da Atenção Básica*. Brasília: Ministério da Saúde, 1999.

Tal como discutido ao longo deste capítulo, o processo de construção de uma política nacional para a Atenção Primária no Brasil foi fruto de um movimento que articulou diversos atores institucionais e tradições no campo sanitário. Na segunda metade dos anos 1990, em particular, fomos testemunhas da emergência de iniciativas e políticas estruturantes para a institucionalização e desenvolvimento da Atenção Primária à Saúde no Brasil. À consolidação de experiências locais somava-se um movimento vigoroso de nacionalização das políticas. A emergência e a consolidação do Programa de Agentes Comunitários de Saúde e do Programa Saúde da Família, nesse mesmo período, são exemplos da prioridade dada à Atenção Primária pelos governantes, técnicos e gestores da saúde. No final da década, como parte do mesmo processo, o Ministério da Saúde expediu um *Manual para a organização da Atenção Básica* (Brasil-MS, 1999). Trata-se de um texto elaborado por núcleos técnicos do Ministério, mas que contou também com a colaboração do Conselho Nacional de Secretários de Saúde (CONASS) e do Conselho Nacional de Secretários Municipais de Saúde (CONASEMS).

O documento, expedido durante a gestão do ministro José Serra constitui uma etapa importante do processo de definição de marcos nacional para a APS. Em suas 39 páginas, conceitua APS, define responsabilidades, ações e instrumentos de gestão dos municípios no que se refere a este nível de atenção. Era um esboço, como dissemos, *avant la lettre*, de uma política nacional para a atenção primária no país, pouco examinado na literatura. O documento expressa, nesse sentido, os consensos técnico-políticos possíveis naquele final de década de 1990 no que concerne tanto à instituição do recém-regulamentado sistema de saúde como também à definição do papel da APS nesse mesmo processo. É leitura fundamental para os interessados tanto na construção da atenção primária no país quanto na definição das bases institucionais do Sistema Único de Saúde.

Manual Para a Organização Da Atenção Básica

Apresentação

A construção do Sistema Único de Saúde é uma tarefa compartilhada entre o governo federal, governos estaduais e municipais, com a importante participação da sociedade, por intermédio dos Conselhos de Saúde. O empenho de todos deverá garantir o acesso dos cidadãos brasileiros a serviços de saúde eficientes e de boa qualidade.

O SUS realizou, até agora, importantes avanços graças ao processo de descentralização, impulsionado, em 1998, pela implantação do Piso da Atenção Básica - PAB. Esse Piso garante a cada município um montante mínimo de recursos, calculado em função de sua população. Tal sistemática permite a transferência regular e automática de recursos federais para a atenção básica, diretamente do Ministério da Saúde para os Municípios, permitindo que o gestor municipal possa assumir as responsabilidades que lhe competem. A grande maioria dos municípios brasileiros já está recebendo recursos financeiros através dessa modalidade de transferência.

A prioridade dada à Atenção Básica representa um grande esforço para que o sistema de saúde torne-se mais eficiente, consolide vínculos entre os serviços e a população e contribua para a universalização do acesso e a garantia da integralidade da assistência.

O Ministério da Saúde convida todas as pessoas comprometidas com a consolidação do SUS para um esforço conjunto, capaz de fazer com que os avanços já obtidos beneficiem a população, mediante serviços acessíveis, resolutivos e humanizados.

JOSÉ SERRA

INTRODUÇÃO

O Manual para a Organização da Atenção Básica objetiva regular, no âmbito do Sistema Único de Saúde, a atenção básica à saúde e apontar um eixo orientador para a reorganização do modelo de atenção, de acordo com o estabelecido na NOB-SUS 01/96. Foi elaborado com a contribuição dos diversos setores do Ministério da Saúde, do Conselho Nacional de Secretários Estaduais de Saúde e do Conselho Nacional de Secretários Municipais de Saúde. Ele apresenta:

Reprodução fac-similada.

- a conceituação da atenção básica;

- as responsabilidades dos municípios, enquanto gestores desse tipo de atenção;

- um elenco de ações, atividades, resultados e impactos esperados, que traduzem as responsabilidades descritas;

- orientações sobre o repasse, aplicação e mecanismos de acompanhamento e controle dos recursos financeiros que compõem o Piso da Atenção Básica - PAB.

Este Manual, aprovado pela Portaria GM/MS n° 3.925, de 13 de novembro de 1998, encontra-se, no momento, em sua 2ª edição, que contém significativas alterações, se comparada à primeira, distribuída em Goiânia/GO, durante o 14° Congresso Nacional de Secretários Municipais de Saúde, realizado de 15 a 17 de novembro de 1998.

Essas modificações foram mais expressivas nos indicadores selecionados para acompanhamento da Atenção Básica durante o ano de 1999, nos municípios habilitados conforme a NOB-SUS 01/96. Isso porque, na primeira edição, não foram publicados alguns indicadores aprovados pela Comissão Intergestores Tripartite.

É importante ressaltar que as responsabilidades dos municípios com a Atenção Básica crescem progressivamente, à medida que adquirem condições e capacidade para ampliar suas atribuições e assumir a implementação de novas ações e atividades.

As responsabilidades municipais nas áreas de zoonoses, endemias e medicamentos não estão, no momento, definidas, uma vez que o repasse de recursos Fundo a Fundo referente à execução dessas atividades ainda não foi regulamentado. Futuramente serão objeto de pactuação e publicadas em complementação a este Manual.

É importante enfatizar, ainda, que o Piso da Atenção Básica - PAB se constitui em um valor per capita repassado pelo governo federal aos municípios, que, somado às transferências estaduais e aos recursos municipais, financia a Atenção Básica à Saúde, de acordo com os conceitos descritos neste Manual, mediante a garantia de um mínimo de ações e procedimentos contidos na Portaria GM/MS n° 1.882, de 18 de dezembro de 1997.

O que é a Atenção Básica à Saúde?

ATENÇÃO BÁSICA é um conjunto de ações, de caráter individual ou coletivo, situadas no primeiro nível de atenção dos sistemas de saúde, voltadas para a promoção da saúde, prevenção de agravos, tratamento e reabilitação. Essas ações não se limitam àqueles procedimentos incluídos no Grupo Assistência Básica da tabela do SIA/SUS, quando da implantação do Piso da Atenção Básica. A ampliação desse conceito se torna necessária para avançar na direção de um sistema de saúde centrado na qualidade de vida das pessoas e de seu meio ambiente.

A organização da Atenção Básica, com base na Lei nº 8080, tem como fundamento os princípios do SUS, a seguir referidos:

- Saúde como direito - a saúde é um direito fundamental do ser humano, devendo o Estado prover as condições indispensáveis ao seu pleno exercício, por meio de políticas econômicas e sociais que visem a redução de riscos de doenças e de outros agravos e no estabelecimento de condições que assegurem acesso universal e igualitário às ações e serviços para a promoção, proteção e recuperação da saúde individual e coletiva.

- Integralidade da assistência - entendida como um conjunto articulado e contínuo de ações e serviços preventivos e curativos, individuais e coletivos, exigido para cada caso, em todos os níveis de complexidade do sistema.

- Universalidade - acesso garantido aos serviços de saúde para toda população, em todos os níveis de assistência, sem preconceitos ou privilégios de qualquer espécie.

- Eqüidade - igualdade na assistência à saúde, com ações e serviços priorizados em função de situações de risco e condições de vida e saúde de determinados indivíduos e grupos de população.

- Resolutividade - eficiência na capacidade de resolução das ações e serviços de saúde, através da assistência integral resolutiva, contínua e de boa qualidade à população adscrita, no domicílio e na unidade de saúde, buscando identificar e intervir sobre as causas e fatores de risco aos quais essa população está exposta.

- Intersetorialidade - desenvolvimento de ações integradas entre os serviços de saúde e outros órgãos públicos, com a finalidade de articular políticas e programas de interesse para a saúde, cuja execução envolva áreas não compreendidas no âmbito do Sistema Único de Saúde, potencializando, assim, os recursos financeiros, tecnológicos, materiais e humanos disponíveis e evitando duplicidade de meios para fins idênticos.

- Humanização do atendimento - responsabilização mútua entre os serviços de saúde e a comunidade e estreitamento do vínculo entre as equipes de profissionais e a população.

- Participação - democratização do conhecimento do processo saúde/doença e dos serviços, estimulando a organização da comunidade para o efetivo exercício do controle social, na gestão do sistema.

Assim, os esforços para a organização e desenvolvimento da atenção básica devem apontar para o redirecionamento do modelo de atenção, buscando a integralidade da assistência no âmbito de um sistema que é constituído por uma rede hierarquizada e regionalizada e resguardando, sempre, o preceito constitucional da autonomia do município no processo de descentralização e o cumprimento dos demais princípios - universalização, eqüidade, integralidade, intersetorialidade e participação social - que norteiam o Sistema Único de Saúde.

Responsabilidades dos municípios habilitados conforme a NOB-SUS 01/96 no que se refere à atenção básica

A Constituição Federal atribui aos prefeitos municipais responsabilidades sobre ações e serviços de atenção à saúde, reconhecendo que a proximidade permite-lhes identificar as reais necessidades de saúde da população.

A NOB/96 reafirma os princípios constitucionais ao definir que o município é responsável, em primeira instância, pela situação da saúde de sua população, organizando os serviços que estão sob sua gestão e/ou participando na construção do acesso aos demais serviços (dentro e fora do município).

A administração municipal assume gradativamente a responsabilidade de organizar e desenvolver o sistema municipal de saúde, onde insere-se o conjunto de ações que caracterizam a ATENÇÃO BÁSICA.

Essa responsabilidade pressupõe mudanças na forma de realização do trabalho das equipes de saúde, com a criação de vínculos entre a população e os serviços, na ampliação da atenção sobre as necessidades de saúde de populações específicas e na busca de alternativas mais adequadas às diferentes realidades.

Palavras finais

A Atenção Primária à Saúde é hoje corrente no vocabulário de todos os segmentos da saúde e, até certo ponto, fora dela. É parte viva do vocabulário daqueles que militam pela saúde pública, esparramou-se por diversas "tribos" e pautas da saúde, quase sempre se convertendo em práticas e enunciados com potência na luta política. Ao mesmo tempo, não se pode dizer que toda e qualquer formulação sobre a APS seja automaticamente aderente às pautas que se poderiam identificar como progressistas. O interesse recente das chamadas operadoras de planos de saúde pela APS é exemplar dos seus múltiplos usos. Nesse caso, como um recurso de administração do cuidado e, em algumas circunstâncias, como instituição perversa de barreiras para o acesso a especialistas. A presença no vocabulário de políticos em campanha, em seus diversos níveis de gestão, também não esconde o fato de a APS já ter se tornado um recurso de convencimento do eleitorado no tocante aos temas da saúde.

Não há na academia figuras que se posicionem contra a pertinência da APS, embora se possa encontrar uma quantidade razoável de trabalhos em tom crítico com relação ao formato que a política adquiriu em determinados momentos e lugares. A APS, nos termos de suas proposições mais abrangentes, é de todo modo um razoável sucesso de crítica e público. Adicionalmente, é preciso lembrar que ao referirmos àquelas experiências nacionais bem-sucedidas na oferta e na organização da saúde pública quase sempre nos referimos, como parte de suas qualidades, a existência de uma cobertura extensiva da APS entre as populações. A APS, portanto, é também sinônimo de sistema de saúde potencialmente mais forte e bem organizado.

Tais confluências não são coincidências. A construção de um acervo de ideias e experiências que, na altura dos anos 1960, convergiram para o que se convencionou chamar primeiro de Serviços Básicos de Saúde e depois, com pretendido poder estruturante, de Atenção Primária à Saúde é parte dos esforços teóricos e práticos para se produzir respostas para os problemas de saúde mais prevalentes na vida dos diferentes povos. A APS nasce, portanto, como um domínio comprometido com o desenvolvimento de soluções capazes de imprimir mudanças na forma como praticamos cuidados e ofertamos serviços de saúde.

Procuramos mostrar ao nosso leitor que um processo histórico rico e complexo, como este relativo à APS, tem longa trajetória. Ela, naturalmente, não se inaugura no importante evento ocorrido em setembro de 1978, a Conferência Internacional sobre Cuidados Primários de Saúde e, tampouco, na sua preparação, ou mesmo nos acontecimentos que a precederam mais imediatamente na década anterior. Alma-Ata é um capítulo importante, com implicações relevantes, mas não seu início e muito menos seu desfecho.

Conforme comentamos, a permanente referência à Alma-Ata, por vezes como uma espécie de indicador de autoridade, é um tanto mais curiosa quando lembramos que o Brasil sequer encaminhou representantes para o evento realizado no Cazaquistão. Em que pese a intrigante ausência, não há dúvidas de que pelo menos alguns dos seus princípios e enunciados gerais já eram de uso corrente entre os sanitaristas brasileiros há cerca de três décadas, talvez mais. Naquele mesmo contexto, por exemplo, a proposição de uma política do porte do PREVSAÚDE revela uma vigorosa sintonia da experiência brasileira com as ideias correntes em Alma-Ata.

Tal sintonia pôs nossos olhos mirados para o passado. E, certamente, nos perguntamos sobre o quanto eram novas as ideias vindas de Alma-Ata na tradição brasileira. Indagamos igualmente sobre o papel de Alma-Ata em uma história brasileira da Atenção Primária à Saúde. Esperamos ter produzido se não respostas finais, ao menos pistas que ajudem a enquadrar adequadamente estas e outras questões correlatas.

Procuramos demonstrar, que no contexto do final dos anos 1970, os sanitaristas brasileiros já contavam com uma ampla experiência no desenho e adoção de soluções de tipo sistêmico em busca do atendimento de demandas classificáveis sob a noção de serviços básicos de saúde às populações desassistidas. Vale dizer, em sintonia com as linhas dominantes do pensamento da saúde internacional, que estas afinidades estiveram presentes em campos diversos. Entre eles, mencionando apenas alguns, podemos nomear a organização dos serviços sob a forma de sistema, sua distribuição no território, a mobilização de recursos humanos e a qualidade do cuidado ofertado em unidades de tipo básico. Em boa medida, trata-se de um debate de fundo organizacional que compreendia que a oferta de serviços de saúde deveria ser objeto de algum tipo de racionalidade técnica específica. Procuramos mostrar que tais preocupações e realizações gozaram de prestígio crescente na trajetória brasileira, pelo menos, desde o final dos anos 1930. Desde então, noções a respeito de um suposto papel organizador do centro de saúde em determinado território, na chave do que ficou identificado como "organização distrital", começa a ser objeto de discussões mais aprofundadas e com implicações políticas mais significativas, sobretudo se considerarmos o seu alcance nacional com a Reforma Capanema (1937-1941).

No terreno do trabalho em saúde, como uma região de questões específicas, já no final dos anos 1930, mas de forma mais contundente a partir do pós-Segunda Guerra, o debate sobre a formação de médicos ganhou inegável relevo. Seu pano de fundo, como apontamos, dizia respeito à necessidade de se ampliar a oferta de serviços de saúde para as populações menos assistidas e assim enfrentar os problemas de saúde mais prevalentes. Não só a ampliação da quantidade de médicos ganhou destaque nas preocupações dos sanitaristas, mas, em especial, o perfil profissional e o exercício do trabalho foram ocupando crescente espaço nas agendas institucionais. Figuras como o médico Samuel Pessoa, por exemplo, enfatizavam a necessidade formação de médicos que fossem capazes de combinar ações curativas e preventivas e atuar nas regiões mais remotas com a resolutividade necessária.

Estas e outras preocupações, nas décadas de 1960 e 1970, desaguarão nos terrenos férteis das reformas de saúde, da ampliação da cobertura assistencial e do enfrentamento das condições sanitárias e sociais consideradas aviltantes. Tais agendas, também vigentes na cena internacional, receberão, pelo menos em algumas situações, as cores vivas de um ambiente social e político que, no caso brasileiro, promoveria respostas potencialmente mais profundas. As ideias de participação social e de descentralização político-administrativa, por exemplo, parecem-nos se amparar tanto nas orientações técnicas internacionais quanto no desejo e euforia genuinamente nacionais de romper com uma ditadura que, em boa medida, impôs o centralismo político e a repulsa à participação social.

Em que pesem as várias nuances no terreno dos conhecimentos, das ideias, das noções e, sobretudo, no domínio das intervenções práticas no social, é preciso reconhecer que os termos dos debates sempre revelaram um apreço pelo emprego de uma racionalidade dita "técnica", com foco nas questões de fundo organizacional e operacional, como uma forma de, em tese, maximizar a relação recursos empregados/resultados esperados, em um quadro de recursos escassos e subfinanciamento crônico.

Nos tempos críticos dos finais da década de 1970 e nos anos 1980, de reconstrução democrática, valores e princípios, como a concepção da saúde como direito social, moveram-se para o primeiro plano, permitindo a emergência das formulações mais radicais. As rupturas conceituais e as novas perspectivas serão, todavia, informadas pelas questões identificadas e pelas respostas encontradas nos percursos das nossas trajetórias institucionais na saúde. Mais do que as soluções empreendidas, podemos dizer que as perguntas feitas pelas gerações de sanitaristas dos anos 1930-1950 foram e são fundamentais e assumiram certa condição de permanência em temas como no emprego dos recursos disponíveis; o acesso aos serviços de saúde; a organização da assistência à saúde mediante a mobilização dos recursos humanos e tecnológicos adequados. Não à toa a Reforma Sanitária Brasileira procurou (re)construir os seus laços de afinidade históricos com os debates e as lutas manifestas durante a III Conferência Nacional de Saúde, de 1963, às vésperas do Golpe Civil-Militar. Como procuramos demonstrar, são questões que sobrevivem ao tempo e a militância contemporânea da APS, de alguma forma, também é herdeira daqueles desafios.

Voltando à Alma-Ata, podemos concluir que sua declaração não foi capaz de imprimir necessariamente um consenso técnico e político universal acerca do significado da APS. O próprio processo de realização da conferência deixou muitas divergências expostas. Os anos posteriores, dos ajustes macroeconômicos, da hegemonia ideológica do mercado e do mundo das finanças deram fôlego para as concepções mais restritivas. Mas, de qualquer modo, Alma-Ata foi sim capaz de estabelecer uma região de significados e sentidos que passaram a orbitar as perspectivas de diversos atores. Conforme já comentamos, inclusive atores de fora do setor da saúde. Em termos práticos, o debate sobre APS passou a ser formalmente dominado pela expressão "Alma-Ata", quase como um indicador de origem, autoridade, racionalidade e de qualidade na prestação e oferta de serviços de saúde.

Como procuramos indicar ao leitor, a nossa experiência institucional na gestão da saúde em vários tempos, lugares e contextos, foi delimitando as formas pelas quais seria possível incorporar a APS, nos seus termos mais completos, e empreender a sua regulamentação. O percurso até o formato final da primeira PNAB, em que pesem as vicissitudes, e mesmo o eventual uso estritamente pragmático ou limitado da ideia em algumas circunstâncias, tendeu a fortalecer, ao fim e ao cabo, os mais caros princípios organizadores do SUS, em particular as ideias de universalidade, de integralidade e de equidade, orientando o funcionamento de um serviço essencialmente público, fecundado pela participação popular e o controle social. Em termos doutrinários e programáticos, a Atenção Primária à Saúde à brasileira, tal como estabelecida na PNAB, é uma APS abrangente e generosa, de alta intensidade.

Esta obra se encerra no momento em que veio a público a portaria que estabece a primeira política nacional atenção primária à saúde. Reconhecemos que sua implementação, nos anos seguintes, segundo os princípios que a conformavam, logrou um sucesso considerável. Contudo, ela enfrentaria novas dificuldades e constrangimentos derivados de vários e combinados aspectos que dizem respeito às vontades políticas reais de legisladores e de governantes nas três esferas de governo e do seu grau de compromisso com o atendimento de direitos sociais e à saúde em particular. Uma narrativa que empreenda uma síntese histórica desta nova conjuntura, igualmente complexa, deverá ser objeto de novas investidas de historiadores da saúde e de outras disciplinas da saúde coletiva.

De todo modo, no terreno das práticas institucionais de ontem e hoje —, e talvez principalmente nos dias que correm —, são numerosos e imensos os desafios colocados para o campo e para a política. A APS permanece um território áspero de luta tendo em vista o exercício de boas práticas de saúde no país. Todavia, é também um lugar de encontros e compromissos entre profissionais de saúde e deles com diferentes comunidades, famílias e pessoas. Por essa razão, havemos de ter esperança: a APS guarda, ainda, a boa semente da mudança.

Referências

ABRUCIO, F. L. A Coordenação Federativa no Brasil: A Experiência do Período FHC e os Desafios do Governo Lula. *Revista de Sociologia e Política*, vol. 24, pp. 31-67, 2005.
AGUIAR, R. A. T. *A construção internacional do conceito de atenção primária à saúde (APS) e sua influência na emergência e consolidação do sistema único de saúde no Brasil.* Mestrado. Belo Horizonte: Faculdade de Medicina, Universidade Federal de Minas Gerais, 2003.
ALMEIDA, C.M. Reforma do Estado e reforma de sistemas de saúde: experiências internacionais de tendências de mudança. Ciência & Saúde Coletiva 4(2):263-286, 1999.
ALMEIDA, C. O Banco Mundial e as reformas contemporâneas do setor saúde. In: PEREIRA, J. M. M. & PRONKO, M. (orgs.). *A demolição de direitos: um exame das políticas do Banco Mundial para a educação e a saúde (1980-2013).* Rio de Janeiro: Escola Politécnica de Saúde Joaquim Venâncio, 2015.
ALMEIDA, P. F. & GIOVANELLA, L. Avaliação em Atenção Básica à Saúde no Brasil: mapeamento e análise das pesquisas

realizadas e/ou financiadas pelo Ministério da Saúde entre os anos de 2000 e 2006. *Cadernos de Saúde Pública*, vol. 24, n.º 8, pp. 1.727-42, 2008.

AMÂNCIO FILHO, A. Dilemas e desafios da formação profissional em saúde. *Interface - Comunicação, Saúde, Educação*, vol. 8, n.º 15, pp. 375-80, mar.-ago. 2004.

ANDERSON, M. I. P. Médicos pelo Brasil e as políticas de saúde para a Estratégia Saúde da Família de 1994 a 2019: caminhos e descaminhos da Atenção Primária no Brasil. *Revista Brasileira de Medicina de Família e Comunidade*. Rio de Janeiro, 14(41), p. 2.180, jan.-dez. 2019.

ANDRADE, F. M. O. *O Programa Saúde da Família no Ceará: uma análise de sua estrutura e funcionamento*. Mestrado. Faculdade de Medicina da Universidade Federal do Ceará, Fortaleza: s.n., 220, p. 1998.

ANDRADE, L. O. M.; BUENO, I. C. & BEZERRA, R. C. Atenção Primária à Saúde e Estratégia Saúde da Família. In: CAMPOS, G. W. S. et al. (orgs.). *Tratado de saúde coletiva*. São Paulo: Hucitec, 2013.

ANDRADE, M. G. G. *O Ensino Médico e os Serviços de Saúde: estudo de caso do Projeto Paulínia*. Doutorado. Faculdade de Ciências Médicas da Universidade Estadual de Campinas. Campinas, 1995.

ANDREOPOULOS, S. Introduction: American Medicine: return to basics? In: ANDREOPOULOS, S. *Primary care: where medicine fails*. Nova York: John Wiley & Sons, 1974.

AROUCA, S. *O dilema preventivista: contribuição para compreensão e crítica da medicina preventiva*. São Paulo: Editora UNESP, 2003.

ARRETCHE, M. T. S. Federalismo e políticas sociais no Brasil: problemas de coordenação e autonomia. *São Paulo em Perspectiva*, vol. 18, n.º 2, pp. 17-26, 2004.

AVELLAR, H. A. *História administrativa e econômica do Brasil*. Rio de Janeiro: MEC/FENAME, 1970.

ÁVILA, M. M. M. O Programa de Agentes Comunitários de Saúde no Ceará: o caso de Uruburetama. *Ciência & saúde coletiva*, vol. 16, pp. 349-60, 2011.

ÁVILA, M. M. M. Origem e evolução do programa de Agentes Comunitários de Saúde no Ceará. *Revista Brasileira em Promoção da Saúde*, vol. 24, n.º 2, pp. 159-68, 2012.
AYRES, L. F. A. et al. As estratégias de luta simbólica para a formação da enfermeira visitadora no início do século XX. *História, Ciências, Saúde - Manguinhos*, vol. 19, n.º 3, 2012.
BAKER, T.; BRIGHT, M.; PERLMAN, M. & WOLMAN, A. *The Brazil-United States Cooperation Health and Sanitation Program (1942-1960)*. Baltimore, Maryland: John Hopkins University, march 15, 1961.
BARROS BARRETO, J. Normas para uma organização estadual de saúde pública. *Arquivos de Higiene*, vol. 2, pp. 341-70, 1937.
BARROS BARRETO, J. Saúde Pública no Brasil. *Arquivos de Higiene*, vol. 8, pp. 289-304, 1938.
BARROS BARRETO, J. *Serviços Federais de Saúde em 1938. Exposição apresentada ao Exmo. Ministro da Educação e Saúde pelo Diretor Gederal do Departamento Nacional de Saúde*. Rio de Janeiro: DNS/MÊS, jan. 1939.
BASTOS, A. C. S. O impacto sociocultural do programa saúde da família (PSF): uma proposta de avaliação. Trad. Leny Alves Bonfim. *Cadernos de Saúde Pública*, vol. 14, n.º 2, 1998.
BENCHIMOL, J. L. *Pereira Passos: um Haussmann tropical. A renovação urbana do Rio de Janeiro no início do século XX*. 1.ª ed. Rio de Janeiro: Secretaria Municipal de Cultura, Turismo e Esportes, Divisão de Editoração Biblioteca Carioca, vol. 11, 1990.
BENCHIMOL, J. L. *Manguinhos do sonho à vida: A ciência na Belle Époque*. Rio de Janeiro: Fundação Oswaldo Cruz, 1990b.
BERTOLOZZI, M. R. & GRECO, R. M. As políticas de saúde no Brasil: reconstrução histórica e perspectivas atuais. *Revista da Escola de Enfermagem da USP*, 30(3), pp. 380-98, dezembro de 1996.
BERTUSSI, D. C. *Desenvolvimento gerencial em saúde: limites e possibilidades*. Dissertação apresentada ao Programa de Pós-Graduação em Saúde Coletiva da Universidade. Londrina/Paraná: Universidade Estadual de Londrina, 2002.
BORGES, C. F. & BAPTISTA, T. W. F. A política de atenção básica

do Ministério da Saúde: refletindo sobre a definição de prioridades. *Trabalho, educação e saúde*, vol. 8, n.º 1, pp. 27-53, 2010.

BORNSTEIN, V. J. & STOTZ, E. N. O Trabalho dos agentes comunitários de saúde: entre a mediação convencedora e a transformadora. *Trabalho. educação, saúde*, vol. 6, n.º 3, pp. 457-80, 2008.

BOUSQUAT, A. et al. Atenção primária à saúde nos 25 anos da Revista Ciência & Saúde Coletiva. *Ciência e saúde coletiva*, vol. 25, n.º 12, 2020.

BRASIL. CÂMARA DOS DEPUTADOS. *I Simpósio Sobre Política Nacional de Saúde*: conferências. Brasília: Câmara dos Deputados, 1980.

BRASIL. CONASEMS. *Algumas informações úteis para a implantação e funcionamento de rede de postos de atenção primária à saúde*. Conselho Nacional de Secretarias Municipais de Saúde, dezembro de 1982.

BRASIL. CONASEMS. *Histórico dos Encontros Municipais de Saúde*. Conselho Nacional de Secretarias Municipais de Saúde, 1982.

BRASIL. Decreto n.º 78.307, de 24 de agosto de 1976. Aprova o Programa de Interiorização das Ações de Saúde e Saneamento no Nordeste e dá outras providências. *Diário Oficial da União* – Seção 1 – 25-8-1976, p. 11.241, 1976.

BRASIL-MS. *Relatório da III Conferência Nacional de Saúde*. Rio de Janeiro, 1963.

BRASIL-MS. [*Notas do Ministro Paulo de Almeida Machado, para despacho com o Presidente da República em 17 de agosto de 1977*]. CPDOC-FGV, Arquivo Ernesto Geisel, EG pr 1974.04.25, fl. 527, 1977.

BRASIL-MS. [*Notas do Ministro Paulo de Almeida Machado, para despacho com o Presidente da República em 3 de novembro de 1977*]. CPDOC-FGV, Arquivo Ernesto Geisel, EG pr 1974.04.25, fl. 548-558, 1977.

BRASIL-MS. [*Notas do Ministro Paulo de Almeida Machado, para despacho com o Presidente da República em 16 de agosto de 1978*].

CPDOC-FGV, Arquivo Ernesto Geisel, EG pr 1974.04.25, fl. 732-733, 1978.

BRASIL-MS. *Normas e Diretrizes*. Brasília: Ministério da Saúde, 1994.

BRASIL-MS. *Manual para a organização da Atenção Básica*. Brasília: Ministério da Saúde, 1999.

BRASIL-MS. *Avaliação da implementação do PSF em dez grandes centros urbanos: síntese dos principais resultados*. Brasília: Ministério da Saúde do Brasil, 2002.

BRASIL-MS. *Reunião dos coordenadores dos polos de capacitação, formação e educação permanente em saúde da família*. Relatório Final. Brasília: Secretaria de Políticas de Saúde/Departamento de Atenção Básica, 2002b.

BRASIL-MS. *Projeto de Expansão e Consolidação da Saúde da Família*. Brasília, 2003.

BRASIL/III CNS. 3.ª Conferência Nacional de Saúde. Relatório Final. [Brasília: Ministério da Saúde], 1963. Disponível em: <http://conselho.saude.gov.br/images/relatorio_3.pdf>.

BRASIL/XII CNS. 12.ª Conferência Nacional de Saúde: Conferência Sergio Arouca: Brasília, 7 a 11 de dezembro de 2003: relatório final / Ministério da Saúde, Conselho Nacional de Saúde. – Brasília: Ministério da Saúde, 2004.

BRASIL-MS. *Portaria n.º 399*, de 22 de fevereiro de 2006. Divulga o Pacto pela Saúde 2006 – Consolidação do SUS e aprova as Diretrizes Operacionais do Referido Pacto, 2006.

BRASIL-MS-PNAB. *Política Nacional de atenção básica*/Ministério da Saúde, Secretaria de Atenção à Saúde, Departamento de Atenção à Saúde. Brasília: Ministério da Saúde, 2006.

BRASIL-MS. *Portaria n.º 2488*, de 21 de outubro de 2011. Aprova a Política Nacional de Atenção Básica, estabelecendo a revisão de diretrizes e normas para a organização da Atenção Básica, para a Estratégia Saúde da Família (ESF) e o Programa de Agentes Comunitários de Saúde (PACS), 2011.

BRASIL-MS-CAB. *Avaliação da implantação e funcionamento do Programa saúde da família – PSF*. Brasília: Ministério da Saúde/

Secretaria de Assistência à Saúde/Coordenação de Atenção Básica, 2000.
BRASIL-MS-MPAS. *Programa Nacional de Serviços Básicos de Saúde – PREVSAÚDE*. Brasília: Ministério da Saúde/Ministério da Previdência e Assistência Social, setembro de 1980.
BRASIL-MRE. *Despachos com o Excelentíssimo Presidente da República, 26-5-1978*. CPDOC-FGV. Arquivo Ernesto Geisel, EG pr 1974.04.25. Documentos referentes ao Ministério das Relações Exteriores Saúde, principalmente despachos do ministro Antônio Azeredo da Silveira, 1978.
BROWN, R. *Public Health in Imperialism: Early Rockefeller Programs at Home and Abroad*. AJPH, vol. 66, n.° 9, pp. 897-903, set. 1976.
BROWN, T. M.; CUETO, M. & FEE, E. A transição de saúde pública 'internacional' para 'global' e a Organização Mundial da Saúde. *História, ciencia, saúde – Manguinhos*. vol. 13, n.° 3, 2006.
BRYANT, J. H. *Health and the developing world*. Ithaca, Nova York: Cornell University Press, 1969.
BU, L. & FEE, E. John B. Grant International Statesman of Public Health. *American Journal of Public Health*, 98(4), pp. 628-9, abr. 2008.
BUSS, P. M. & CARVALHO, A. I. Desenvolvimento da promoção da saúde no Brasil nos últimos vinte anos (1988-2008). *Ciência coletiva*, vol. 14, n.° 6, pp. 2.305-16, 2009.
CAMPBELL, E. Memoir of a United States Foreing (1942-1975). Eugene Campbell *Papers Box 7*, Folder 7. Rockefeller Archives. Rockefeller Foundation, 1975.
CAMPOS, C. E. A. A organização dos serviços de Atenção Primária à Saúde no Brasil. *Revista Brasileira de Medicina da Família e Comunidade*. Rio de Janeiro, vol. 2, n.° 6, jul.-set. 2006a.
CAMPOS, A. V. *Políticas internacionais de saúde na Era Vargas: o Serviço Especial de Saúde Pública, 1942-1960*. Rio de Janeiro: Fiocruz, 2006b.
CAMPOS, C. E. A.; COHN, A. & BRANDÃO, A. L. Trajetória histórica da organização sanitária da Cidade do Rio de Janei-

ro: 1916-2015. Cem anos de inovações e conquistas. *Ciência e Saúde Coletiva*, 21(5), maio 2016.

CAMPOS, F. C. B. *O modelo da reforma psiquiátrica brasileira e as modelagens de São Paulo, Campinas e Santos*. Tese do Departamento de Medicina Preventiva e Social/FCM/UNICAMP. Campinas: Departamento de Medicina Preventiva e Social/FCM/UNICAMP, 2000.

CAMPOS, F. E.; FERREIRA, J. R.; FEUERWERKER, L.; SANA, R. R.; CAMPOS, J. J. B.; CORDEIRO, H. & CORDONI, L. Caminhos para Aproximar a Formação de Profissionais de Saúde das Necessidades da Atenção Básica. *Revista Brasileira de Educação Médica*. Rio de Janeiro, vol. 25, n.º 2, mai.-ago. 2001.

CAMPOS, G. W. S. A reforma sanitária necessária. In: BERLINGUER, G.; TEIXEIRA, S. F. & CAMPOS, G. W. S. *Reforma sanitária: Itália e Brasil*. São Paulo: CEBES; Hucitec, pp. 179-94, 1988.

CAMPOS, F.E. O sistema integrado de prestação de serviços de saúde do norte de Minas como espaço de atuação acadêmica. In: TEIXEIRA, S. F. (org.). Projeto Montes Claros: a utopia revisitada. Rio de Janeiro: Abrasco, 1995.

CANADIAN DEPARTMENT OF NATIONAL HEALTH AND WELFARE. *A New Perspective on the Health of Canadians/Nouvelle perspective de la sante des Canadiens*. Ottawa, n.p., 1974.

CARONE, E. *O Estado Novo (1937-1945)*. São Paulo: Difel, 1977.

CASTRO, Ana Luisa Barros de; MACHADO, Cristiani Vieira. A política federal de atenção básica à saúde no Brasil nos anos 2000. *Physis*, vol.22, n.º 2, 2012.CASTRO, J. L. *Protagonismo silencioso: a presença da OPAS na formação de Recursos Humanos em saúde no Brasil*. Natal: Observatório RH-Nesc/UFRN; MS/Brasil; OPAS/OMS, 2008.

GOMES-GOMES, A. (org.). Engenheiros e Economistas: novas elites burocráticas. Rio de Janeiro: Ed. FGV, 1994

CASTRO-SANTOS, L. A. O pensamento sanitarista na República Velha: uma ideologia de construção da nacionalidade. *Dados*. Rio de Janeiro, vol. 28, n.º 2, pp. 193-210, 1985.

CASTRO-SANTOS, L. A. & FARIA, L. Os primeiros centros de saúde nos Estados Unidos e no Brasil: um estudo comparativo. *Teoria e Pesquisa*. São Paulo, n.ᵒˢ 40 e 41, jan.-jul. 2002.

CASTRO-SANTOS, L. A. & FARIA, L. A reforma sanitária no Brasil: ecos da Primeira República. Bragança Paulista: EDUSF, 2003.

CASTRO-SANTOS, L. A. & FARIA, L. *Saúde & história*. São Paulo: Hucitec, 2010.

CECÍLIO, L. C. As necessidades de saúde como conceito estruturante na luta pela integralidade e equidade na Atenção em Saúde. In: PINHEIRO, R. & MATTOS, R. A. (orgs.). *Os sentidos da integralidade na atenção e no cuidado à saúde*. Rio de Janeiro: UERJ, IMS: Abrasco, 2006.

CHAVES, M. C. & MIRANDA, A. S. Discursos de cirurgiões-dentistas do Programa Saúde da Família: crise e mudança de *habitus* na Saúde Pública. *Interface (Botucatu)*, Botucatu, vol. 12, n.º 24, pp. 153-67, mar. 2008.

CHOMATAS, E. R. V. *Avaliação da qualidade do processo de Atenção Primária à Saúde dos adultos no município de Curitiba, 2013-2014*. Tese do Programa de Pós-Graduação em Epidemiologia, Universidade Federal do Rio Grande do Sul. Porto Alegre: Universidade Federal do Rio Grande do Sul, 2019.

CONILL, E. M. Primary care policies and health reform: an evaluative approach based on the analysis of the family health program in Florianópolis, Santa Catarina, Brazil; 1994-2000. *Cadernos de Saúde Publica*, 18 Suppl., pp. 191-202, 2002.

CORDEIRO, H. O Instituto de Medicina Social e a luta pela reforma sanitária: contribuição à história do SUS. *Physis*, vol. 14, n.º 2, 2004.

COSTA, R. C. R. Descentralização, financiamento e regulação: a reforma do sistema público de saúde no Brasil durante a década de 1990. *Revista Sociologia e Política*. n.º 18, 2002.

COSTA, W.da G.A. & MAEDA, S.T. Repensando a Rede Básica de Saúde e o Distrito Sanitário. In: Revista Saúde em Debate, n. 57, p.15-29, 2001

COTTA, R. M. M. et al. Work organization and professional profile of the Family Health Program: a challenge in the health basic attention restructuring[ign]. *Epidemiol. Serv. Saúde [on-line]*, vol. 15, n.º 3, 2006.

CUETO, M. The origins of primary health care and selective primary health care. *American Journal of Public Health*, Washington, vol. 94, n.º 11, pp. 1.864-74, 2004.

CUETO, M. *O valor da saúde: história da Organização Pan-Americana da Saúde*. Rio de Janeiro: Fiocruz, 2007.

CUETO, M. La "cultura de la sobrevivencia" y la salud pública internacional em América Latina: la Guerra Fría y la erradicación de enfermedades a mediados del siglo XX. *História, Ciência, Saúde - Manguinhos*, Rio de Janeiro, vol. 22, n.º 1, pp. 255-73, mar. 2015.

CUETO, M.; BROWN, T. & FEE, E. El proceso de creación de la Organización Mundial de la Salud y la Guerra Fría. *Revista de Ciencias Sociales*, vol. 38, n.º 69, pp. 129-56, 2011.

CUETO, M.; BROWN, T. & FEE, E. *The World Health Organization A History*. 1.ª ed. Nova York: Cambridge University Press, 2019.

CUNHA, M. W. V. *O sistema administrativo brasileiro (1930-1950)*. (Série VI, Sociedade e Educação. Coleção O Brasil Urbano). Rio de Janeiro: Instituto Nacional de Estudos Pedagógicos, 179 p., 1963.

CUNHA, L. A. *A universidade temporã. Da colônia à era Vargas*. 2.ª ed. Rio de Janeiro: Ed. Francisco Alves, 1986.

DECLARAÇÃO DE ALMA-ATA. *Conferência Internacional sobre cuidados primários de saúde*. Alma-Ata, URSS, vol. 6, p. a12, 1978.

DIAS, H. S.; LIMA, L. D. & TEIXEIRA, M. A trajetória da política nacional de reorientação da formação profissional em saúde no SUS. *Ciência e saúde coletiva*, vol. 18, n.º 6, pp. 1.613-24, 2013.

DOH/MES. *Conceitos básicos e planejamento da moderna assistência hospitalar*. Divisão de Organização Hospitalar/Ministério da Educação e Saúde. Rio de Janeiro, [1941] 1949.

DOWBOR, M. Da inflexão pré-constitucional ao SUS municipalizado. *Lua Nova*, n.º 78, pp. 158-222, 2009.

DOWBOR, M. Escapando das incertezas do jogo eleitoral: a construção de encaixes e domínio de agência do movimento municipalista de saúde. In: LAVALLE, A. G.; CARLOS, E.; DOWBOR, M. & SZWAKO, J. (comps.). *Movimentos sociais e institucionalização: políticas sociais, raça e gênero no Brasil pós-transição*. Rio de Janeiro: EDUERJ, p. 411, 2018.

DUTRA, E. R. F. *O ardil totalitário. Imaginário político no Brasil dos anos 30*. Rio de Janeiro-Belo Horizonte: UFRJ/UFMG, 1997.

EDLER, F. & PIRES-ALVES, F. A. A Educação médica do aprendiz ao especialista. In: TEIXEIRA, L. A.; PIMENTA, T. S. & HOCHMAN, G. (orgs.). *História da saúde no Brasil*. São Paulo: Hucitec, 2018.

EDMUNDO, K. *Entrevista concedida a Carlos Henrique Paiva e Fernando Pires-Alves*, março de 2021.

ESCOREL, S. *Reviravolta na Saúde: origem e articulação do movimento sanitário*. Rio de Janeiro: Fiocruz, 1999.

ESCOREL, S. História da política de saúde no Brasil: 1964 a 1990: do golpe militar à reforma sanitária. In: GIOVANELLA, L. et al. (eds.). *Políticas e sistema de saúde no Brasil*. Rio de Janeiro: Fiocruz/Cebes, pp. 385-434. 2008.

ESCOREL, S.; NASCIMENTO, D. R. & EDLER, F. C. As origens da Reforma Sanitária e do SUS. In: LIMA, N. T. et al. (orgs.). *Saúde e democracia: história e perspectivas do SUS*. Rio de Janeiro: Fiocruz, 2005.

ESCOREL, S. & TEIXEIRA, L. A. História das políticas de saúde no Brasil de 1822 a 1963: do Império ao desenvolvimentismo populista. In: GIOVANELLA, L. et al. *Políticas e sistema de saúde no Brasil*. Rio de Janeiro: Fiocruz; CEBES, 2008.

EUA-DEPARTMENT OF EDUCATION, HEALTH AND WELFARE. HEALTHY PEOPLE. *The surgeon general's report on health promotion and disease prevention*. (s.n.t.). Washington, 1978. Disponível em 2-4-2021, a partir de <https://profiles.nlm.nih.gov/spotlight/nn/catalog/nlm:nlmuid-101584932X-94-doc>.

FACCHINI, L. A. et al. Desempenho do PSF no Sul e no Nordeste do Brasil: avaliação institucional e epidemiológica da Atenção Básica à Saúde. *Ciência e saúde coletiva*, vol. 11, n.º 3, 2006.

FALK, J. W. A medicina de família e comunidade e sua entidade nacional: histórico e perspectivas. *Revista Brasileira de Medicina de Família e Comunidade*, 1, pp. 5-10, 2004.

FALLEIROS, I. Empresariado e Políticas Públicas de Saúde no Brasil Contemporâneo. Rio de Janeiro: Fiocruz; 2018.

FARIA, L. R. A Fundação Rockefeller e os serviços de saúde em São Paulo (1920-30): perspectivas históricas. *História, Ciência, Saúde – Manguinhos*, vol. 9, n.º 3, pp. 561-90, 2002.

FARIA, L. R. *Saúde e política: a Fundação Rockefeller e seus parceiros em São Paulo*. Rio de Janeiro: Fiocruz, 2007.

FAUSTO, B. História do Brasil. São Paulo: EDUSP, 2000.

FAUSTO, M. C. R. *Dos Programas de Medicina Comunitária ao Sistema Único de Saúde: uma análise histórica da atenção primária na política de saúde brasileira*. Doutorado do IMS/UERJ. Rio de Janeiro: IMS/UERJ, 2005.

FAUSTO, M. C. R. & MATTA, G. Atenção Primária à Saúde: histórico e perspectivas. In: MOROSINI, M. V. & CORBO, A. D'A. (orgs.). *Modelos de Atenção e a Saúde da Família*. Rio de Janeiro: EPSJV/Fiocruz, 2007.

FEE, E.; CUETO, M. & BROWN, T. At the roots of the World Health Organization's challenges: politics and regionalization. *American Journal of Public Health* (1971), vol. 106, pp. 1.912-7, 2016.

FERNANDES, A. S. *Entrevista concedida a Carlos Henrique Paiva e Fernando A. Pires-Alves*. Recife, 2 de outubro de 2018.

FERREIRA, J. *João Goulart*. Rio de Janeiro: Civilização Brasileira, 2011.

FIELD, J. Medical Education in the United States: late nineteenth and twentieth centuries. In: O'MALLEY, C. D. *The history of medical education: an international symposium*, Sponsored by the Ucla Department of Medical History, School of Medicine Suported by Josiah Macy, Jr. Foundation. Berkeley: University of California Press, 1968.

FONSECA, C. M. O. *Saúde no governo Vargas (1930-1945). Dualidade institucional de um bem público*. Rio de Janeiro: Fiocruz, 2007.

GARCÍA, J. C. *La educación* médica *en la América Latina*. Washington: Organización Panamericana de la Salud, 1972.

GARCÍA, J. C. Medicina e sociedade: as correntes de pensamento no campo da saúde. In: NUNES, E. D. *Medicina social: aspectos históricos e teóricos*. São Paulo: Global Editora, 1983.

GARCIA, N. J. *Estado Novo. Ideologia e propaganda política*. São Paulo: Loyola, 1981.

GERSCHMAN, S. *A democracia inconclusa: um estudo da reforma sanitária brasileira*. Rio de Janeiro: Fiocruz. 2004.

GERSCHMAN, S. & SANTOS, M. A. B. O Sistema Único de Saúde como desdobramento das políticas de saúde do século XX. *Revista Brasileira de Ciências Sociais*, vol. 21, n.º 61, pp. 177-90, 2006.

GIL, C. R. R. Formação de recursos humanos em saúde da família: paradoxos e perspectivas. *Cadernos de Saúde Pública*, vol. 21, n.º 2, pp. 490-49, 2005.

GIL, C. R. R. et al. Interação ensino, serviços e comunidade: desafios e perspectivas de uma experiência de ensino-aprendizagem na atenção básica. *Revista Brasileira de Educação Médica* [*on-line*], vol. 32, n.º 2, pp. 230-9, 2008. Acesso em: 4 agosto 2021.

GIOVANELLA, L. Atenção Primária à Saúde seletiva ou abrangente? *Cad Saude Publica* 2008, 24 (Supl. 1), pp. s21-s23

GIOVANELLA, L. et al. Sistema universal de saúde e cobertura universal: desvendando pressupostos e estratégias. *Ciência & Saúde Coletiva* [*on-line*], vol. 23, n.º 6, pp. 1.763-76, 2018. Acesso em: 3 agosto 2021.

GIOVANELLA, L. As origens e as correntes atuais do enfoque estratégico em planejamento de saúde na América Latina. *Cadernos de Saúde Pública*, vol. 7, n.º 1, pp. 26-44, 1991.

GIOVANELLA, L. Atenção básica ou atenção primária à saúde? *Cadernos de Saúde Pública*, vol. 34, n.º 8, 2018.

GIOVANELLA, L. & MENDONÇA, M. H. Atenção Primária à Saúde. In: GIOVANELLA, L. et al. (orgs.). *Políticas e sistema de saúde no Brasil*. Rio de Janeiro: Fiocruz, pp. 493-546, 2012a.

GIOVANELLA, L. & MENDONÇA, M. H. *Atenção Primária à Saúde: seletiva ou coordenadora dos cuidados?* Rio de Janeiro: CEBES, 2012b.

GONÇALVES, E. R. & RAMOS, F. R. S. O trabalho do cirurgião-dentista na estratégia saúde da família: potenciais e limites na luta por um novo modelo de assistência. *Interface Comunicação Saúde Educação*, Florianópolis, vol. 14, n.º 33, pp. 301-14, abr. 2010.

GONG, Y.-L. & CHAO, L.-M. The role of barefoot doctors. *American Journal of Public Health*, 72(9_Suppl), pp. 9-61, suppl. 59, 1982.

GOULART, F. A. A. *Círculos virtuosos e boas práticas em saúde da família. Experiências e desafios da atenção básica e saúde familiar: caso Brasil.* Afra Suassuna Fernandes/Juan A. Seclen-Palacin (orgs.). Brasília: Organização Pan-Americana da Saúde, pp. 127-42, 2004.

GOULART, F. A. A. *Municipalização: veredas – caminhos do movimento municipalista de saúde no Brasil.* Rio de Janeiro: Abrasco; CONASEMS, 1996.

GOULART, F. Apresentação. In: GOULART, F. *Saúde da família: boas práticas e círculos virtuosos.* EDUFU: Universidade Federal de Uberlândia, 2007.

GRAHAM, L. S. *Civil service reform in Brazil: principles versus practice.* Texas: University of Texas Press, 233 p., 1968.

GRAN BRETAÑA/MS. *Informe Dawson sobre el Futuro de los Servicios Medicos y afines: informe provisional presentado al Ministerio de Salud de la Gran Bretaña en 1920 por el Consejo Consultivo de Servicios Medicos y Afines.* Washington: OPS, 1964.

GRANT, J. B. Effective utilization of health care resources. PAHO. The Present status of medical care in the Americas in relation to its incorporation as a basic service in integrated health programs. *XVI Pan American Sanitary Conference*, Minneapolis, aug.-sep. 1962, s.p.

GREAT BRITAIN; NATIONAL COMMITTEE FOR THE PREVENTION OF DESTITUTION; Wakefield, H. Russell; Webb, Beatrice. *The Minority report of the Poor law commission.* London: National Committee to Promote the Breakup of the Poor Law, 1909.

GREEN, L. & FIELDING, J. U.S. Healthy People Initiative: Its Genesis and Its Sustainability. *Annual Review of Public Health*, vol. 32, pp. 451-70, 2011.

GUIDA, H. F. S. et al. As relações entre saúde e trabalho dos agentes de combate às endemias da Funasa: a perspectiva dos trabalhadores. *Saúde e sociedade*, vol. 21, n.º 4, pp. 858-70, 2012.

GWATKIN, D. *Carta, como Fellow do Oversea Development Council, dirigida a Oscar Harkavy, Chefe do Escritório de Programas da Fundação Ford, em 13 de outubro de 1978.* Arquivo da Fundação Rockefeller, Fundo Fundação Ford, Group Population Program, Serie Oscar Harkavy, Box 25 Subjet Files, Folder Alma-Ata (URSS), 1978.

HAMILTON, W. & FONSECA, C. Política, atores e interesses no processo de mudança institucional: a criação do Ministério da Saúde em 1953. *História, Ciências, Saúde - Manguinhos*, vol. 10(3), pp. 791-825, set.-dez. 2003.

HOBSBAWM. E. *A era dos extremos: o breve século XX (1914-1991).* São Paulo: Cia. das Letras, 1995.

HOCHMAN, G. *A era do saneamento. As bases da política de saúde no Brasil.* São Paulo: Hucitec, 1998.

HOCHMAN, G. Agenda internacional e políticas nacionais: uma comparação histórica entre programas de erradicação da malária e da varíola no Brasil (2007). In: HOCHMAN, G.; ARRETCHE, M. & MARQUES, E. (orgs.). *Políticas Públicas no Brasil.* Rio de Janeiro: Fiocruz, 2007.

HOCHMAN, G. Reformas, instituições e políticas de saúde no Brasil (1930-1945). *Educar em revista*, n.º 25, pp. 127-41, 2005.

HOCHMAN, G. "O Brasil não é só doença": o programa de saúde pública de Juscelino Kubitschek. *História, Ciência, Saúde – Manguinhos*, julho, 16 (Suppl 1), pp. 313-31, 2009.

HOCHMAN, G. & FONSECA, C. M. O. O que há de novo? Políticas de saúde pública e previdência, 1937-45. In: PANDOLFI, D. (org.). *Repensando o Estado Novo.* Rio de Janeiro: Ed. Fundação Getulio Vargas, 1999.

HUBNER, L. C. M. & FRANCO, T. B. O programa médico de

família de Niterói como estratégia de implementação de um modelo de atenção que contemple os princípios e diretrizes do SUS. *Physis*, vol. 17, n.º 1, 2007.

IHD/RF. *1943 Annual Report*. São Paulo - Brazil. International Health Division/Rockefeller Foundation, 1943.

ILLICH, I. *Medical Nemesis: the Expropriation of Health*. London: Calder & Boyars, 1975.

INOJOSA, R. M. A Municipalização nos Sistemas Unificados e Descentralizados de Saúde (SUDS). *Revista de Administração Pública*, Rio de Janeiro, vol. 24, n.º 4, , pp. 26-45, ago.-out. 1990.

JESUS, R. L.; ENGSTROM, E. & BRANDÃO, A. L. A expansão da Estratégia Saúde da Família no Rio de Janeiro, 2009-2012: estudo de caso numa área da cidade. *Revista brasileira de medicina de família e comunidade*, vol. 10, n.º 37, out.-dez. 2015.

JOLLY, R. Adjustment with a Human Face: a UNICEF record and perspective on the 1980s. *World Development*, vol. 19, n.º 12, pp. 1.807-21, 1991.

JORNAL DO BRASIL. Diretores da OMS e OPAS vão à Geisel. *Jornal do Brasil*, p. 19, 21 set. 1977.

JORNAL DO BRASIL. Presidente do INAMPS considera o PREVSAÚDE estatizante. *Jornal do Brasil*, 13 de agosto de 1980.

JORNAL DO BRASIL. Baixada terá distrito sanitário. *Jornal do Brasil*, p. 5, 3 out. 1986.

JORNAL DO BRASIL. INAMPS revoluciona atendimento na Baixada. *Jornal do Brasil*, s.p., 23 jul. 1987.

JOURNAL OF MEDICAL EDUCATION. *Editorials and Comments*, vol. 28, Issue 3, p. 60, mar. 1953. Disponível em: <http://journals.lww.com/academicmedicine/Citation/1953/03000/Teaching_Institutes_.5.aspx>. Acesso em 26-6-2017.

JUDT, T. & SNYDER, T. *Pensando o Século XX*. Rio de Janeiro: Objetiva, 2014.

JUDT, T. *Pós-Guerra: uma história da Europa desde 1945*. Rio de Janeiro: Objetiva, 2008.

KINGDON, J. W. *Agendas, alternatives, and public policies*. New York: Longman, 2003.

KUSCHNIR, R. & CHORNY, A. H. Redes de atenção à saúde: contextualizando o debate. *Ciência e saúde coletiva*, vol. 15, n.º 5, pp. 2.307-16, 2010.

LABRA, M. E. *O movimento sanitarista nos anos 20: da conexão sanitária internacional à especialização em saúde pública no Brasil.* Dissertação da FGV. Rio de Janeiro: Escola Brasileira de Administração Pública/FGV, 410 p. , 1985.

LABRA, M. E. O sanitarismo desenvolvimentista. In: TEIXEIRA, S. F. et al. (orgs.) *Antecedentes da Reforma Sanitária (1955-1964). Textos de apoio*. Rio de Janeiro: PEC/ENSP, 1988.

LALONDE, M. *A new perspective on the health of Canadians. A working document.* Ottawa: Government of Canada, 1974.

LAVOR, A C H. Entrevista concedida a Carlos Henrique Paiva e Fernando Pires-Alves, Fortaleza, Ceará: setembro de 2018. Disponível em: <http://observatoriohistoria.coc.fiocruz.br/php/level.php?lang=pt&component=44&item=9>.

LAVRAS, C. Atenção primária à saúde e a organização de redes regionais de atenção à saúde no Brasil. *Saúde e sociedade*, vol. 20, n.º 4, 2011.

LEE, K. *The World Health Organization (WHO)*. Nova York e Manchester: The Cuny Graduate Center e University of Manchester, 2009.

LEE, K. & FANG, J. *Historical dictionary of the World Health Organization*. 2.ª ed. Lanhan/Toronto-Plymounth/UK: The Scarecrow Press, 2013.

LEVCOVITZ, E. (ed.). *Produção de conhecimento em política, planejamento e gestão em saúde e políticas de saúde no Brasil (1974-2000)*. 1.ª ed. Brasília: OPAS/OMS/Ministério da Saúde, 2003.

LEVCOVITZ, E.; LIMA, L. D. & MACHADO, C. V. Política de saúde nos anos 90: relações intergovernamentais e o papel das Normas Operacionais Básicas. *Ciência e Saúde Coletiva*, vol. 6, n.º 2, 2001.

LIJPHART, A. *Modelos de democracia: desempenho e padrões de governo em 36 países*. Rio de Janeiro: Civilização Brasileira, 2003.

LIMA, D. M. C. *Estratégia Saúde da Família na cidade do RJ: de-*

safios da atenção primária numa grande cidade. Dissertação da EPSJV/Fiocruz. Rio de Janeiro: ENSP/Fiocruz, 2014.

LIMA, N. T. O Brasil e a Organização Pan-Americana da Saúde: uma história em três dimensões. In: FINKELMAN, J. (org.). *Caminhos da saúde pública no Brasil*. Rio de Janeiro: Editora Fiocruz, 2002. p. 24-116.

LIMA, N. T. *Um sertão chamado Brasil*. São Paulo: Hucitec, 2013.

LIMA, N.; FONSECA, C. & HOCHMAN, G. Saúde na construção do Estado Nacional no Brasil: reforma sanitária em perspectiva histórica. In: LIMA, N. T. et al. (orgs.). *Saúde, Democracia, História e Perspectivas do SUS*. Rio de Janeiro: Fiocruz, 2005, vol. 1, pp. 27-58.

LIMA, N.T.; SANTANA, J. P. & PAIVA, C. H. A. *Saúde Coletiva: a Abrasco em 35 anos de história*. Rio de Janeiro: Editora Fiocruz; 2015.

LITSIOS, S. The long and difficult road to Alma-Ata: a personal reflection. *International Journal of Health Service*, 32(4), pp. 709-32, 2002.

LOPES, J. R. B. *Desenvolvimento e mudança social: formação da sociedade urbano-industrial no Brasil*. 2.ª ed. São Paulo: Ed. Nacional, 215 p., 1971.

LUZ, M. T. Notas sobre as políticas de saúde no Brasil de transição democrática - anos 80. *Physis*, vol. I, n.º I, 1991.

MACHADO, F. A. *O SUS que Eu Vivi – Parte 1: De clínico a sanitarista*. Rio de Janeiro: CEBES, 2010.

MACHADO, F. R. S.; GUIZARDI, F. L. & LEMOS, A. S. P. A burocracia cordial: a implantação da estratégia de apoio institucional na política nacional de atenção básica em saúde. *Trabalho, Educação, Saúde*, vol. 17, n.º 3, 2019.

MACHADO, J. A. Gestão de políticas públicas no estado federativo: apostas e armadilhas. *Dados*, vol. 51, n.º 2, 2008.

MACINKO, J. & GUANAIS, F. M. S. Evaluation of the impact of the Family Health Program on infant mortality in Brazil, 1990-2002. *Journal of Epidemiology & Community Health*, 60, pp. 13-9, 2006.

MAGALHÃES, R. C. A. Era Soper de Erradicação e o Apogeu da Campanha Continental para a Erradicação do Aedes aegypti (capítulo 6). In: MAGALHÃES, R. C. A. *Erradicação do Aedes aegypti febre amarela, Fred Soper e saúde pública nas Américas (1918-1968)*. Rio de Janeiro: Fiocruz, pp. 223-70, 2016.

MAHLER, H. Promotion of Primary Health Care in Member Countries of WHO. *Public Health Reports*, vol. 93, n.º 2, pp. 107-13, mar.-abr. 1978.

MAHLER, H. Obstáculos Frente a la Atención Primaria de Salud. *Revista Saúde e Debate*, n.º 6, pp. 27-31, jan.-fev.-mar. 1979.

MARINHO, M. G. *Norte-americanos no Brasil: uma história da Fundação Rockefeller e a Faculdade de Medicina de São Paulo (1916-1931)*. Bragança Paulista: EDUSF, 2001.

MARQUES, R. M. & MENDES, Á. Atenção Básica e programa saúde da família (PSF): novos rumos para a política de saúde e seu financiamento?. *Ciência e Saúde Coletiva*, vol. 8, n.º 2, 2003.

MASCARENHAS, R. Coordenação das atividades dos órgãos locais de saúde pública e a assistência hospitalar. *Revista Paulista de Hospitais*, 3(7), pp. 7-12, julho de 1955.

MCKEOWN, T. *The modern rise of population*. Nova York: Academic Press, 1976.

MEDINA, M. G.; AQUINO, R.; VILASBOAS, A. L. Q. & NUNES, C. A. A Pesquisa em Atenção Primária à Saúde no Brasil. In: MENDONÇA, M. H. M.; MATTA, G.; GONDIN, R. & GIOVANELLA, L. (orgs.). *Atenção Primária à Saúde no Brasil: conceitos, práticas e pesquisa*. Rio de Janeiro: Fiocruz, 2018, pp. 453-92.

MELLO, C. G. Prev-saúde: vida, paixão e morte. *Saúde em Debate*, n.º 12, pp. 25-6, 1981.

MELLO, C. G. *Esperanças e desenganos*. [Artigo de jornal, sem indicação de fonte, local e página]. 1980. Disponível em: <http://repositoriosanitaristas.conasems.org.br/jspui/bitstream/prefix/764/1/Esperan%c3%a7as%20e%20Desenganos.pdf>. Acesso em 20-8-2019.

MELLO, G. A. *Revisão do pensamento sanitário como foco no Centro de Saúde*. Doutorado – Faculdade de Medicina da USP. São Paulo, 2010.

MELLO, G. A. Pensamento clássico da saúde pública paulista na era dos centros de saúde e educação sanitária. *Revista de Saúde Pública*, 46(4), pp. 747-50, 2012.

MELLO, G. A.; FONTANELLA, B. J. B. & DEMARZO, M. M. P. Atenção básica e atenção primária à saúde - origens e diferenças conceituais. *Revista APS*, vol. 12, n.º 2, pp. 204-13, abr.-jun. 2009.

MELLO, G. A.; IBANEZ, N. & VIANA, A. L. d'Á. Um olhar histórico sobre a questão regional e os serviços básicos de saúde no Estado de São Paulo. *Saude e Sociedade*, vol. 20(4), dez. 2011.

MELLO, G. A.; IBANEZ, N. & VIANA, A. L. d'Á. Centros de Saúde: ciência e ideologia na reordenação da saúde pública no século XX. *História, Ciência, Saúde -Manguinhos*, 18(4), dez. 2011.

MENDES, E. V. *Distrito sanitário: o processo social de mudança das práticas sanitárias do Sistema Único de Saúde*. São Paulo: Hucitec, 3.ª ed., 1995.

MENICUCCI, T. *Público e privado na política de assistência à saúde no Brasil: atores, processos e trajetórias*. Rio de Janeiro: Fiocruz, 320 p., 2007.

MERHY, E. E. *A saúde pública como política*. São Paulo: Hucitec, 1992.

MES. *I Conferência Nacional de Educação/I Conferência Nacional de Saúde*. Ministério da Educação e Saúde, 1951.

MINAYO, M. C.; D`ELIA, J. C. & SVITONE, E. *Programa Agentes de Saúde do Ceará*. Brasília: Fundo das Nações Unidas para a Infância, 1990.

MINISTÉRIO DA EDUCAÇÃO E SAÚDE. *Primeira Conferência Nacional de Educação/Primeira Conferência Nacional de Saúde*. Folheto 5. Rio de Janeiro, 1941.

MORAES, S. A Implantação de um Programa de Saúde Comunitária. *Saúde em Debate*, n.º 7/8, pp. 78-82, 1978.

MOROSINI, M. V. G.; FONSECA, A. F. & LIMA, L. D. Política Nacional de Atenção Básica 2017: retrocessos e riscos para o Sistema Único de Saúde. *Saúde em Debate*, 42(116), jan.-mar. 2018.

MOTA, A. & SCHRAIBER, L. Atenção Primária no Sistema de Saúde: debates paulistas numa perspectiva histórica. *Saúde e Sociedade*. São Paulo, vol. 20, n.º 4, pp. 837-52, 2011.
MYRDAL, G. Economic Aspects of Health. *Chronicle of the World Health Organization*, 6(7-8), ago. 1952, pp. 203-18.
NASAR, S. *A imaginação Econômica: gênios que criaram a economia moderna e mudaram a história*. São Paulo: Companhia das Letras, 2012.
NASCIMENTO, E. P. L.; CORREA, C. R. S. & NOZAWA, M. R. O município de Campinas e a organização da Secretaria Municipal de Saúde. *Revista de Ciências Médicas*, 16(3), pp. 161-73, mai.-jun. 2007.
NEWELL, K. W. *Health by the people*. Genebra: World Health Organization. XI. [WHO], 1975.NEWELL, K. Selective primary health care: the counter revolution. *Social Science & Medicine*, vol. 26, issue 9, pp. 903-6, 1988.
NORONHA, J. C. & LEVCOVITZ, E. AIS, SUDS, SUS: Os Caminhos do direito à saúde. In: NORONHA, J. C. & LEVCOVITZ, E. *Saúde e sociedade no Brasil: anos 80*. Rio de Janeiro: Relume-Dumará/Abrasco/IMS-UERJ, pp. 73-111, 1994.
NUNES, E. D. As ciências sociais em saúde: Reflexões sobre as origens e a construção de um campo de conhecimento. *Saúde e Sociedade*, vol. 1, n.º 1, pp. 59-84, 1992.
NUNES, E. D. Saúde Coletiva: uma história recente de um passado remoto. In: Campos, G. W. S. et al. (orgs.). *Tratado de Saúde Coletiva*. 1.ª ed. São Paulo: Hucitec; Rio de Janeiro: Abrasco, pp. 19-39, 2006.
O FLUMINENSE. Rompido o silêncio sobre os abusos da medicina no Brasil. *O Fluminense*, em colaboração com Agência Estado, 3 abr. 1978.
OLIVEIRA, A. M. F. *Os dilemas da municipalização da saúde no contexto de uma região metropolitana: o caso de Campinas*. Tese do Instituto de Economia da Universidade Estadual de Campinas. Campinas, 1995.
OLIVEIRA, J. A. Reformas e reformismo: "democracia progressiva" e políticas sociais (ou "para uma teoria política da reforma sa-

nitária"). *Cadernos de Saúde Pública*, Rio de Janeiro, vol. 3, n.º 4, pp. 360-87, 1988.

OLIVEIRA, J. A. & TEIXEIRA, S. F. *A imprevidência social: 60 anos de história da previdência no Brasil.* Petrópolis: Vozes/Rio de Janeiro: Abrasco, 1989.

OMS. *Informe de la Conferencia Internacional sobre Atención Primaria de Salud.* Orgnización Mundial de la Salud. Atención Primaria e SaludAlma-Ata, URSS, 6-12 set. 1978. Genebra, 1978.

OPAS. *Plano Decenal de Saúde para as Américas.* Organização Pan-Americana de Saúde: Washington: OPAS, 1972.

OPAS. *Renovação da atenção primária à saúde nas Américas.* Documento de posicionamento da Organização Pan-Americana da Saúde/OMS. Washington: OPAS, 2005.

PAHO. PAN AMERICAN HEALTH ORGANIZATION. Extension of Health Service Coverage using primary health care and community participation strategies. *Boletín de la Oficina Sanitaria Panamericana,* vol. XI, n.º 4, pp. 345-67,1977.

PAHO. PAN AMERICAN HEALTH ORGANIZATION. *Extension of health service coverage based on the strategies of primary care and community participation: summary of the situation in the region of the Americas.* Washington, 1978.

PAHO. PAN AMERICAN HEALTH ORGANIZATION. The Present status of medical care in the Americas in relation to its incorporation as a basic service in integrated health programs. Pan American Health Organization. *XVI Pan American Sanitary Conference,* Minneapolis, ago.-set. 1962.

PAIM, J. S. Ações intergradas de saúde (AIS): por que não dois passos atrás?. *Cadernos de Saúde Pública*, Rio de Janeiro, 2(2), abr.--jun. 1986.

PAIM, J. S. A gestão do SUDS no estado da Bahia. *Cadernos de Saúde Pública,* vol. 5, n.º 4, 1989.

PAIM, J. S. A reorganização das práticas em Distritos Sanitários. In: MENDES, E. V. (org.). *Distrito sanitário. O processo social de mudança das práticas sanitárias do Sistema Único de Saúde.* São Paulo: Hucitec/Rio de Janeiro: Abrasco, pp. 187-22, 1993.

PAIM, J. S. Atenção Primária à Saúde: uma receita para todas as estações?. *Saúde em Debate*, vol. 36, n.º 94, pp. 343-7, 2012.

PAIM, J. S. Equidade e reforma em sistemas de serviços de saúde: o caso do SUS. *Saúde e sociedade*, vol. 15, n.º 2, 2006.

PAIVA, C. H. A. A burocracia no Brasil: as bases da administração pública nacional em perspectiva histórica (1920-1945). *História*, vol. 28, n.º 2, pp. 775-96, 2009.

PAIVA, C. H. A. Parasitologia engajada: ciência e ensino em Samuel Pessoa. In: HOCHMAN, G. & LIMA, N. T. (orgs.). *Médicos intérpretes do Brasil*. São Paulo: Hucitec, 2015.

PAIVA, C. H. A. João de Barros Barreto: um construtor do debate organizacional em saúde no Brasil. *Ciência & Saúde Coletiva*. Rio de Janeiro, vol. 26, pp. 3.245-54, 2021.

PAIVA, C. H. A.; PIRES-ALVES, F. A.; FREITAS, G. C.; RAFAEL, R. M. R.; COSTA, M. T. F.; SOUZA, L. M. B. M. & EDMUNDO, K. M. B. *Tempos críticos: trajetórias e perspectivas da Atenção Primária à Saúde no Estado do Rio de Janeiro*. Rio de Janeiro: FAPERJ, 2019.

PAIVA, C. H. A.; PIRES-ALVES, F. & HOCHMAN, G. A cooperação técnica OPAS-Brasil na formação de trabalhadores para a saúde (1973-1983). *Ciência & Saúde Coletiva* [on-line], 2008, vol. 13, n.º 3. Acesso em: 4 agosto 2021, pp. 929-939.

PALMER, S. *Gênese da saúde global: a Fundação Rockefeller no Caribe e na América Latina*. Rio de Janeiro: Fiocruz, 2015.

PAULA SOUZA, G. H. Os Centros de Saúde na organização sanitária do estado de São Paulo. In: III Congresso Brasileiro de Higiene, 1, Belo Horizonte, 1926. *Anais...* Belo Horizonte, MG. 1, pp. 59-86, 1926.

PAULA SOUZA, G. H. & VIEIRA, F. B. Centro de saúde: eixo da organização sanitária. *Boletim, 15*. São Paulo: Instituto de Higiene de São Paulo/Escola de Higiene e Saúde Pública do Estado, pp. 3-60, 1944.

PELLEGRINI, A. *Entrevista de Alberto Pellegrini concedida a Carlos Henrique Paiva e Gilberto Hochman*, junho de 2005.

PEREIRA, J. A. & JONES, K. Contribuições do Projeto Montes

Claros para o Sistema Único de Saúde. *Revista Norte Mineira de Enfermagem*, 5(2), pp. 22-35, 2016.

PEREIRA, J. A. & MENDONÇA, J. M. G. Análise da atuação dos profissionais de Enfermagem no Projeto Montes Claros. *Revista de APS*, 15(3), pp. 245-59, jul.-set. 2012.

PEREIRA, J. M. M. Poder, política e dinheiro: a trajetória do Banco Mundial entre 1980 e 2013. In: PEREIRA, J. M. M. & PRONKO, M. (orgs.) *A demolição de direitos: um exame das políticas do Banco Mundial para a educação e a saúde (1980-2013)*. Rio de Janeiro: Escola Politécnica de Saúde Joaquim Venâncio, pp. 19-64, 2014.

PIMENTA, A. L. O SUS e a municipalização à luz da experiência concreta. *Saúde e Sociedade*. São Paulo, 2(1), pp. 25-40, 1993.

PINHEIRO, P. M. & OLIVEIRA, L. C. A contribuição do acolhimento e do vínculo na humanização da prática do cirurgião-dentista no Programa da Saúde da Família. *Interface Comunicação Saúde Educação*, Fortaleza, vol. 15, n.º 36, pp.187-98, jan. 2011.

PIRES-ALVES, F. A. & CUETO, M. A década de Alma-Ata: a crise do desenvolvimento e a saúde internacional. *Ciência e saúde coletiva*, vol. 22, n.º 7, pp. 2.135-44, 2017.

PIRES-ALVES, F. A. & MAIO, M. C. A saúde na alvorada do desenvolvimento: o pensamento de Abraham Horwitz. *História, Ciências, Saúde – Manguinhos*, Rio de Janeiro, vol. 22, n.º 1, pp. 69-93, jan.-mar. 2015.

PIRES-ALVES, F. A. & PAIVA, C. H. A. *Recursos Críticos: história da Cooperação Técnica OPAS-BRASIL em Recursos Humanos para a Saúde*. Rio de Janeiro: Fiocruz, 2006.

PIRES-ALVES, F. A.; PAIVA, C. H. A. & FALLEIROS, I. Saúde e Desenvolvimento na Agenda do Pós-Guerra. In: PONTE, C. F. & FALEIROS, I. *Na Corda Bamba de Sombrinha: a saúde no fio da história*. Rio de Janeiro: Casa de Oswaldo Cruz, Escola Politécnica de Saúde Joaquim Venâncio, 2010.

PIRES-ALVES, F. A.; PAIVA, C. H. A. & LIMA, N. T. Na Baixada Fluminense, à sombra da "Esfinge do Rio": lutas populares e políticas de saúde na alvorada do SUS. *Ciência e Saúde Coletiva*, 23(6), jun. 2018.

PREFEITURA DE RECIFE. *Programa de Agentes Comunitários de Saúde*. Recife: Prefeitura da cidade de Recife, 1993.

QUEIROZ, M. S.; CASTRO, M. H. G. & VIANA, A. L. D'Á. *A Organização dos Serviços de Saúde: uma avaliação da experiência de Campinas*. Campinas: Núcleo de Estudos de Políticas Públicas – NEPP/UEC, 1993.

RAGGIO, A. *Entrevista concedida a Carlos Henrique Paiva e Fernando Pires-Alves*, outubro de 2018.

RADIS. *Revista Radis*, vol. 169. Rio de Janeiro: Fiocruz, 2016.

REIS, J. R. F. Viver é influenciar: Mário Magalhães, sanitarismo desenvolvimentista e o campo intelectual da saúde pública (1940-1960). *Tempo sociedade*, vol. 27, n.º 2, 2015.

RENOU, T. G. *A diocese de Nova Iguaçu e a questão da educação e saúde nos movimentos sociais de 1970-1990*. Dissertação, Universidade Federal Fluminense. Niterói: UFF, 1994.

RIBEIRO, F. A. *Atenção primária (APS) e Sistema de Saúde no Brasil: uma perspectiva histórica*. Dissertação, Universidade de São Paulo. São Paulo: USP, 2007.

RIBEIRO, E. M.; CHOMATAS, E. R. V. & CAPUTO NETO, M. Integralidade e redes de atenção básica e saúde familiar: a experiência do município de Curitiba-Paraná. In: FERNANDES, A. S. & SECLEN-PALACIN, J. A. (orgs.). *Experiências e desafios da atenção básica e saúde familiar: caso Brasil*. Brasília: Organização Pan-Americana da Saúde (Série Técnica Projeto de Desenvolvimento de Sistemas e Serviços de Saúde, 8), pp. 37-61, 2004.

RIBEIRO, M. A. R. *História sem fim. Inventário da saúde pública. São Paulo: 1880-1930* Editora da Universidade Estadual Paulista, São Paulo,1993.

RICHMOND. *Healthy People: The Surgeon General's Report on Health Promotion and Disease Prevention*. Washington: DHEW, 1979. Disponível em: <https://profiles.nlm.nih.gov/spotlight/nn/catalog/nlm:nlmuid-101584932X94-doc>.

RIFKIN, S. & WALT, G. Why health improves: defining the issues concerning "Comprehensive Primary Health Care" and "Selective Primary Health Care". *Social Science and Medicine*, 23, pp. 559-66, 1986.

RIZZOTTO, M. L. F. O Banco Mundial e o Sistema Nacional de Saúde no Brasil. PEREIRA, J. M. M. & PRONKO, M. (orgs.) *A demolição de direitos: um exame das políticas do Banco Mundial para a educação e a saúde (1980-2013)*. Rio de Janeiro: Escola Politécnica de Saúde Joaquim Venâncio, pp. 255-74, 2014.

ROSEN, G. The first neighborhood health center movement: its rise and fall. In: *From social Police to social Medicine: essays on the history of health care*. Nova York: Neale Watson, 1974.

ROSEN, G. *Da polícia sanitária à medicina social. Ensaios sobre a história da assistência médica*. Rio de Janeiro: Ed. Graal, 1979.

ROVERE, M. Atención Primaria de la Salud en Debate. *Saúde em debate*, vol. 36, n.º 94, pp. 327-42, 2012.

SALIBA, N. A.; GARBIN, C. A. S.; SILVA, F. S. J. F. B. & PRADO, R. L. Agente comunitário de saúde: perfil e protagonismo na consolidação da atenção primária à saúde. *Cadernos de Saúde Coletiva*, Rio de Janeiro, 19(3), pp. 318-26, 2011.

SALLES, A. A reorientação da assistência à saúde no âmbito da Previdência Social – Primeiro ano. *Revista de Administração Pública*. Rio de Janeiro, 19(1), pp. 106-46, jan.-mar. 1985.

SALLUM JR., B. Transição política e crise do Estado. *Lua Nova*, São Paulo, n.º 32, pp. 133-67, 1994.

SANTANA, J. P. & CASTRO, J. *Os sanitaristas de Jucás e os agentes de saúde: entrevista com Antonio Carlile Holanda Lavor e Miria Campos Lavor*. Natal: Una, 2016.

SANTOS, K. T. et al. Agente comunitário de saúde: perfil adequado a realidade do Programa Saúde da Família? *Ciência e Saúde Coletiva*, vol. 16, suppl. 1, pp. 1023-8, 2011.SANTOS, N. R. S. Descentralização e Municipalização. Brasil-Ministério da Saúde. *Anais da VIII Conferência Nacional de Saúde*. Brasília: Centro de Documentação do Ministério da Saúde, pp. 312-7, 1986.

SANTOS, R. C. N. A história do projeto Montes Claros. In: TEIXEIRA, S. F. (org.). *Projeto Montes Claros: a utopia revisitada.* Rio de Janeiro: Abrasco, 1995.

SAÚDE EM DEBATE. Setor saúde da Região Sudeste realizou encontro. *Saúde e Debate*, pp. 5-6, n.º 7/8, abr.-jun. 1978.

SCHECHTMAN, A. et al. Evolução das políticas e do Sistema de Saúde no Brasil. In: Caminhos da saúde pública no Brasil. Rio de Janeiro: Fiocruz, pp. 236-313, 2002.

SCHMIDT- RAHMER, B. Ceara, Northeast Brazil: giving priority to the child. UNICEF. *The UNICEF Brazil Country Program Reader.* Brasília: UNICEF, pp. 112-25., 1990SCHWARTZMAN, S. *Um espaço para a ciência. A formação da comunidade científica no Brasil.* São Paulo-Rio de Janeiro: Nacional-Finep, 2001.

SCHWARTZMAN, S.; BOMENY, H. M. B. & COSTA, V. M. R. *Tempos de Capanema.* Rio de Janeiro: Paz e Terra/FGV, 405 p., 2000.

SERAVALLE, L. *Contribuição para planejamento e organização dos serviços de saúde do município de Campinas.* Tese, Universidade de São Paulo. São Paulo: Faculdade de Saúde Pública, USP, 1985.

SHEARD, S. A creature of its time: the critical history of the creation of the British NHS. *Michael Quarterly*, 2011, n.º 8, pp. 428-41.

SILVA, A. C. *Viva criança: os caminhos da sobrevivência infantil no Ceará.* Fortaleza: Fundação Demócrito Rocha, vol. 1, 272 p., 1999.

SILVA, C. Murialdo: história e construção na Saúde Coletiva do Rio Grande do Sul. *Boletim da Saúde*, vol. 16, n.º 2, pp. 105-15, 2002.

SILVA, J. A. Á. *Do Socialismo Catrumano para o Planalto.* Brasília: Fiocruz - Diretoria Regional de Brasília, 2015.

SILVA, L. M. V. et al. O processo de distritalização e a utilização de serviços de saúde – avaliação do caso de Pau da Lima, Salvador, Bahia, Brasil. *Cadernos de Saúde Pública*, vol.11, n.º 1, pp. 72-84, 1995.

SILVA, P. T. *Origem e trajetória do Movimento Amigos de Bairros em Nova Iguaçu (MAB) 1974/1992: relação vanguarda-base-massa: práxis política e educativa*. Dissertação da FGV. Rio de Janeiro: Fundação Getúlio Vargas, 1993.

SILVA JUNIOR, A. G. Distrito sanitário: reflexões sobre seu conceito e experiências. *Revista Saúde em Debate*, 41, pp. 10-3, 1993.

SILVEIRA, M. M. et al. Saúde pública e desenvolvimento econômico. Relatório da Subcomissão de Saúde da Comissão Nacional de Bem-Estar Social. *Revista de Higiene e Saúde Pública*, Rio de Janeiro, ano 13, n.º 4, pp. 53-64, 1954.

SIMIÃO, E.; ALBUQUERQUE, G. & ERDMANN, A. Atenção básica no Brasil (1980-2006): alguns destaques. *Revista da Rede de Enfermagem do Nordeste*. Fortaleza, vol. 8, n.º 2, pp. 50-9, mai.-ago. 2007.

SOPHIA, D. C. Notas de participação do CEBES na organização da 8.ª Conferência Nacional de Saúde: o papel da Revista Saúde em Debate. *Saúde em debate*, vol. 36, n.º 95, pp. 554-61, 2012.

SOUSA, M. F. Agentes comunitários de saúde: choque de povo. In: *Agentes comunitários de saúde: choque de povo*. São Paulo: Hucitec, 2003.

SOUTO, L. *O Direito à Saúde e a Reforma Democrática do Estado Brasileiro: uma construção social republicana*. Dissertação da UFRJ. Rio de Janeiro: UFRJ, 2012.

SOUZA, C. M. B. *A trajetória de implementação do Programa Médico de Família em Niterói: continuidades e mudanças nos anos 2000*, 2015.

SOUZA, F. E. P. Metamorfoses do endividamento externo. In: CASTRO, A. B. & SOUZA, F. E. P. *A economia brasileira em marcha forçada*. Rio de Janeiro: Paz e Terra, pp. 97-190, 1985.

SOUZA, M. F. M.; MACINKO, J.; ALENCAR, A. P.; MALTA, D. C. & MORAIS NETO, O. L. Reductions in firearm-related mortality and hospitalizations in Brazil After Gun Control. *Health affairs*, vol. 26, n.º 2, pp. 575-84, mar. 2007.

STARFIELD, B. *Primary care: balancing health needs, services, and technology*. Oxford University Press, 1998.

STARFIELD, B. *Atenção Primária: equilíbrio entre necessidades de saúde, serviços e tecnologia*. Brasília: UNESCO/Ministério da Saúde, 2002.

STARR, P. *La transfomación social de la medicina em los Estados Unidos*. México: Secretaria de Salud; Fundo e Cultura Económica, 1991.

STRALEN, C. J. V. O projeto Montes Claros para o sistema de saúde: o hiato entre ideologia e ações práticas. In: TEIXEIRA, S. F. (org.). *Projeto Montes Claros: a utopia revisitada*. Rio de Janeiro: Abrasco, 1995.

TAFFET, J. F. *Foreign aid as foreign policy: the alliance for progress in Latin America*. Nova York: Routledge, 2007.

TAYLOR, C. E. (ed.). *Doctors for the villages: study of rural internships in seven indian medical colleges*. Nova York: Asia Publishing House, 1976.

TEIXEIRA, L. A. Comentário: Rodolfo Mascarenhas e a história da saúde pública em São Paulo. *Revista de Saúde Pública*, vol. 40, n.º 1, pp. 17-9, 2006.

TEIXEIRA, L. A. Rodolfo dos Santos Mascarenhas: a pioneer of health history. *Ciência e Saúde Coletiva*, vol. 20, n.º 4, pp. 1.135-41, 2015.

TEIXEIRA, S. C. S.; MONTEIRO, V. O. & MIRANDA, V. A. Programa médico de família no município de Niterói. *Estudos avançados*, vol. 13, n.º 35, 1999.

TEIXEIRA, S. F. Reorientação da assistência medica previdenciária: um passo adiante ou dois atrás? *Revista de Administração Pública*. Rio de Janeiro, 19(1), pp. 48-50, jan.-mar. 1985.

TEIXEIRA, S. F. *Projeto Montes Claros: a utopia revisitada*. Rio de Janeiro: Abrasco, 1995.

THIELEN, E. V. et al. *A ciência a caminho da roça: imagens das expedições científicas do Instituto Oswaldo Cruz: 1911-1913*. Rio de Janeiro: Casa de Oswaldo Cruz, Fiocruz, 1992.

TORRES, C. R. O processo de construção do sistema nacional de saúde: tradição e inovação na política de saúde brasileira (1940-1980). Tese do PPGHCS/Fiocruz. Rio de Janeiro: PPGHCS/Fiocruz, 2019.

TRIANA, A. *Sistemas locais de saúde: uma via para o Sistema Único de Saúde? O caso de São Paulo, 1989-1992*. Dissertação da Unicamp. Unicamp, 1994.

TSEBELIS, G. *Veto players: how political institutions work*. Nova York: Princeton University Press, 2002.

UNICEF/WHO. *Joint Committee on Health Policy Held at the Headquarters of the World Health Organizatio*. Report of the Twentieth Session. Geneva: WHO, 1975

VAN STRALEN, C. Do projeto de Montes Claros para o Sistema Único de Saúde: o hiato entre as ideologias e as realizações práticas. In: TEIXEIRA, S. F. (org.). *Projeto Montes Claros: a utopia revisitada*. Rio de Janeiro: Abrasco, 1995.

VARGAS, G. Mensagem ao Congresso Nacional. Apresentada pelo presidente da República por ocasião da abertura da Sessão Legislativa de 1951. Rio de Janeiro, *Imprensa Nacional*, 1951.

VIANA, A. L. D'Á. & DAL POZ, M. R. A reforma do sistema de saúde no Brasil e o Programa Saúde da Família. *Physis: Revista de Saúde Coletiva*, vol. 8, pp. 11-48, 1998.

VINCENT, G. E. *The Rockefeller Foundation: a review of its war work public health activities and medical education projects in the year 1917*. Nova York: Rockefeller Foundation, 1917.

ZANCAN, L.; MAGALHÃES, R. & SOUZA, R. G. Atores Sociais na formulação do programa especial de saúde da Baixada. In: BODSTEIN, R. (org.). *Serviços Locais de Saúde: construção de atores e políticas* Rio de Janeiro: Relume-Dumará, pp. 41-62, 1993.

WAHRLICH, B. S. *Reforma administrativa na era Vargas*. Rio de Janeiro: Ed. Fundação Getulio Vargas, 1983.

WEBB, B. *The Minority Report in its Relation to Public Health and the Medical Profession*. London: National Committee to Promote the Breakup of the Poor Law, 1910.

WEIR, J. M. Foreword. In: BRYANT, J. H. *Health and the developing world*. Ithaca, Nova York: Cornell University Press, 1969.

WHITE, K. L.; WILLIAMS, T. F. & GREENBERG, B. G. The Ecology of Medical Care. *New England Journal of Medicine*, 1961, n.º 265, pp. 885-92.

WHO. *Methods of promoting the development of basic health services:*

Background documentation. Genebra: World Health Organization, 1972.

WHO. *Organizational study on methods of promoting of basic health services.* Genebra: World Health Organization, 1973.

WHO. *List of Participants.* Genebra: World Health Organization, 1978.

WHO. *The third ten years of the World Health Organization: 1968-1977.* Genebra: World Health Organization, 2008.

WILLIAMS, D. *International Development and Global Politics: history, theory and practice.* Londres e Nova York: Routledge, 2012.

WINSLOW, C.-E. A. The Economic Values of Preventive Medicine. *Chronicle of the World Health Organization*, 6(7-8), pp. 191-202, ago. 1952.

WOLF, P. J. W. & OLIVEIRA, G. C. O "Espírito de Dunquerque" e o NHS inglês. *Revista Tempo do Mundo*, vol. 3, n.º 2, pp. 193-241, 2017.

ZYLBERMAN, P. Fewer parallels than antithesis: René Sand and Andrija Stampar (1915-1955). *Social History of Medicine*, vol. 17, n.º 15, pp. 77-92, 2004.

TÍTULOS PUBLICADOS NA COLEÇÃO "SAÚDE EM DEBATE" ATÉ DEZEMBRO DE 2017
Saúde e Assistência Médica no Brasil, Carlos Gentile de Mello
Ensaios Médico-Sociais, Samuel Pessoa
Medicina e Política, Giovanni Berlinguer
O Sistema de Saúde em Crise, Carlos Gentile de Mello
Saúde e Previdência: Estudos de Política Social, José Carlos de Souza Braga & Sérgio Góes de Paula
Saúde nas Fábricas, Giovanni Berlinguer
Ecologia: Capital, Trabalho e Ambiente, Laura Conti
Ambiente de Trabalho: a Luta dos Trabalhadores Pela Saúde, Ivar Oddone et al
Saúde Para Todos: um Desafio ao Município — a Resposta de Bauru, David Capistrano Filho (org.)
Os Médicos e a Política de Saúde, Gastão Wagner de Sousa Campos
Epidemiologia da Desigualdade, César G. Victora, Fernando C. de Barros & Patrick Vaughan
Saúde e Nutrição das Crianças de São Paulo, Carlos Augusto Monteiro
Saúde do Trabalhador, Aparecida Linhares Pimenta & David Capistrano Filho
A Doença, Giovanni Berlinguer
Reforma Sanitária: Itália e Brasil, Giovanni Berlinguer, Sônia M. Fleury Teixeira & Gastão Wagner de Sousa Campos
Educação Popular nos Serviços de Saúde, Eymard Mourão Vasconcelos
Processo de Produção e Saúde, Asa Cristina Laurell & Mariano Noriega
Trabalho em Turnos e Noturno, Joseph Rutenfranz, Peter Knauth & Frida Marina Fischer
Programa de Saúde dos Trabalhadores (a Experiência da Zona Norte: Uma Alternativa em Saúde Pública), Danilo Fernandes Costa, José Carlos do Carmo, Maria Maeno Settimi & Ubiratan de Paula Santos
A Saúde das Cidades, Rita Esmanhoto & Nizan Pereira Almeida
Saúde e Trabalho. A Crise da Previdência Social, Cristina Possas
Saúde Não se Dá, Conquista-se, Demócrito Moura
Planejamento sem Normas, Gastão Wagner de Sousa Campos, Emerson Elias Merhy & Everardo Duarte Nunes
Epidemiologia e Sociedade. Heterogeneidade Estrutural e Saúde no Brasil, Cristina Possas
Tópicos de Saúde do Trabalhador, Frida Marina Fischer, Jorge da Rocha Gomes & Sérgio Colacioppo
Epidemiologia do Medicamento. Princípios Gerais, Joan-Ramon Laporte et al.
Educação Médica e Capitalismo, Lilia Blima Schraiber
SaúdeLoucura 1, Antonio Lancetti et al.
Desinstitucionalização, Franco Rotelli et al.
Programação em Saúde Hoje, Lilia Blima Schraiber (org.)
SaúdeLoucura 2, Félix Guatarri, Gilles Deleuze et al.
Epidemiologia: Teoria e Objeto, Dina Czeresnia Costa (org.)
Sobre a Maneira de Transmissão do Cólera, John Snow
Hospital, Dor e Morte Como Ofício, Ana Pitta
A Multiplicação Dramática, Hernán Kesselman & Eduardo Pavlovsky
Cinco Lições Sobre a Transferência, Gregorio Baremblitt
A Saúde Pública e a Defesa da Vida, Gastão Wagner de Sousa Campos
Epidemiologia da Saúde Infantil, Fernando C. Barros & Cesar G. Victora
Juqueri, o Espinho Adormecido, Evelin Naked de Castro Sá & Cid Roberto Bertozzo Pimentel
O Marketing da Fertilidade, Yvan Wolffers et al.
Lacantroças, Gregorio Baremblitt
Terapia Ocupacional: Lógica do Trabalho ou do Capital? Lea Beatriz Teixeira Soares
Minhas Pulgas, Giovanni Berlinguer
Mulheres: Sanitaristas de Pés Descalços, Nelsina Mello de Oliveira Dias
Epidemiologia — Economia, Política e Saúde, Jaime Breilh
O Desafio do Conhecimento, Maria Cecília de Souza Minayo
SaúdeLoucura 3, Herbert Daniel et al.
Saúde, Ambiente e Desenvolvimento, Maria do Carmo Leal et al.
Promovendo a Eqüidade: um Novo Enfoque com Base no Setor da Saúde, Emanuel de Kadt & Renato Tasca
A Saúde Pública Como Política, Emerson Elias Merhy
Sistema Único de Saúde, Guido Ivan de Carvalho & Lenir Santos
Reforma da Reforma, Gastão Wagner S. Campos
O Município e a Saúde, Luiza S. Heimann et al.
Epidemiologia Para Municípios, J. P. Vaughan
Distrito Sanitário, Eugênio Vilaça Mendes
Psicologia e Saúde, Florianita Braga Campos (org.)
Questões de Vida: Ética, Ciência, Saúde, Giovanni Berlinguer
Saúde Mental e Cidadania no Contexto dos Sistemas Locais de Saúde, Maria E. X. Kalil (org.)
Mario Tommasini: Vida e Feitos de um Democrata Radical, Franca Ongaro Basaglia
Saúde Mental no Hospital Geral: Espaço Para o Psíquico, Neury J. Botega & Paulo Dalgalarrondo
O Médico e seu Trabalho: Limites da Liberdade, Lilia Blima Schraiber
O Limite da Exclusão Social. Meninos e Meninas de Rua no Brasil, Maria Cecília de Souza Minayo
Saúde e Trabalho no Sistema Único do Sus, Neiry Primo Alessi et al.
Ruído: Riscos e Prevenção, Ubiratan de Paula Santos (org.)
Informações em Saúde: da Prática Fragmentada ao Exercício da Cidadania, Ilara Hammerty Sozzi de Moraes
Saúde Loucura 4, Gregorio Baremblitt et al.

Odontologia e Saúde Bucal Coletiva, Paulo Capel Narvai
Manual de Saúde Mental, Benedetto Saraceno et al.
Assistência Pré-Natal: Prática de Saúde a Serviço da Vida, Maria Inês Nogueira
Saber Preparar Uma Pesquisa, André-Pierre Contandriopoulos et al.
Pensamento Estratégico e Lógica da Programação, Mario Testa
Os Estados Brasileiros e o Direito à Saúde, Sueli G. Dallari
Inventando a Mudança na Saúde, Luiz Carlos de Oliveira Cecílio et al.
Uma História da Saúde Pública, George Rosen
Drogas e Aids, Fábio Mesquita & Francisco Inácio Bastos
Tecnologia e Organização Social das Práticas de Saúde, Ricardo Bruno Mendes Gonçalves
Epidemiologia e Emancipação, José Ricardo de Carvalho Mesquita Ayres
Razão e Planejamento, Edmundo Gallo, Ricardo Bruno Mendes Gonçalves & Emerson Elias Merhy
Os Muitos Brasis: Saúde e População na Década de 80, Maria Cecília de Souza Minayo (org.)
Da Saúde e das Cidades, David Capistrano Filho
Sistemas de Saúde: Continuidades e Mudanças, Paulo Marchiori Buss & María Eliana Labra
Aids: Ética, Medicina e Tecnologia, Dina Czeresnia et al.
Aids: Pesquisa Social e Educação, Dina Czeresnia et al.
Maternidade: Dilema entre Nascimento e Morte, Ana Cristina d'Andretta Tanaka
Construindo Distritos Sanitários. A Experiência da Cooperação Italiana no Município de São Paulo, Carmen Fontes Teixeira & Cristina Melo (orgs.)
Memórias da Saúde Pública: a Fotografia como Testemunha, Maria da Penha C. Vasconcellos (coord.)
Medicamentos, Drogas e Saúde, E. A. Carlini
Indústria Farmacêutica, Estado e Sociedade, Jorge Antonio Zepeda Bermudez
Propaganda de Medicamentos: Atentado à Saúde? José Augusto Cabral de Barros
Relação Ensino/Serviços: Dez Anos de Integração Docente Assistencial (IDA) no Brasil, Regina Giffoni Marsiglia
Velhos e Novos Males da Saúde no Brasil, Carlos Augusto Monteiro (org.)
Dilemas e Desafios das Ciências Sociais na Saúde Coletiva, Ana Maria Canesqui
O "Mito" da Atividade Física e Saúde, Yara Maria de Carvalho
Saúde & Comunicação: Visibilidades e Silêncios, Aurea M. da Rocha Pitta
Profissionalização e Conhecimento: a Nutrição em Questão, Maria Lúcia Magalhães Bosi
Saúde do Adulto: Programas e Ações na Unidade Básica, Lilia Blima Schraiber, Maria Ines Baptistela Nemes & Ricardo Bruno Mendes-Gonçalves (orgs.)
Nutrição, Trabalho e Sociedade, Solange Veloso Viana
Uma Agenda para a Saúde, Eugênio Vilaça Mendes
A Construção da Política Nacional de Medicamentos, José Ruben de Alcântara Bonfim & Vera Lúcia Mercucci (orgs.)
Ética da Saúde, Giovanni Berlinguer
A Construção do SUS a Partir do Município: Etapas para a Municipalização Plena da Saúde, Silvio Fernandes da Silva
Reabilitação Psicossocial no Brasil, Ana Pitta (org.)
SaúdeLoucura 5, Gregorio Baremblitt (org.)
SaúdeLoucura 6, Eduardo Passos Guimarães (org.)
Assistência Social e Cidadania, Antonio Lancetti (org.)
Sobre o Risco: Para Compreender a Epidemiologia, José Ricardo de Mesquita Aires
Ciências Sociais e Saúde, Ana Maria Canesqui (org.)
Agir em Saúde, Emerson Elias Merhy & Rosana Onocko (orgs.)
Contra a Maré à Beira-Mar, Florianita Braga Campos & Cláudio Maierovitch
Princípios Para Uma Clínica Antimanicomial, Ana Marta Lobosque
Modelos Tecnoassistenciais em Saúde: o Debate no Campo da Saúde Coletiva, Aluísio G. da Silva Junior
Políticas Públicas, Justiça Distributiva e Inovação: Saúde e Saneamento na Agenda Social, Nilson do Rosário Costa
A Era do Saneamento: as Bases da Política de Saúde Pública no Brasil, Gilberto Hochman
O Adulto Brasileiro e as Doenças da Modernidade: Epidemiologia das Doenças Crônicas Não-Transmissíveis, Ines Lessa (org.)
Malária e Seu Controle, Rita Barradas Barata
O Dengue no Espaço Habitado, Maria Rita de Camargo Donalisio
A Organização da Saúde no Nível Local, Eugênio Vilaça Mendes (org.)
Trabalho e Saúde na Aviação: a Experiência entre o Invisível e o Risco, Alice Itani
Mudanças na Educação Médica e Residência Médica no Brasil, Laura Feuerwerker
A Evolução da Doença de Chagas no Estado de São Paulo, Luis Jacintho da Silva
Malária em São Paulo: Epidemiologia e História, Marina Ruiz de Matos
Civilização e Doença, Henry Sigerist
Medicamentos e a Reforma do Setor Saúde, Jorge Antonio Zepeda Bermudez & José Ruben de Alcântara Bonfim (orgs.)
A Mulher, a Sexualidade e o Trabalho, Eleonora Menicucci de Oliveira
Saúde Sexual e Reprodutiva no Brasil, Loren Galvão & Juan Díaz (orgs.)
A Educação dos Profissionais de Saúde da América Latina (Teoria e Prática de um Movimento de Mudança) — Tomo 1 "Um Olhar Analítico" — Tomo 2 "As Vozes dos Protagonistas", Marcio Almeida, Laura Feuerwerker & Manuel Llanos C. (orgs.)
Vigilância Sanitária: Proteção e Defesa da Saúde, Edinã Alves Costa
Sobre a Sociologia da Saúde. Origens e Desenvolvimento, Everardo Duarte Nunes
Ciências Sociais e Saúde para o Ensino Médico, Ana Maria Canesqui (org.)
Educação Popular e a Atenção à Saúde da Família, Eymard Mourão Vasconcelos

Um Método Para Análise e Co-Gestão de Coletivos, Gastão Wagner de Sousa Campos
A Ciência da Saúde, Naomar de Almeida Filho
A Voz do Dono e o Dono da Voz: Saúde e Cidadania no Cotidiano Fabril, José Carlos "Cacau" Lopes
Da Arte Dentária, Carlos Botazzo
Saúde e Humanização: a Experiência de Chapecó, Aparecida Linhares Pimenta (org.)
Consumo de Drogas: Desafios e Perspectivas, Fábio Mesquita & Sérgio Seibel
SaúdeLoucura 7, Antonio Lancetti (org.)
Ampliar o Possível: a Política de Saúde do Brasil, José Serra
SUS Passo a Passo: Normas, Gestão e Financiamento, Luiz Odorico Monteiro de Andrade
A Saúde nas Palavras e nos Gestos: Reflexões da Rede Educação Popular e Saúde, Eymard Mourão Vasconcelos (org.)
Municipalização da Saúde e Poder Local: Sujeitos, Atores e Políticas, Silvio Fernandes da Silva
A Cor-Agem do PSF, Maria Fátima de Souza
Agentes Comunitários de Saúde: Choque de Povo, Maria Fátima de Souza
A Reforma Psiquiátrica no Cotidiano, Angelina Harari & Willians Valentini (orgs.)
Saúde: Cartografia do Trabalho Vivo, Emerson Elias Merhy
Além do Discurso de Mudança na Educação Médica: Processos e Resultados, Laura Feuerwerker
Tendências de Mudanças na Formação Médica no Brasil: Tipologia das Escolas, Jadete Barbosa Lampert
Os Sinais Vermelhos do PSF, Maria Fátima de Sousa (org.)
O Planejamento no Labirinto: Uma Viagem Hermenêutica, Rosana Onocko Campos
Saúde Paideia, Gastão Wagner de Sousa Campos
Biomedicina, Saber & Ciência: Uma Abordagem Crítica, Kenneth R. de Camargo Jr.
Epidemiologia nos Municípios: Muito Além das Normas, Marcos Drumond Júnior
A Psicoterapia Institucional e o Clube dos Saberes, Arthur Hyppólito de Moura
Epidemiologia Social: Compreensão e Crítica, Djalma Agripino de Melo Filho
O Trabalho em Saúde: Olhando e Experienciando o SUS no Cotidiano, Emerson Elias Merhy et al.
Natural, Racional Social: Razão Médica e Racionalidade Científica, Madel T. Luz
Acolher Chapecó: Uma Experiência de Mudança do Modelo Assistencial, com Base no Processo de Trabalho, Túlio Batista Franco et al.
Educação Médica em Transformação: Instrumentos para a Construção de Novas Realidades, João José Neves Marins
Proteção Social. Dilemas e Desafios, Ana Luiza d'Ávila Viana, Paulo Eduardo M. Elias & Nelson Ibañez (orgs.)
O Público e o Privado na Saúde, Luiza Sterman Heimann, Lauro Cesar Ibanhes & Renato Barbosa (orgs.)
O Currículo Integrado do Curso de Enfermagem da Universidade Estadual de Londrina: do Sonho à Realidade, Maria Solange Gomes Dellaroza & Marli Terezinha Oliveira Vanucchi (orgs.)
A Construção da Clínica Ampliada na Atenção Básica, Gustavo Tenório Cunha
Saúde Coletiva e Promoção da Saúde: Sujeito e Mudança, Sérgio Resende Carvalho
Saúde e Desenvolvimento Local, Marco Akerman
Saúde do Trabalhador no SUS: Aprender com o Passado, Trabalhar o Presente e Construir o Futuro, Maria Maeno & José Carlos do Carmo
A Espiritualidade do Trabalho em Saúde, Eymard Mourão Vasconcelos (org.)
Saúde Todo Dia: Uma Construção Coletiva, Rogério Carvalho Santos
As Duas Faces da Montanha: Estudos sobre Medicina Chinesa e Acupuntura, Marilene Cabral do Nascimento
Perplexidade na Universidade: Vivências nos Cursos de Saúde, Eymard Mourão Vasconcelos, Lia Haikal Frota & Eduardo Simon
Tratado de Saúde Coletiva, Gastão Wagner de Sousa Campos, Maria Cecília de Souza Minayo, Marco Akerman, Marcos Drumond Jr. & Yara Maria de Carvalho (orgs.)
Entre Arte e Ciência: Fundamentos Hermenêuticos da Medicina Homeopática, Paulo Rosenbaum
A Saúde e o Dilema da Intersetorialidade, Luiz Odorico Monteiro de Andrade
Olhares Socioantropológicos Sobre os Adoecidos Crônicos, Ana Maria Canesqui (org.)
Na Boca do Rádio: o Radialista e as Políticas Públicas, Ana Luísa Zaniboni Gomes
SUS: Ressignificando a Promoção da Saúde, Adriana Castro & Miguel Malo (orgs.)
SUS: Pacto Federativo e Gestão Pública, Vânia Barbosa do Nascimento
Memórias de um Médico Sanitarista que Virou Professor Enquanto Escrevia Sobre..., Gastão Wagner de Sousa Campos
Saúde da Família, Saúde da Criança: a Resposta de Sobral, Anamaria Cavalcante Silva
A Construção da Medicina Integrativa: um Desafio para o Campo da Saúde, Nelson Filice de Barros
O Projeto Terapêutico e a Mudança nos Modos de Produzir Saúde, Gustavo Nunes de Oliveira
As Dimensões da Saúde: Inquérito Populacional em Campinas, SP, Marilisa Berti de Azevedo Barros, Chester Luiz Galvão César, Luana Carandina & Moisés Goldbaum (orgs.)
Avaliar para Compreender: Uma Experiência na Gestão de Programa Social com Jovens em Osasco, SP, Juan Carlos Aneiros Fernandez, Marisa Campos & Dulce Helena Cazzuni (orgs.)
O Médico e Suas Interações: Confiança em Crise, Lília Blima Schraiber
Ética nas Pesquisas em Ciências Humanas e Sociais na Saúde, Iara Coelho Zito Guerriero, Maria Luisa Sandoval Schmidt & Fabio Zicker (orgs.)
Homeopatia, Universidade e SUS: Resistências e Aproximações, Sandra Abrahão Chaim Salles
Manual de Práticas de Atenção Básica: Saúde Ampliada e Compartilhada, Gastão Wagner de Sousa Campos & André Vinicius Pires Guerrero (orgs.)
Saúde Comunitária: Pensar e Fazer, Cezar Wagner de Lima Góis
Pesquisa Avaliativa em Saúde Mental: Desenho Participativo e Efeitos da Narratividade, Rosana Onocko Campos, Juarez Pereira Furtado, Eduardo Passos & Regina Benevides
Saúde, Desenvolvimento e Território, Ana Luiza d'Ávila Viana, Nelson Ibañez & Paulo Eduardo Mangeon Elias (orgs.)

Educação e Saúde, Ana Luiza d'Ávila Viana & Célia Regina Pierantoni (orgs.)
Direito à Saúde: Discursos e Práticas na Construção do SUS, Solange L'Abbate
Infância e Saúde: Perspectivas Históricas, André Mota e Lilia Blima Schraiber (orgs.)
Conexões: Saúde Coletiva e Políticas de Subjetividade, Sérgio Resende Carvalho, Sabrina Ferigato, Maria Elisabeth Barros (orgs.)
Medicina e Sociedade, Cecília Donnangelo
Sujeitos, Saberes e Estruturas: uma Introdução ao Enfoque Relacional no Estudo da Saúde Coletiva, Eduardo L. Menéndez
Saúde e Sociedade: o Médico e seu Mercado de Trabalho, Cecília Donnangelo & Luiz Pereira
A Produção Subjetiva do Cuidado: Cartografias da Estratégia Saúde da Família, Tulio Batista Franco, Cristina Setenta Andrade & Vitória Solange Coelho Ferreira (orgs.)
Medicalização Social e Atenção à Saúde no SUS, Charles D. Tesser (org.)
Saúde e História, Luiz Antonio de Castro Santos & Lina Faria
Violência e Juventude, Marcia Faria Westphal & Cynthia Rachid Bydlowski
Walter Sidney Pereira Leser: das Análises Clínicas à Medicina Preventiva e à Saúde Pública, José Ruben de Alcântara Bonfim & Silvia Bastos (orgs.)
Atenção em Saúde Mental para Crianças e Adolescentes no SUS, Edith Lauridsen-Ribeiro & Oswaldo Yoshimi Tanaka (orgs.)
Dilemas e Desafios da Gestão Municipal do SUS: Avaliação da Implantação do Sistema Municipal de Saúde em Vitória da Conquista (Bahia) 1997-2008, Jorge José Santos Pereira Solla
Semiótica, Afecção e o Trabalho em Saúde, Túlio Batista Franco & Valéria do Carmo Ramos
Adoecimento Crônico Infantil: um estudo das narrativas familiares, Marcelo Castellanos
Poder, Autonomia e Responsabilização: Promoção da Saúde em Espaços Sociais da Vida Cotidiana, Kênia Lara Silva & Roseli Rosângela de Sena
Política e Gestão Pública em Saúde, Nelson Ibañez, Paulo Eduardo Mangeon Elias & Paulo Henrique D'Angelo Seixas (orgs.)
Educação Popular na Formação Universitária: Reflexões com Base em uma Experiência, Eymard Mourão Vasconcelos & Pedro José Santos Carneiro Cruz (orgs.)
O Ensino das Práticas Integrativas e Complementares: Experiências e Percepções, Nelson Filice de Barros, Pamela Siegel & Márcia Aparecida Padovan Otani (orgs.)
Saúde Suplementar, Biopolítica e Promoção da Saúde, Carlos Dimas Martins Ribeiro, Túlio Batista Franco, Aluisio Gomes da Silva Júnior, Rita de Cássia Duarte Lima, Cristina Setenta Andrade (orgs.)
Promoção da Saúde: Práticas Grupais na Estratégia Saúde da Família, João Leite Ferreira Neto & Luciana Kind
Capitalismo e Saúde no Brasil nos anos 90: as Propostas do Banco Mundial e o Desmonte do SUS, Maria Lucia Frizon Rizzotto
Masculino e Feminino: a Primeira Vez. A Análise de Gênero sobre a Sexualidade na Adolescência, Silmara Conchão
Educação Médica: Gestão, Cuidado, Avaliação, João José Neves Marins & Sergio Rego (orgs.)
Retratos da Formação Médica nos Novos Cenários de Prática, Maria Inês Nogueira
Saúde da Mulher na Diversidade do Cuidado na Atenção Básica, Raimunda Magalhães da Silva, Luiza Jane Eyre de Souza Vieira, Patrícia Moreira Costa Collares (orgs.)
Cuidados da Doença Crônica na Atenção Primária de Saúde, Nelson Filice de Barros (org.)
Tempos Turbulentos na Saúde Pública Brasileira: Impasses do Financiamento no Capitalismo Financeirizado, Áquilas Mendes
A Melhoria Rápida da Qualidade nas Organizações de Saúde, Georges Maguerez
Saúde, Desenvolvimento, Ciência, Tecnologia e Inovação, Ana Luiza d'Ávila Viana, Aylene Bousquat & Nelson Ibañez
Tecendo Redes: os Planos de Educação, Cuidado e Gestão na Construção do SUS. A Experiência de Volta Redonda (RJ), Suely Pinto, Túlio Batista Franco, Marta Gama de Magalhães, Paulo Eduardo Xavier Mendonça, Angela Guidoreni, Kathleen Tereza da Cruz & Emerson Elias Merhy (orgs.)
Coquetel. A Incrível História dos Antirretrovirais e do Tratamento da Aids no Brasil, Mário Scheffer
Psicanálise e Saúde Coletiva: Interfaces, Rosana Onocko Campos
A Medicina da Alma: Artes do Viver e Discursos Terapêuticos, Paulo Henrique Fernandes Silveira
Clínica Comum: Itinerários de uma Formação em Saúde (orgs.), Angela Aparecida Capozzolo, Sidnei José Casetto & Alexandre de Oliveira Henz
Práxis e e Formação Paideia: apoio e cogestão em saúde, Gastão Wagner de Sousa Campos, Gustavo Tenório Cunha & Mariana Dorsa Figueiredo (orgs.)
Intercâmbio Solidário de Saberes e Práticas de Saúde: Racionalidades Médicas e Práticas Integrativas e Complementares, Marilene Cabral do Nascimento & Maria Inês Nogueira (orgs.)
Depois da Reforma: Contribuição para a Crítica da Saúde Coletiva, Giovanni Gurgel Aciole
Diálogos sobre a Boca, Carlos Botazzo
Violência e Saúde na diversidade dos escritos acadêmicos, Luiza Jane Eyre de Souza Vieira, Raimunda Magalhães da Silva & Samira Valentim Gama Lira
Trabalho, Produção do Cuidado e Subjetividade em Saúde: Textos Reunidos, Túlio Batista Franco & Emerson Elias Merhy
Adoecimentos e Sofrimentos de Longa Duração, Ana Maria Canesqui (org.)
Os Hospitais no Brasil, Ivan Coelho
As Bases do Raciocínio Médico, Fernando Queiroz Monte
A Saúde entre os Negócios e a Questão Social: Privatização, Modernização & Segregação na Ditadura Civil—Militar (1964-1985), Felipe Monte Cardoso
Descentralização e Política de Saúde: Origens, Contexto e Alcance da Descentralização, Ana Luiza d'Ávila Viana *Análise Institucional e Saúde Coletiva no Brasil*, Solange L'Abbate, Lucia Cardoso Mourão & Luciane Maria Pezzato (orgs.)

Por uma Crítica da Promoção da Saúde: Contradições e Potencialidades no Contexto do SUS, Kathleen Elane Leal Vasconcelos & Maria Dalva Horácio da Costa (orgs.)

Fisioterapia e Saúde Coletiva: Reflexões, Fundamentos e Desafios, José Patrício Bispo Júnior (org.)

Educação Popular na Universidade: Reflexões e Vivências da Articulação Nacional de Extensão Popular (Anepop), Pedro José Santos Carneiro Cruz, Marcos Oliveira Dias Vasconcelos, Fernanda Isabela Gondim Sarmento, Murilo Leandro Marcos & Eymard Mourão Vasconcelos (orgs.)

Regiões de Saúde: Diversidade e Processo de Regionalização em Mato Grosso, João Henrique Scatena, Ruth Terezinha Kehrig & Maria Angélica dos Santos Spinelli (orgs.)

Avaliação de Projetos na Lógica da Promoção da Saúde na Secretaria de Estado da Saúde de São Paulo, Juan Carlos Aneiros Fernandez & Marco Antonio de Moraes (orgs.)

As Ciências Sociais na Educação Médica, Nelson Filice de Barros

Os Mapas do Cuidado: o Agir Leigo na Saúde, Luiz Carlos de Oliveira Cecílio, Graça Carapinheiros & Rosemarie Andreazza (orgs.)

Saúde que Funciona: a Estratégia Saúde da Família no Extremo Sul do Município de São Paulo, Davi Rumel & Adélia Aparecida Marçal dos Santos (eds.)

A reformulação da clínica e a gestão na saúde: subjetividade, política e invenção de práticas, Bernadete Perêz Coelho

Saberes e práticas na Atenção Primária à Saúde: Cuidado à População em Situação de Rua e Usuários de Álcool, Crack e Outras Drogas, Mirna Teixeira & Zilma Fonseca (orgs.)

Velhos e Novos Males da Saúde no Brasil: de Geisel a Dilma, Carlos Augusto Monteiro & Renata Bertazzi Levy (orgs.)

Saúde e Utopia: o Cebes e a Reforma Sanitária Brasileira (1976-1986), Daniela Carvalho Sophia

Lutas Sociais e Construção do SUS: o Movimento de Saúde da Zona Leste e a Conquista da Participação Popular, João Palma

Uma ou Várias? IdentidadeS para o Sanitarista!, Allan Gomes de Lorena & Marco Akerman

O CAPSI e o desafio da Gestão em Rede, Edith Lauridsen-Ribeiro & Cristiana Beatrice Lykouropoulos (orgs.)

Rede de pesquisa em Manguinhos: sociedade, gestores e pesquisadores em conexão com o SUS, Isabela Soares Santos & Roberta Argento Goldstein (orgs.)

Saúde e Atenção Psicossocial nas Prisões: um olhar sobre os Sistema Prisional Brasileiro com base em um estudo em Santa Catarina, Walter Ferreira de Oliveira & Fernando Balvedi Damas

Reconhecer o Patrimônio da Reforma Rsiquiátrica: o que queremos reformar hoje? I Mostra de Práticas em Saúde Mental, Gastão Wagner de Sousa Campos & Juliana Azevedo Fernandes (orgs.)

Envelhecimento: um Olhar Interdisciplinar, Lina Faria, Luciana Karen Calábria & Waneska Alexandra Alves (orgs.)

Caminhos da Vigilância Sanitária Brasileira: Proteger, Viagiar, Regular, Ana Figueiredo

Formação e Educação Permanente em Saúde: Processos e Produtos no Âmbito do Mestrado Profissional, Mônica Villela Gouvêa, Ândrea Carsoso de Souza, Gisella de Carvalho Queluci, Cláudia Mara de Melo Tavares (orgs.)

Políticas, Tecnologias e Práticas em Promoção da Saúde, Glória Lúcia Alves Figueiredo & Carlos Henrique Gomes Martins (orgs.)

Políticas e Riscos Sociais no Brasil e na Europa: Convergências e Divergências, Isabela Soares Santos & Paulo Henrique de Almeida Rodrigues (orgs.)

Investigação sobre Cogestão, Apoio Institucional e Apoio Matricial no SUS, Gastão Wagner de Sousa Campos, Juliana Azevedo Fernandes, Cristiane Pereira de Castro & Tatiana de Vasconcellos Anéas (orgs.)

O Apoio Paideia e Suas Rodas: Reflexões sobre Práticas em Saúde, Gastão Wagner de Sousa Campos, Mariana Dorsa Figueiredo & Mônica Martins de Oliveira (orgs.)

Trabalhar no SUS: gestão do trabalho, repercussões psicossociais e política de proteção à saúde, Francisco Antonio de Castro Lacaz, Patrícia Martins Goulart, Virginia Junqueira

Práticas e saberes no hospital contemporâneo: o novo normal, Daniel Gomes Monteiro Beltrammi & Viviane Moreira de Camargo (orgs.)

Corpo e pensamento: espaços e tempos de afirmação da vida na sua potência criadora, Valéria do Carmos Ramos, Maximus Taveira Santiago & Paula Cristina Pereira (orgs.)

História da saúde no Brasil, Luiz Antonio Teixeira, Tânia Salgado Pimenta & Gilberto Hochman (orgs.)

Exploração sexual de crianças e adolescentes: interpretações plurais e modos de enfrentamento, Suely Ferreira Deslandes & Patrícia Constantino (orgs.)

Educação popular em saúde: desafios atuais, Pedro José Santos Carneiro Cruz (org.)

Educação popular no Sistema Único de Saúde, Bruno Oliveira de Botelho, Eymard Mourão Vasconcelos, Daniela Gomes de Brito Carneiro, Ernande Valentin do Prado & Pedro José Santos Carneiro Cruz (orgs.)

Formação e educação permanente em saúde: processos e produtos no âmbito do Mestrado Profissional, volume 2, Lucia Cardoso Mourão, Ana Clementina Vieira de Almeida, Marcos Paulo Fonseca Corvino, Elaine Antunes Cortez & Rose Mary Costa Rosa Andrade Silva (orgs.)

História, saúde coletiva e medicina: questões teórico-metodológicas, André Mota e Maria Cristina da Costa Marques (orgs.)

O médico alienado: reflexões sobre a alienação do trabalho na atenção primária à saúde, Lilian Terra

Estudos sobre teoria social e saúde pública no Brasil, Aurea Maria Zöllner Ianni

O Apoio Institucional no SUS: os dilemas da integração interfederativa e da cogestão, Nilton Pereira Júnior

Estado e sujeito: a saúde entre o micro e a macropolítica... de drogas, Tadeu de Paula Souza

Organizações sociais: agenda política e os custos para o setor público da saúde, Francis Sodré, Elda Coelho de Azevedo Bussinger & Ligia Bahia (orgs.)

Privados de la salud: las políticas de privatización de los sistemas de salud en Argentina, Brasil, Chile y Colombia, María José Luzuriaga

Dicionário de empresas, grupos econômicos e financeirização na saúde, Júlio César França Lima (org.)

Vulnerabilidades e saúde: grupos em cena por visibilidade no espaço urbano, Glória Lúcia Alves Figueiredo, Carlos Henrique Gomes Martins & Marco Akerman (orgs.)

Escola para todos e as pessoas com deficiência: contribuições da terapia ocupacional, Eucenir Fredini Rocha, Maria Inês Britto Brunello & Camila Cristina Bortolozzo Ximenes de Souza (orgs.)

SÉRIE "LINHA DE FRENTE"

Ciências Sociais e Saúde no Brasil, Ana Maria Canesqui
Avaliação Econômica em Saúde, Leila Sancho
Promoção da Saúde e Gestão Local, Juan Carlos Aneiros Fernandez & Rosilda Mendes (orgs.)
Ciências Sociais e Saúde: Crônicas do Conhecimento, Everardo Duarte Nunes & Nelson Filice de Barros
História da Clínica e a Atenção Básica: o Desafio da Ampliação, Rubens Bedrikow & Gastão Wagner de Sousa Campos
O apoio institucional no SUS: os dilemas da integração interfederativa e da cogestão, Nilton Pereira Júnior